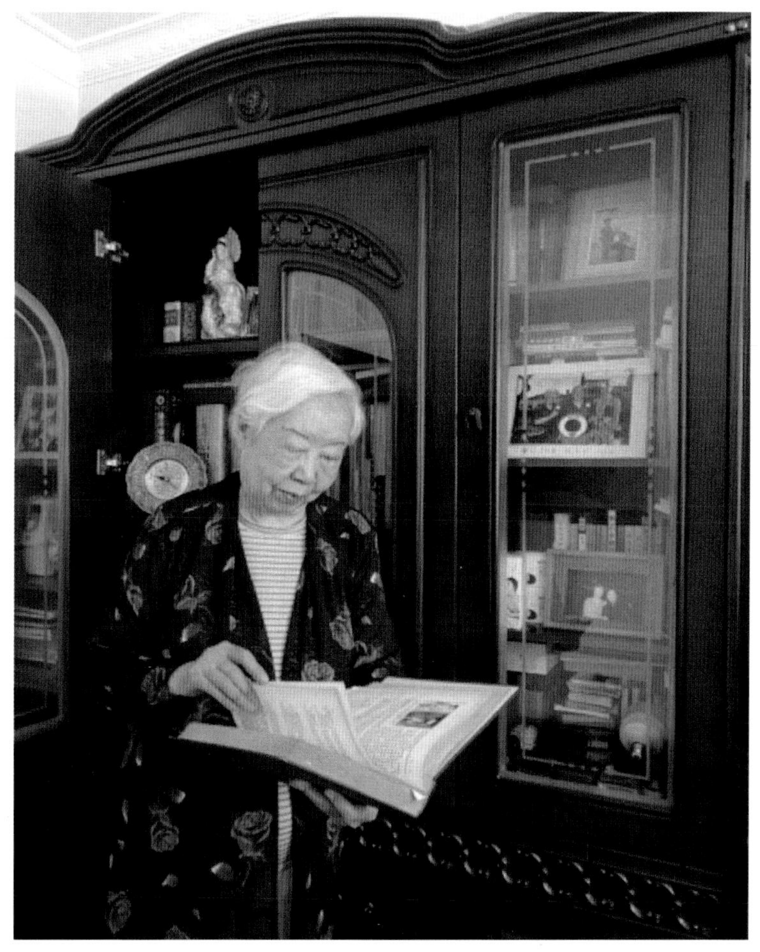

邢维萱教授在查阅资料

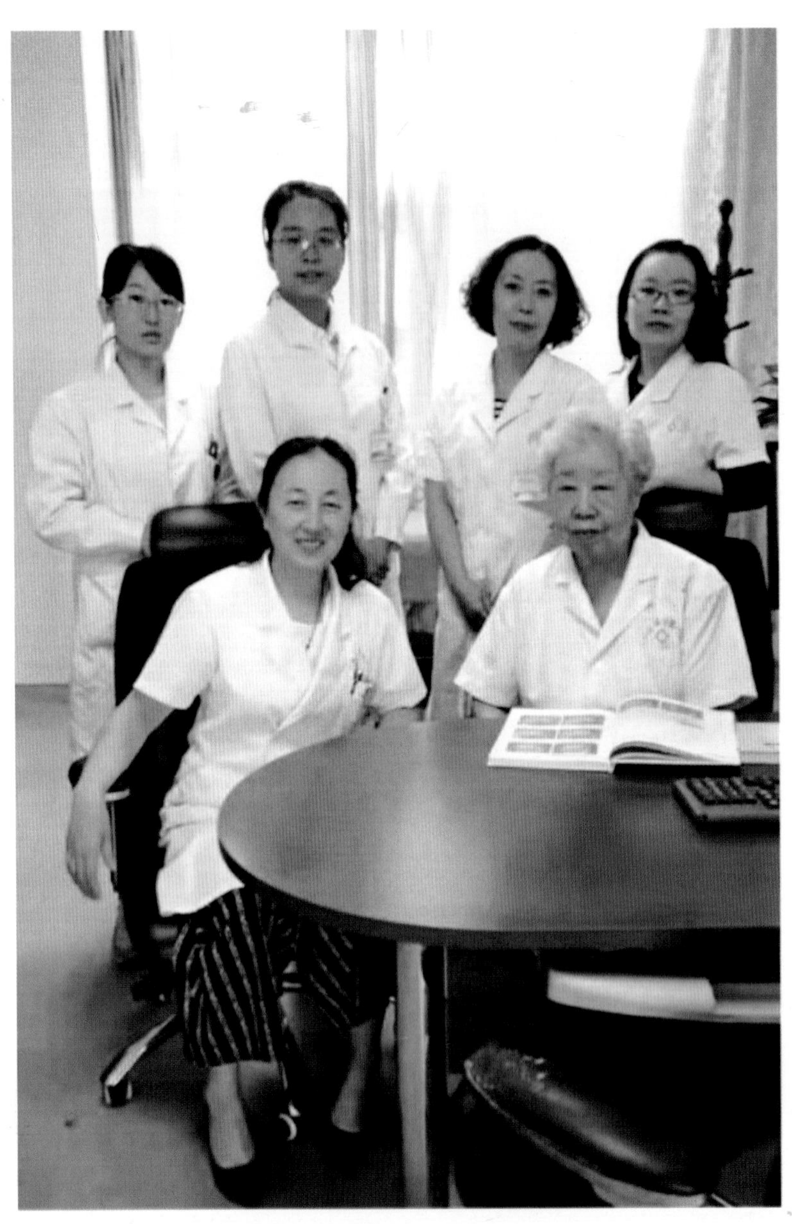

邢维萱教授和工作室成员

前排左起：刘宏奇、邢维萱

后排左起：周洁、蒋芸、厉健、李小叶

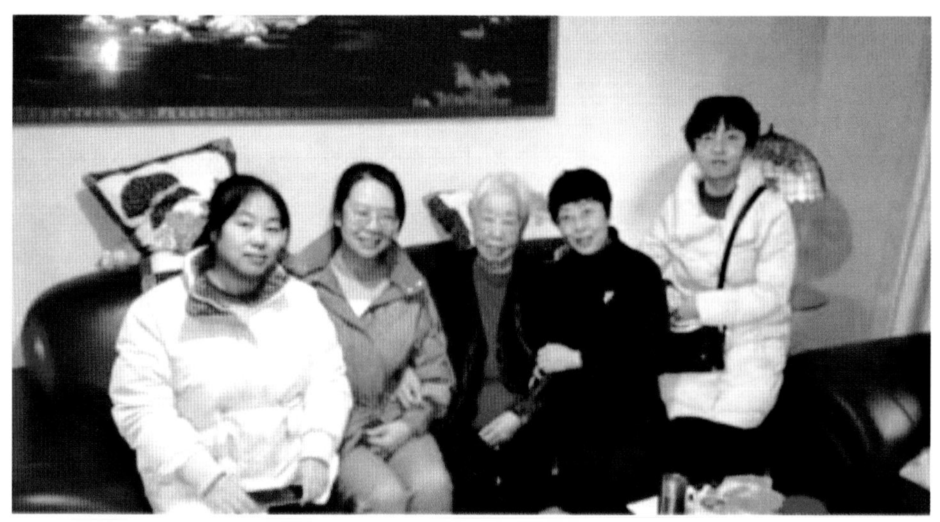

邢维萱教授和工作室成员座谈合影

左起：李海霞、蒋芸、邢维萱、厉健、宗惠

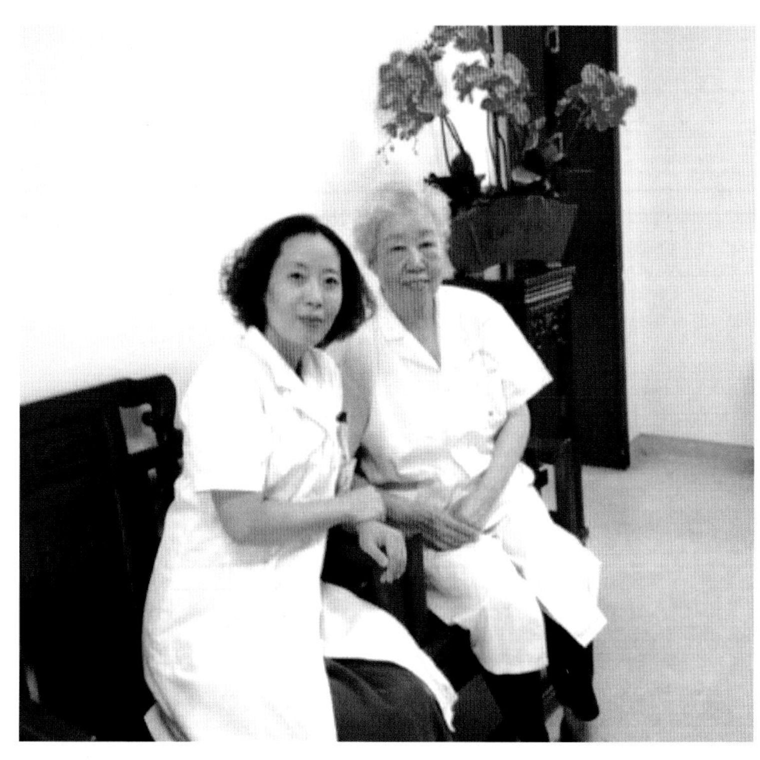

邢维萱教授和工作室负责人厉健主任医师

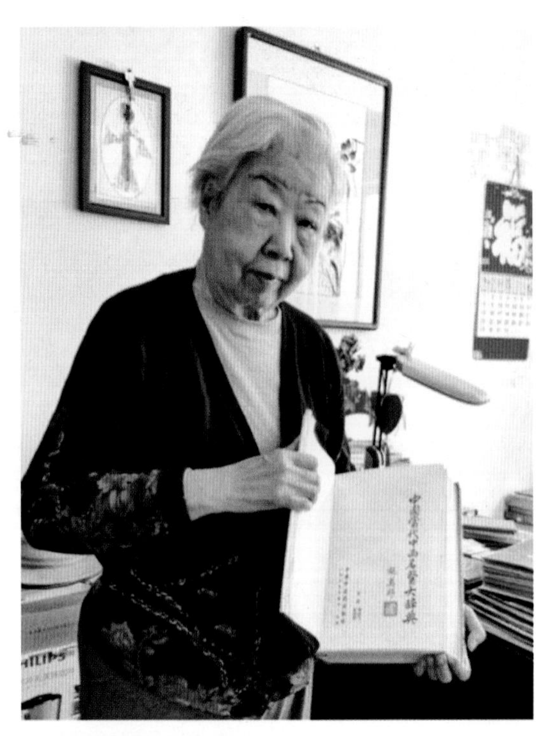

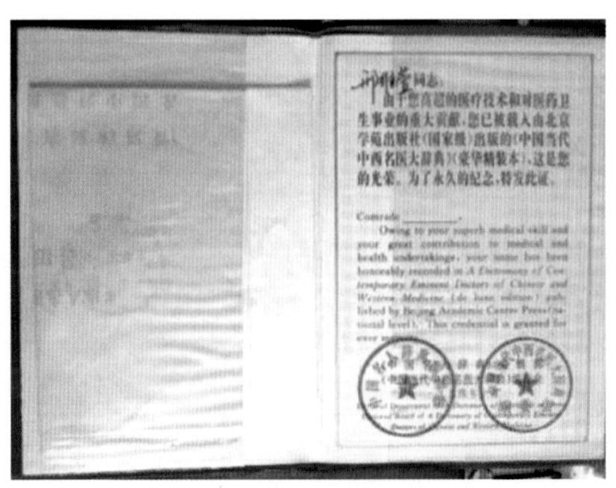
邢维萱同志：

由于您高超的医疗技术和对医药卫生事业的重大贡献，您已被载入由北京学苑出版社（国家级）出版的《中国当代中西名医大辞典》（豪华精装本），这是您的光荣。为了永久的纪念，特发此证。

Comrade ________:

Owing to your superb medical skill and your great contribution to medical and health undertakings, your name has been honorably recorded in *A Dictionary of Contemporary Eminent Doctors of Chinese and Western Medicine* (de luxe edition) published by Beijing Academic Centre Press (national level). This credential is granted for ever

《中国当代中西名医大辞典》收录邢维萱教授成果及贡献

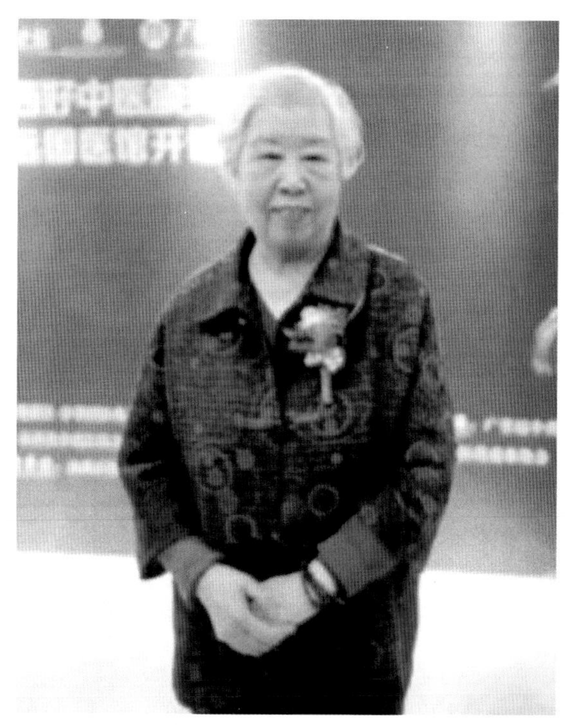

邢维萱教授获山西好中医奖

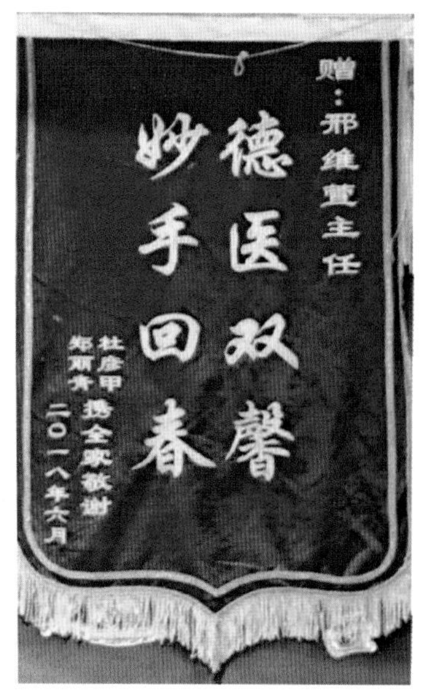

患者赠予邢维萱教授锦旗

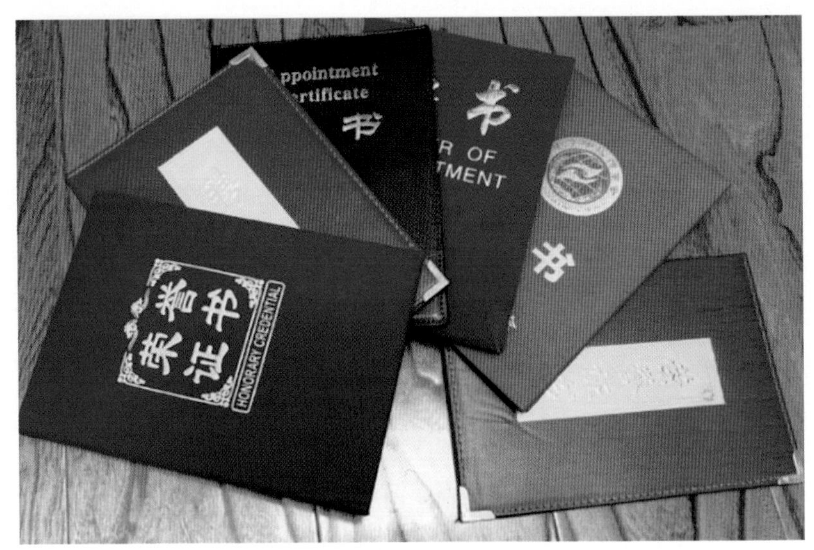

邢维萱教授部分获奖证书

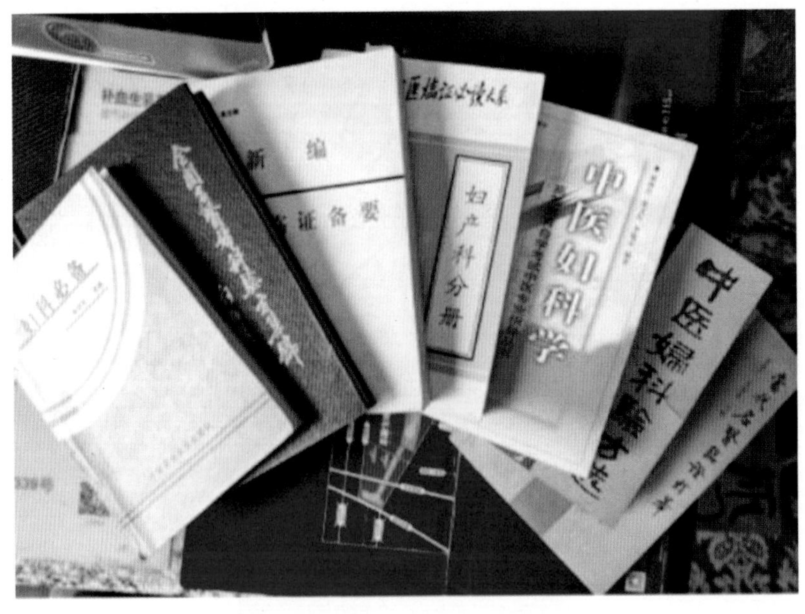

邢维萱教授主编、参编书籍

妇科名家

邢维萱教授临证经验浅析

厉健◎主编

中医古籍出版社
Publishing House of Ancient Chinese Medical Books

图书在版编目（CIP）数据

妇科名家邢维萱教授临证经验浅析 / 厉健主编 .—北京：中医古籍出版社，2023.10

ISBN 978-7-5152-2408-4

Ⅰ. ①妇…　Ⅱ. ①厉…　Ⅲ. ①中医妇科学—中医临床—经验—中国—现代　Ⅳ. ① R271.1

中国版本图书馆 CIP 数据核字（2022）第 170742 号

妇科名家邢维萱教授临证经验浅析

厉　健　主编

策划编辑　郑　蓉
责任编辑　张　楚
封面设计　蔡　慧
出版发行　中医古籍出版社
社　　址　北京市东城区东直门内南小街16号（100700）
电　　话　010-64089446（总编室）010-64002949（发行部）
网　　址　www.zhongyiguji.com.cn
印　　刷　河北文曲印刷有限公司
开　　本　710mm×1000mm　1/16
印　　张　16.75　　彩插：8面
字　　数　275千字
版　　次　2023年10月第1版　2023年10月第1次印刷
书　　号　ISBN 978-7-5152-2408-4
定　　价　78.00元

《妇科名家邢维萱教授临证经验浅析》

参编人员

主　编

厉　健

主　审

刘宏奇

副主编

李小叶　李海霞　蒋　芸

编　委

厉　健　李小叶　李海霞
蒋　芸　沈　华　周　洁
韩竹林

校　对

吴丽梅　白志慧　石　靖　张丁艳

前　言

为了更好地传承山西省妇科名中医邢维萱教授的临床经验及学术思想，在山西省中医药管理局的支持下，由山西中医药大学组织，于2020年9月成立了山西省名中医“邢维萱教授工作室”。本工作室成员均为山西中医药大学妇科教研室、山西中医药大学附属医院骨干。工作室成立以来，继承、总结邢教授在胎漏、胎动不安、痛经、崩漏、带下、杂病等疾病遣方用药经验，初步筛选出临床疗效显著、应用较广、适应证明确的疾病及证候进行深入研究。工作室全体成员作为山西中医妇科的工作者，对邢维萱教授的学术思想进行整理、传承责无旁贷。本书是邢教授50余年临证经验的部分总结，并希望以此为契机，“传岐黄薪火，弘国医精髓”。

厉　健

2022年5月

序

邢维萱先生系天津人氏，1963年毕业于天津中医学院，系天津中医学院的首届毕业生，是1949年以后培养的第一批中医药大学生。毕业后响应国家号召来到山西支援山西中医药建设，与我一同就职于山西中医研究所，共事20余年。邢维萱先生在山西省中医研究所工作期间，先后师从山西四大名医李翰卿、韩玉辉、白清佐，从事中医妇科临床工作，其间还协助何高民先生整理傅山医著。邢维萱教授受何高民和韩玉辉先生影响，认真研读《傅青主女科》，对《傅青主女科》临床应用颇具心得，临床疗效显著，颇受同道及病家的称颂，成为傅青主女科在山西传承的枢纽，为傅青主女科在山西的传承做出了贡献。

邢维萱先生与我先后调入山西中医学院，继续共事30余年。邢维萱先生在负责临床工作的同时，也一直从事中医教育及人才培养工作。调入山西中医学院后组织筹建了山西中医学院中医妇科教研室、山西中医学院附属医院妇科，是山西中医学院中医妇科、山西中医学院附属医院妇科的创始人和第一任主任，为学院和附属医院中医妇科教学和临床工作做出了卓越贡献。

在五十余年的共事中，感佩邢维萱先生对学术、对事业的孜孜追求，感佩其为人的耿直和热忱，可谓一生的同道和挚友。

邢维萱先生耕耘中医妇科半个世纪，勤求古训，博采众方，形成了特色鲜明的中医妇科疾病治疗体系，并以此成就其在山西乃至于全国中医妇科届的地位和影响力。邢维萱先生谦光自抑，鲜彰其功，今其学生将其学术思想、临证经验汇集成书，既是对邢维萱先生学术的一次整理汇集，也为后学提供了中医妇科疾病诊治的经验，确属传承、发展中医妇科的善举。

感谢邢维萱先生嘱我为序，寥寥数言，聊以为序。望共为勉励，保重身体，为传承、发展中医药再做贡献。

王世民

2022年5月

目录

第一章 医家小传

邢维萱教授，女，1937 年出生于天津市，山西中医药大学（原山西中医学院）教授、主任医师。同时邢教授也是山西省第一位中医妇科教授，师从山西省名中医李翰卿、韩玉辉、白清佐等，积累了丰富的理论和临床经验。

邢教授曾就职于山西省中医研究所（现山西省中医药研究院）妇科，于 1970 年响应国家号召，到山西临汾某村镇支援农村建设，把精湛的医术带到农民当中。在那两年中，邢教授用自己的知识为农村基层患者解除病痛，提高了当地的医疗水平、改善了当地缺医少药的困境。

回到山西省中医研究所后，邢教授在临床工作之余担任山西省中医研究所西医学习中医班、临汾地区西医学习中医班的指导老师，在授课的过程中，邢教授将深厚的中医理论基础与鲜活的诊疗经验有机地结合起来，培养了大批优秀中医临床人才，在山西中医妇科界享有盛誉。

1982 年国务院批准筹建山西中医学院，鉴于邢教授在临床、教学等领域的出色表现，于 1985 年被调入刚建院的山西中医学院，负责筹建创立了妇科教研室，并担任教研室主任。1987 年山西中医学院附属医院建立，邢教授又筹建了山西中医学院附属医院妇科，同时担任妇科主任。在筹建教研室和妇科临床科室的过程中，邢教授带领当时的成员，从一桌一椅的安排到各项规章制度的健全，付出了大量心血，用邢教授自己的话说是“风雨兼程几十年，未敢怠慢一朝夕”。哪怕身有小恙、家有难事，依然坚持在工作岗位，在她的努力下，山西中医学院妇科教研室、附属医院妇科从无到有，从初具规模到小有建树。

邢教授自 1963 年毕业于天津中医学院中医系后，即从事中医妇科的临床与教学工作，在行医的 50 余年、教学的 30 余年里，虚心好学、治学严谨、厚积薄发。

邢教授重视对经典著作的学习及研究，尤精《傅青主女科》学术思想与方药的临床应用。她认为治病时一定要把人的全身作为一个统一的整体看待，从“整体”进行辨证论治；注重病因、病机结合妇女生理、病理的特点，采取相应治则、治法。

邢教授勤求古方、坚持辨证、尊古而不泥古。对朱丹溪的“阳常有余，阴常不足”之说非常认同，临证时注重顾护肝肾之阴，以“善补阴者，必于阳中求阴，则阴得阳升，而泉源不竭”指导临证用药。将张景岳提出的“妇科重在调经，调经重在脾肾”之说运用于妇科调经，注重“肾、脾、肝”三脏的调治，强调“调补肾气，兼顾脾肝”。邢教授在继承前人经验的基础上，结合几十年临床实践，总结出了闭经、崩漏、带下、不孕、胎漏等病症的许多验方，疗效确切，此外邢教授创立的“止崩方”“治带汤”“保胎方”“妇炎清”等治疗妇科常见病及疑难病效果显著的验方被收录在《中国当代中西名医大辞典》中。

邢教授主编、参编多部妇产科专业书籍，如《妇科必备》《基层中医临证必读大系·妇产科分册》《傅青主女科校释》《全国名医妇科验方集锦》《中医妇科验方选》《当代名医临证精华·崩漏专辑》《新编中医临证备要》《中医妇科学——高等教育自学考试指导丛书》等，在核心期刊发表多篇学术论文，为中医妇科临床提供了宝贵经验。

邢教授对患者怀有深切的爱心和同情心。每当有外地或疑难病症患者来看病时，尽管已经坐诊很长时间，非常疲惫，但她总是欣然同意加号，尽量满足患者的要求。耄耋之年仍坚持工作在临床一线，每次坐诊诊治患者几十人。她对患者一视同仁，皆无贵贱之分、贫富之别。她常说：“治病救人是我一生最大的乐趣，病人痊愈是我最大的心愿。”

邢教授为中医事业呕心沥血，她常教导学生要把中医当作孜孜以求的事业，而不仅仅是一种谋生的手段和职业。她不仅这样要求学生，自己也是身体力行。邢教授把自己积累了几十年的丰富经验毫无保留地传授给学生，她经常教导学生治学做事要品行端正，要向同行虚心求教、不耻下问、博采众长。邢教授的学生遍及省内外，可谓“行医论教数十载，桃李芬芳满天下”，为中医事业后继有人做出了卓越的贡献。

邢教授兼任中华中医药学会妇科委员会委员、山西中医药学会理事、山西中医药学会妇科专业委员会主任委员、山西女医师学会常务理事、山西省高级卫生技术职称评审委员会专业评议组成员，《山西中医》常务编委，太原市第七届、第八届人民代表大会代表，并被评定为山西省名中医。1984年邢教授在太原组织承办了中华中医药学会妇科分会第一届年会暨会议，迎接了众多来自全国的中医妇科界教授、专家。会议期间邢教授关于“中西结合治疗宫外孕”的学术报告受到了各位教授及专家的广泛赞誉并获奖。此后邢教授又组织成立了山西中医药学会妇科专业委员会，召开了山西中医妇科第一次学术交流会，会上总结和推广中医药治疗妇科疑难病的特色优势，传承名老中医的学术思想和临床诊疗经验，极大提高了临床医师尤其是青年中医师对妇科疑难病的诊疗水平。通过这些学术交流，为山西中医妇科的发展提供了更广阔的平台，使山西中医妇科发展迈上了新的台阶。

邢教授现已年逾八十，但仍对中医药事业一往情深，时刻关注中医药的发展进程，憧憬着祖国的中医药走向世界的辉煌！

（历　健）

第二章 专病论治

第一节 月经先期

月经先期是以月经周期异常为主要临床表现的疾病，指月经周期提前 7 天以上，甚至 10 余天一行，连续 3 个周期以上者，亦称为“经期超前”“经早”等。现代医学并无月经先期的病名，而是归属于“月经不调”或功能失调性子宫出血的范畴，认为该病的病理机制多为黄体功能不足引起的月经周期缩短、月经频发。月经周期中有卵泡发育及排卵，但黄体期孕激素分泌不足或黄体过早衰退，导致子宫内膜内分泌反应不良。育龄期妇女可引起不易受孕或孕早期流产等。引起黄体功能不足的因素有多种，而其发病机制主要有三个方面：①卵泡发育不良；②排卵峰分泌不足；③排卵峰后低脉冲缺陷。以上任何一个环节缺陷均可引起黄体功能不足而致月经周期短缩。调查发现，不同程度的月经先期者占所调查人群的 7.2% ～ 10%，并多发生于育龄期女性，可能与房劳多产、情绪、生活方式等因素有关，若未及时治疗可使病情加重、难以治愈，甚至引起流产、崩漏、不孕等，严重影响现代女性的学习、生活及身心健康，因此重视月经先期的治疗十分必要。

月经周期小于 21 天，称为月经频发，月经频发是临床较为常见的月经异常，好发于青春期及围绝经期女性，是妇科的常见病及多发病，可参考中医月经先期辨证治疗，西医临床常用雌、孕激素序贯疗法联合止血药物以补充黄体功能、促进卵泡发育、调整月经周期。目前对该病的治疗，现代医学主要采用：①促卵泡发育，以促使正常黄体生成。临床首选药物为氯米芬，适用于黄体功能不足卵泡期过长者。②促进月经中期促黄体生成激素（LH）峰形成。临床多在卵泡成熟时，使用绒促性素 5000 ～ 10000U 肌内注射，以加强月经中期 LH 排卵峰，达到促进黄体形成及提高其分泌孕酮的功能。③黄体功能刺激疗法，于基础体温上升后开始肌内注射绒促性素 1000 ～ 2000U，每周两次或隔日一次，共两周，可使血浆孕酮水平上升，以维持黄体功能。④黄体功能替代疗法，于排卵后或下次月经前 12 ～ 14 日开始运用黄体酮，共 10 ～ 14 日，以补充黄体分泌孕酮的不足。

根据患者病因病情，采用西药治疗多能达到调整月经周期的目的，但停药后易反复发作，且长期应用不良反应大。

一、邢维萱教授对月经先期病因病机的认识

邢教授认为，月经先期的病因病机在于“虚”与“热”，“虚”责之于肾虚、脾虚，“热”多为肝郁血热、阴虚血热，与肝、脾、肾三脏功能失常密不可分。邢教授认为规律的月经周期与肝、脾、肾三脏密切相关，肾气虚则冲任不固，封藏失司，经血妄行；脾气虚则统血无权，固摄不足，经血先期；肝郁则入里化热，热扰冲任，热迫血行。冲任不固，经血失于制约，月经提前而至，五脏经络相传顺接，故冲任失调与五脏中的肝、脾、肾直接相关，易发血热、肝郁、脾肾气虚等证候。肝、脾、肾脏腑功能失常是本病核心病机。

1. 脏腑功能失常

邢教授认为，月经先期发生的根本是肝、脾、肾和冲任二脉的功能失调，主要在于虚、热两个方面。肾藏精，主生殖，经水适来以肾精充盈为基础。《素问·上古天真论》中载“女子七岁，肾气盛，齿更发长，二七而天癸至，任脉通，太冲脉盛，月事以时下，故有子”，表明月经的产生与肾、天癸、冲任、胞宫关系密切，在肾气主导下，天癸成熟泌至，冲任二脉汇聚脏腑之血，血海满盈，溢于胞宫而生。肝肾同居下焦，肾藏精，肝藏血，精血同源，同为月经的物质基础，肝主疏泄，司血海之定期蓄溢，肾主闭藏，使藏泻有序，经候自调。肾为先天之本，脾胃为后天之本、气血生化之源，以后天养先天，脾胃充盛，则冲脉之血盛，血旺而经调。肝的疏泄功能正常与否对本病的发生有很大影响，若肝失疏泄，就会影响脾胃的转输功能，从而造成气血不足，并且肝郁

日久则必会影响到肾，肾既藏先天之精，又藏后天之精，精能生血，血能化精，肝肾失常，冲任不固，木火妄动，血海被扰，从而导致月经先期的发生。邢教授认为月经先期的主要病机是气虚与血热，气虚多为肾虚、脾虚，血热多为阴虚血热、肝郁血热。肾虚多见于少年，少年肾气初盛，机体的发育尚未完全成熟，肾气不足，则冲任不固，封藏失司，月经先期而至；肝郁血热多为中年，中年肾气虽充，但随着年龄的增长和生活、工作压力的逐渐增大，情绪易激动，加之房劳多产的生理特点，肝郁化热，热扰冲任，经血妄行，则月经提前；脾虚则常见于老年，脾为后天之本，老年天癸将竭，肾气渐衰，而脾气又虚弱，统血无权，冲任不固，则月经先期而至。邢教授提出肝、脾、肾脏腑功能失常是本病核心病机。

2. 阴阳变化失常

邢教授将月经周期分为四期。行经期子宫血海由满而溢，排出经血，是重阳转阴的重要时期，代表旧的周期运动结束，新的周期运动开始。经后期旧经已去，新血未长，生理状态上血海待复，阴卵须养，在这段时间里，阴长阳消，奠定新周期演变的物质基础。经间排卵期是在重阴的前提下，推动转化排出卵子，而卵子的排出，是由阴转阳的重要时期，也是阳气萌发，促进卵子排出的“的候”。经前期特点是以阳长为主，癸阳生长充盛，能够温煦子宫，促进子宫内膜松软，维持阳长是此期的重中之重。邢教授认为月经之所以先期，主要是经前期阳长不及，而阳之不足正是阴精不足所致，即阴阳互根的关系，阴是月经周期演化的物质基础，阴虚则不能维持正常的阳长规律。邢教授根据传统中医理论及多年临床经验发现，月经先期患者长期处于经后期阴长不足的状态，肾阴亏虚，天癸化生无源，无法滋养精卵及冲任胞宫，阴长运动不足，经后期缩短，不能至重，重阴转阳失常，不能进入经间排卵期顺利排出精卵或精卵未成熟即被排出，继而导致月经先期。

二、邢维萱教授诊治月经先期经验

邢教授认为本病主要以月经的量、色、质的变化，结合全身症状及舌脉，辨其虚、实、寒、热，其中尤以辨经量、经色为辨证要点。根据多年临床经验，邢教授治疗育龄期妇女月经先期时，常根据“女子以血为用”的生理特点及热、虚、郁病机，突出“调”字，热者清之，虚者补之，郁者解之，补血益气，调理冲任，畅通气血，五脏安和，冲任脉盛，月经才能应期。正如清代傅山在《傅青主女科》中所说：“火热亦当分清虚实。”“先期而来多者，火热而水有余也；先期而来少者，火热而水不足也。”邢教授依据50余年的临证经验，认为月经先期实证以肝郁血热证，虚证以阴虚火热证常见，临床上当首先辨虚实，实证多见于病程较短且经量较多的年轻女性，虚证多见于病程较长且经量较少的年长女性。邢教授治疗时审其寒、热、虚、实而调之，以“安冲”为大法。故治疗本病从热与虚两方面入手，热者当清热泻火或滋阴清热，要注意清热而不伤阴；虚者则当补其不足，以安定气血，切忌盲目运用寒凉之品。同时要根据不同月经时期、肾之阴阳消长、气血之盈亏而变化，治疗时应因时制宜。

1. 根据虚与实论治

（1）阴虚血热证

临床表现：经行先期，量少或多，色红，质稠，或伴两颧潮红，手足心热，咽干口燥。舌质红，苔少，脉细数。

证候分析：阴虚内热，热扰冲任，冲任不固，经血妄行，故月经提前；阴虚血少，冲任不足，故经血量少；若虚热伤络，血受热迫，经量可增多；血为热灼，故经色红而质稠；虚热上浮，则两颧潮红；虚热伤阴，则手足心热，咽干口燥；舌质红，苔少，脉细数均为阴虚内热之征。

治则治法：养阴清热调经。

常用经验方药：生地黄15g，地骨皮12g，麦冬12g，阿胶15g（烊化），白芍15g，女贞子12g，墨旱莲12g，海螵蛸15g，续断15g，枸杞子15g，炙甘草6g。

邢教授该方以两地汤化裁而来，着重养阴壮水，水足则热自消，以养阴清热、补益精血、固冲止血以获调经之效，取《傅青主女科》“治之法不必泄火，只专补水，水既足而火自消矣”之意。方中生地黄滋补肾阴、凉血清热，地骨皮能清骨中之热，还能入血分，清血分之内热，两者合用，能清热凉血，二者相得益彰，以应“壮水之主，以制阳光”之效；阿胶滋阴补血，枸杞子、续断滋补肝肾，益精血，三药合用以补肾阴滋肾水，使血海充盈，经血满溢；海螵蛸用以行滋补肝肾、收敛止血之效；白芍补益肝之阴血，养血敛阴生津，以达培本清源之功；麦冬养阴滋阴，凉血清热；女贞子、墨旱莲滋补肝肾之阴；炙甘草调和诸药。诸药合用，共奏养阴清热、补益精血、固冲调经之效，印证“水盛而火自平”。

（2）肝郁血热证

临床表现：经行先期，量或少或多，经色深红或紫红，质稠，经行不畅，或有血块，或少腹胀痛，或胸闷胁胀，或乳房胀痛，或烦躁易怒，口苦咽干。舌红，苔薄黄，脉弦数。

证候分析：肝郁化热，热扰冲任，冲任不固，经血妄行，故月经提前；肝失疏泄，血海失调，故经血量或多或少；血为热灼，故经色深红或紫红，质稠；气滞血瘀，则经行不畅，或有血块；肝郁气滞，则烦躁易怒，胸胁、乳房、少腹胀痛；肝郁化火，则口苦咽干；舌红，苔薄黄，脉弦数均为肝郁血热之征。

治则治法：疏肝清热，凉血调经。

常用经验方药：牡丹皮 15g，地骨皮 15g，黄柏 12g，青蒿 20g，延胡索 20g，熟地黄 15g，白芍 15g，醋香附 10g，柴胡 10g，生栀子 10g，当归 10g，薏苡仁 15g，白术 10g，牡蛎 30g（先煎），金樱子 20g，炙甘草 10g。

邢教授该方药以清经散联合丹栀逍遥散化裁，清经散具有“清火之良方，调经之妙法”之称，清火而不伤水，以达到清热养阴、凉血调经的目的。方中以清热泻火药为主，抑阳配阴，少佐滋阴药，使火泻而液不伤。牡丹皮、黄柏、青蒿、延胡索清热凉血、泻血分之热；地骨皮、熟地黄泻肾火、滋肾水；阳盛伤阴，不能柔肝养肝，致肝失调达，疏泄受阻，郁久化热，伤及血络，则出血，以白芍益阴敛肝；醋香附、柴胡疏肝调经；生栀子清肝泻火、凉血泄热；气滞血瘀，血不循经外溢，以延胡索、当归可活血调经；火旺扰心，心神不宁，以薏苡仁、白术健脾行水泄热，加牡蛎又可宁心；热扰精室，以金樱子固崩止带、交通心肾；炙甘草调和诸药。现代医学研究表明，一方面热证表现为变态反应性疾病，另一方面，里热常伴有血流动力学改变，如血小板聚集、血液浓缩等。清热药可调节机体免疫功能，还可改善血液循环，牡丹皮主要成分丹皮酚有促进微循环、抗变态反应、调节免疫功能等功能；地骨皮类似于垂体后叶素，有兴奋子宫的作用，能促进子宫收缩，降低出血量，促进内膜细胞修复，地黄能促进造血细胞活性和止血。此外，多项研究认为，清经散能延长黄体期天数，调整月经周期；健脾利湿养肝药可减少炎症反应，减轻免疫炎症；疏肝中药方可对卵巢颗粒细胞进行刺激，产生类孕激素，治疗黄体功能不足性月经先期。

2. 根据阴阳转化与气血盈亏论治

月经具有周期性、节律性，是女性生殖生理过程中肾阴阳消长、气血盈亏规律性变化的体现。邢教授认为治疗月经先期，要顺应月经周期阴阳的消长变化，采取周期性用药的方法，从而调整肾—天癸—冲任—胞宫轴的平衡，使肾气充、冲任养、气血通，达到治疗疾病的目的。

行经期重阳转阴，在治疗上应因势利导，以活血通经为主，以通经之法，使经血下泄畅快，为全方位的生新提供保障。自拟方：当归 15g，丹参 15g，柴胡 10g，枳壳 10g，香附 10g，赤芍 15g，牡丹皮 15g，牛膝 15g，女贞子 15g，茯苓 15g，白术 15g。此方由血府逐瘀汤化裁而来，去桃仁、红花以防动血太过，方中丹参、当归养血活血通经，赤芍、牡丹皮活血化瘀通经，女贞子补肾益精，柴胡、枳壳、香附理气行滞，气行则血行；白术、茯苓健脾益气，牛膝顺应经血排出之势。

经后期阴长阳消，血海空虚，因而以滋阴养血为治疗原则，主要目的在于推动周期演变，促进血海充满，滋养精卵发育。自拟方：女贞子 15g，枸杞子 15g，菟丝子 15g，淫羊藿 10g，巴戟天 15g，茯苓 15g，白术 15g，熟地黄 15g，山药 15g，山茱萸 15g，党参 15g，炙黄芪 15g。本方由左归丸加减得来，以补肾滋阴药为主，佐以菟丝子、淫羊藿、巴戟天等补肾阳的药物，乃“善补阴者，必于阳中求阴”之意。

排卵期重阴必阳，排出精卵，因而在治疗上宜顺应其生理特点，在活血促转化的基础上加以补肾之品来保护。自拟方：熟地黄 15g，女贞子 15g，枸杞子 15g，菟丝子 15g，淫羊藿 10g，巴戟天 10g，山茱萸 15g，当归 15g，川芎 15g，党参 15g，茯苓 15g，白术 15g，黄芪 15g。其中熟地黄、女贞子、枸杞子、菟丝子、淫羊藿、巴戟天、山茱萸补益肾精，当归、川芎活血通络，使补而不滞，周身气血流畅，促进冲任气血运行，党参、茯苓、白术、黄芪健脾益气。

经前期阳长阴消，在治疗上多以补肾助阳为主，同时因月经先期乃经前期阳长不及所致，在治疗时，亦要注重滋阴，滋阴以养阳，以助阳长，阳足则月经按期而来。自拟方：熟地黄 15g，山茱萸 15g，女贞子 15g，菟丝子 15g，枸杞子 15g，淫羊藿 15g，巴戟天 15g，茯苓 15g，白术 15g，党参 15g，炙黄芪 15g，当归 15g，肉苁蓉 15g。本方由右归丸化裁而来，以补肾阳为主，佐以女贞子、枸杞子、熟地黄等补肾阴之品，旨在阴中求阳，则"阳得阴助，生化无穷"。

此外临床应用随症加减：腹胀便秘者加枳壳 10g，厚朴 15g，大黄 6g；面部痤疮者加蝉蜕 6g，防风 10g，地肤子 10g，白鲜皮 15g；经行小腹胀痛加延胡索 15g，没药 15g；脾虚不思饮食者加木香 6g，砂仁 6g；口渴者加延胡索 10g，麦冬 10g，天花粉 10g；体胖痰阻者加苍术 15g，莱菔子 12g，白芥子 6g，胆南星 9g；肝郁气滞者加川楝子 10g，郁金 10g；腰酸者加桑寄生 15g，杜仲 15g。

三、临证案例

1. 案一

王某，女，36 岁，已婚。

初诊：2020 年 6 月 2 日。

主诉：月经先期 7 月余。

现病史：患者连续月经周期提前 7 个月余，一般提前 8 ～ 11 天。既往月经周期 28 ～ 30 天，经期 3 ～ 5 天，经量可，色红。于外院行"戊酸雌二醇＋黄体酮"治疗 3 个周期，停药后正常月经周期来潮 1 次，后复发。末次月经（LMP）2020 年 6 月 1 日，19 天来潮，现行经第 2 天，伴口燥咽干，五心烦热，腰膝酸软，急躁易怒，小便色黄，大便不畅。舌红，苔薄少津，脉细弦数。患者平素工作压力较大，长期熬夜。孕 4 产 2。

西医诊断：排卵障碍性异常子宫出血。

中医诊断：月经先期。

证型：阴虚血热。

治则治法：养阴清热调经。

方药：生地黄 15g，地骨皮 12g，麦冬 12g，阿胶 15g（烊化），白芍 15g，女贞子 12g，墨旱莲 12g，海螵蛸 15g，续断 15g，枸杞子 15g，山药 15g，山茱萸 12g，五味子 12g，石斛 15g，川楝子 15g，郁金 15g。

10 剂，水煎服，日 1 剂，分 3 次服用，月经第 5 天开始服药。

医嘱：1 周复诊；当日开始监测基础体温，于高温相后 5 ～ 8 天查女性激素 6 项；规律作息，调畅情志。

二诊：2020 年 6 月 10 日。

患者诉服药后腰膝酸软、口燥咽干、五心烦热、急躁易怒等症状较前有所改善。

证型：阴虚血热。

治则治法：养阴清热调经。

方药：生地黄 15g，地骨皮 12g，麦冬 12g，阿胶 15g（烊化），白芍 15g，女贞子 12g，墨旱莲 12g，海螵蛸 15g，续断 15g，枸杞子 15g，山药 15g，山茱萸 12g，五味子 12g，石斛 15g，川楝子 15g，郁金 15g。

15 剂，水煎服，日 1 剂，服至经来。

三诊：2020 年 6 月 26 日。

患者诉上述症状较前明显改善。目前月经第 3 天，月经周期 23 天，高温相 10 天，于高温相第 6 天查性激素 6 项：孕酮（P）24.5 nmol/L，卵泡刺激素（FSH）7.75 mIU/mL，促黄体生成激素（LH）9.76 mIU/mL，催乳素（PRL）470.24 uIU/mL，睾酮（T）1.48 nmol/L，雌二醇（E_2）30.92 pg/mL。

证型：阴虚血热。

治则治法：养阴清热调经。

方药：生地黄 15g，地骨皮 12g，麦冬 12g，阿胶 15g（烊化），白芍 15g，女贞子 12g，墨旱莲 12g，海螵蛸 15g，续断 15g，枸杞子 15g，山药 15g，山茱萸 12g，五味子 12g，石斛 15g，川楝子 15g，郁金 15g。

17 剂，水煎服，日 1 剂。服至经来。

患者孕酮偏低，符合本病特点，故原方续服至经来。

四诊：2020 年 7 月 23 日。

末次月经周期 26 天，现经行第 4 天，上述症状已无，高温相 12 天。

证型：阴虚血热。

治则治法：养阴清热调经。

方药：生地黄 15g，地骨皮 12g，麦冬 12g，阿胶 15g（烊化），白芍 15g，女贞子 12g，墨旱莲 12g，海螵蛸 15g，续断 15g，枸杞子 15g，山药 15g，山茱萸 12g，五味子 12g，石斛 15g，川楝子 15g，郁金 15g。

效不更方，服至经来。

五诊：2020 年 8 月 25 日。

末次月经周期 29 天，5 天净，高温相 14 天。复查性激素 6 项：P 43.52 nmol/L，FSH 13.01 mIU/mL，LH 11.15 mIU/mL，PRL 371.61 uIU/mL，T 1.06 nmol/L，E_2 106.34 pg/mL。孕酮值较前升高至正常，余正常。随访 3 个月，患者诉月经周期恢复正常。

2. 案二

张某，女，32 岁。

初诊：2018 年 3 月 8 日。

主诉：月经先期 9 个月余。

现病史：9 个月前天气炎热时患者于外地出差，正值月经来潮，当时无不适，此后月经均提前 10 天，经量较前增多，色深红、质黏稠，5 天净，白带较多、色黄、无臭味，乳房胀痛，心烦、失眠，口干，小便黄，大便偏干。舌质红，苔薄黄，脉弦滑数。

经产史：患者 13 岁月经初潮，平素月经规律，周期 28 天，经期 5 天，量偏多，色鲜红，LMP 2018 年 2 月 25 日，孕 2 产 2。

既往史：平素体健，无特殊。

辅助检查：B 超显示子宫内膜 7.0 mm，子宫附件未见异常，性激素检查未见异常。

西医诊断：黄体功能不足（黄体期缩短）。

中医诊断：月经先期。

证型：肝郁血热。

治则治法：清热凉血调经。

方药：牡丹皮 15g，地骨皮 15g，黄柏 12g，青蒿 20g，延胡索 20g，熟地黄 15g，白芍 15g，醋香附 10g，柴胡 10g，生栀子 10g，当归 10g，薏苡仁 15g，白术 10g，牡蛎 30g（先煎），金樱子 20g，炙甘草 10g。

7 剂，水煎服，日 1 剂，分早晚温服。

二诊：2018 年 3 月 15 日。

据述药后带下较前减少。舌质红，苔薄白，脉滑数。

证型：肝郁血热。

治则治法：清热凉血调经。

方药：牡丹皮 15g，地骨皮 15g，黄柏 12g，青蒿 20g，延胡索 20g，熟地黄 15g，白芍 15g，醋香附 10g，柴胡 10g，生栀子 10g，当归 10g，薏苡仁 15g，白术 10g，牡蛎 30g（先煎），金樱子 20g，炙甘草 10g。

5 剂，水煎服，日 1 剂，分早晚温服。

三诊：2018 年 3 月 20 日。

月经于今晨来潮，提前 5 天，色红，量中等。舌质红，苔薄白，脉滑。

证型：肝郁血热。

治则治法：清热凉血调经。

方药：牡丹皮 15g，地骨皮 15g，黄柏 12g，青蒿 20g，延胡索 20g，熟地黄 15g，白芍 15g，醋香附 10g，柴胡 10g，生栀子 10g，当归 10g，薏苡仁 15g，白术 10g，牡蛎 30g（先煎），金樱子 20g，炙甘草 10g。

14 剂，水煎服，日 1 剂，分早晚温服。

3 个月后随访，月经周期正常，未再提前，无其他症状出现。

3. 案三

孙某，女，19 岁，无性生活史。

初诊：2018 年 11 月 4 日。

主诉：月经先期 4 年。

现病史：初潮 12 岁，月经周期 14 ～ 19 天，经期 4 ～ 5 天，经量偏少，经色淡暗，伴腰酸。LMP 2018 年 11 月 3 日，末前次月经（PMP）2018 年 10 月 17 日。现为月经来潮第 2 天，纳可、寐安，二便调，舌稍暗，苔白，脉沉细。

辅助检查：妇科 B 超示子宫附件未见异常，子宫内膜三线征，内膜厚 0.6 cm。

西医诊断：异常子宫出血。

中医诊断：月经先期。

证型：肾虚。

治则治法：补肾通经，理气健脾。

方药：当归 15g，丹参 15g，柴胡 10g，枳壳 10g，香附 10g，赤芍 15g，牡丹皮 15g，牛膝 15g，女贞子 15g，茯苓 15g，白术 15g，菟丝子 15g，巴戟天 15g，桑寄生 15g，杜仲 10g。

7 剂，水煎服，日 1 剂，分早晚温服。

二诊：2018 年 11 月 11 日。

经净 3 天，腰酸较前好转，无不适，二便调。舌淡暗，苔白，脉沉细。

证型：阴血亏虚。

治则治法：补肾滋阴养血。

方药：女贞子 15g，枸杞子 15g，菟丝子 15g，淫羊藿 10g，巴戟天 15g，茯苓 15g，白术 15g，熟地黄 15g，山茱萸 15g，党参 15g，炙黄芪 15g。

7 剂，水煎服，日 1 剂，分早晚温服。

三诊：2018 年 11 月 18 日。

经未潮，便秘，余无不适。舌暗，苔白，脉沉细。

证型：肾虚。

治则治法：补肾活血。

方药：熟地黄 15g，女贞子 15g，枸杞子 15g，菟丝子 15g，淫羊藿 10g，巴戟天 10g，山茱萸 15g，当归 15g，川芎 15g，党参 15g，茯苓 15g，白术 15g，黄芪 15g，大黄 3g（后下）。

7 剂，水煎服，日 1 剂，分早晚温服。

患者便秘，故加大黄。

四诊：2018 年 11 月 25 日。

经未潮，便调，面部痤疮。舌稍暗，苔白，脉沉细。

证型：肾虚。

治则治法：补肾助阳。

方药：熟地黄 15g，山茱萸 15g，女贞子 15g，菟丝子 15g，枸杞子

15g，淫羊藿 15g，巴戟天 15g，茯苓 15g，白术 15g，党参 15g，炙黄芪 15g，当归 15g，肉苁蓉 15g，地肤子 15g，白鲜皮 15g。

7 剂，水煎服，日 1 剂，分早晚温服。

五诊：2018 年 12 月 2 日。

LMP 2018 年 11 月 30 日，周期 28 天，量中等，无血块、痛经及面部痤疮。舌稍红，苔白，脉沉细。

治以一诊方药 7 剂，水煎服，日 1 剂，分早晚温服。

中药调整 1 个月余，月经周期达 28 天，继续服中药 1 个月，月经周期正常。

四、小结

月经病多种多样，病证寒热虚实错杂，故妇科调经尤难，盖“经调则无病，不调则百病丛生”。月经先期相当于现代医学排卵障碍性异常子宫出血（AUB–O）的黄体功能不足，AUB–O 患者 11.3% 是黄体功能不全所致，且多见于育龄期妇女。本病若治疗不及时，进一步发展可引起崩漏、不孕症、卵巢早衰等，导致患者的生命质量下降，影响身心健康。月经先期是妇科常见病，辨证必须重视月经的量、色、质变化，结合舌脉辨病虚实。傅山两地汤与清经散治疗月经先期对后世影响深远，邢教授将其广泛应用于临床，卓有成效。临证应详探其病因，分清虚实，尤重治肾，重在滋养肾阴。调治月经先期须重视运用地骨皮清骨中之热，白芍养血敛阴，使肝肾同治、热去而阴不伤。邢教授引傅山之原方灵活加减，并结合夏桂成补肾调周思想分期论治，值得临床借鉴和推广应用。

邢教授指出月经先期多由气虚、血热引起，临床要根据月经的经量、经色辨别。另外，邢教授认为规律的月经周期与肝脾肾三脏密切相关，肾气虚则冲任不固，封藏失司，经血妄行；脾气虚则统血无权，固摄不足，经血先期；肝郁则入里化热，热扰冲任，热迫血行。临床辨证论治，各有侧重。少年多天癸刚至，肾气未充，学习压力大，睡眠不足，治以滋补肾阴为主；中年生活压力大，情志不舒，又有房劳多产等生理状态，以疏肝凉血为主；至老年围绝经期则阴阳失衡，阳常不足，阴相对有余，后天之精不充，脾气虚弱则固摄之力虚弱，治以健脾益气为主。在辨证论治的基础上，注重月经周期的阴阳消长，能够因势利导、顺水推舟、促进生理功能。在临床实践中，要牢固掌握月经周期阴阳消长的变化：行经期重阳必阴，治应活血通经，以通为主；经后期阴长阳消，治当滋阴养血，促进卵泡发育；经间排卵期重阴必阳，治以补肾活血，维持卵子的生命力；经前期阳长阴消，治予补肾助阳温煦子宫。邢教授临床治疗月经先期，既能辨证论治、抓住病因病机，又注重月经周期阴阳变化、顺应生理规律，故收效较佳。

（周 洁）

第二节　月经过少

月经过少是一个主观概念，是临床症状，尚不属于独立疾病，属于异常子宫出血的范畴。国际妇产科联盟发布的女性正常月经参数中月经过少为每周期经量不足 5mL。月经过少多伴有月经后期，如不及时调治，部分患者可发展为闭经、不孕和卵巢早衰等。月经过少的原因可以归纳为以下四类：①医源性原因，指各种宫腔操作及药物影响。②内分泌原因，主要包括卵巢功能低下或早衰、多囊卵巢，给女性患者造成较大的心理负担，引起经期综合征、高泌乳素血症、席汉综合征等。③器质性原因，包括子宫发育不良、盆腔结核、子宫内膜炎等。④其他原因，主要指失血病史，合并有造血系统等原发疾病者。

西医对月经过少的治疗方法包括针对主要病因的特异性治疗（药物或手术）和促进、维持第二性征发育并减缓症状的激素疗法。综合考虑病人的年龄、对生育的要求等，结合患者的个人意愿给予个体化治疗。①手术治疗：宫颈、宫腔粘连分离术、诊断性刮宫、多囊卵巢综合征患者对促排卵药物不敏感患者，多用腹腔镜下卵巢打孔术治疗。②药物治疗：雌 – 孕激素人工周期法，连续 3 ～ 6 个月经周期，是目前常规的治疗手段；促排卵治疗诱发排卵。③其他治疗：针对月经过少的原因给予相应治疗疏导精神应激引起的月经过少，低体重患者调整饮食，加强营养等。

一、邢维萱教授对月经过少病因病机的认识

邢教授结合多年临证经验，认为月经过少的发生以脏腑虚弱为主，以

脾肾亏虚为本，血瘀痰湿为标。《女科证治准绳》中述“经水涩少，为虚为涩”“邪之所凑，其气必虚”。

1. 以脾肾亏虚为本

邢教授提出肾在月经产生中起主导作用，只有肾气健旺，才能使天癸成熟，任通冲盛，月经才能正常，正如《素问·上古天真论》曰“女子二七而天癸至，任脉通，太冲脉盛，月事以时下”，《傅青主女科》亦云“夫经本于肾，而其流五脏六腑之血皆归之”，都强调肾与月经的密切关系。邢教授指出肾气充盛是女子经血得以正常排泄的前提。肾是天癸之源，冲任之本，若肾气充盈，则天癸泌至，冲任二脉充盛，气血调和，经血可按时来潮；若肾气不足，肾亏精虚，则肾精无力气化，天癸不充，任虚冲衰，血海空虚，胞宫不能按时满溢，引起月经量少。邢教授认为，月经的按时满溢与气血密切相关，且脾为气血生化之源，先天肾气需要后天脾胃的滋养。或过食生冷，或忧思过度，均可导致脾虚，脾胃虚弱，难以运化水谷精微，濡养天癸，则天癸不足。又冲任隶属阳明，冲为血海，任主胞宫，脾土虚弱，冲任失养，致胞宫血海不充，经血过少。故月经过少以脾肾亏虚为本。

2. 以血瘀痰湿为标

邢教授认为本病病机有虚有实，虚为脾肾亏虚，实是指痰、瘀。虚者，经血乏源，致血海不充，无以为下；涩者，痰瘀阻滞冲任，致血海凝滞，当下不下。肾阳为一身阳气之根本，肾阳充足可温煦气血津液，助其正常运化。肾阳虚衰，阴阳失衡，虚寒内生，津液运行缓慢而成痰；寒主收引，血液遇寒则凝而为瘀。脾主运化，脾气、脾阳充足是维持气血津液正常生成运化的根本，脾气、脾阳虚，推动温化失常。清气不升，浊阴不降，水湿聚而为痰；营气化生不足，推动乏力，血行缓慢聚而为瘀。脾肾亏虚，痰瘀有形之邪阻滞冲任，壅塞胞宫，致经血运行不畅，胞宫不充，月经量减少。

因此，邢教授总结多年临床经验，认为本病为本虚标实之证，以脾肾亏虚为本，血瘀痰湿为标。本病临床上以虚证或虚中夹实多见，临证应辨清病因病机的标本虚实，审因论治，标本兼顾。

二、邢教授诊治月经过少经验

邢教授认为月经过少以脾肾亏虚为本，临床多见虚证，或因虚致瘀，因虚致痰，发展为虚实夹杂之证。本着“急则治其标，缓则治其本”的原则，本病的治疗应从本论治，以补肾健脾为主，一则使脏腑恢复其生理功能，脾可健运，气血充足，肾可生精，天癸充足，则经血可满而溢，月经正常来潮；二则减少病理产物痰、瘀的产生，则冲任气血调达，经血可行。故治疗应以健脾补肾为主，尤其应侧重于补肾。

历代医家认为，月经生理有如年之四季、月之盈缺、海之潮汐，是一个阴阳转化的周期运动过程。月经周期性的藏泻，是肾阴、肾阳转化的过程，是气血盈亏变化的结果。因此，邢教授认为，临床上对月经过少的治疗，除了要辨证论治，更应结合月经周期性藏泻的特点，注意分平时与经期不同阶段论治，治法即有所侧重，又有所联系。邢教授通过运用周期疗法治疗月经过少，获得了满意疗效，以下简单介绍周期疗法常用治法及方药。

1. 顺应周期，周期调治

邢教授认为中药调周治疗是以肾的阴阳消长变化为基础，同时结合月经不同时期的气血盈亏变化，运用滋阴、补阳、活血化瘀中药，调节月经周期，也符合中医妇科界普遍认同的肾—天癸—冲任—胞宫生殖轴说。

（1）经后期

邢教授提出经后期胞宫藏而不泄，血海空虚，阴精相对不足，阴血逐渐恢复，为肾阴增长期，此期生理现象是阴长阳消。周期发展开端时期持续时间较长且是周期中重要的时期，此期正值蓄养精血的阶段，故宜滋肾填精，充盈血海，以养阴血，恢复重阴的生理状态。经后期可细分经后初期、中期、末期三个阶段，在经后初期，是阴长的初始阶段，治疗以滋阴养血，益阴扶阴为主；经后中期，阴长水平有所提高，阴长则阳消，阳消才能保证阴长，此时阴阳之间对抗水平较大，是阴长至重的过渡时期，故此时治疗应滋阴养血，佐以助阳；经后末期，阴愈长，阳愈消，阳消为了阴长，阳消保证了阴长，高的阴长需要阳来做基础，从而保证进入经间排卵期重阴必阳的顺利转化，故治疗以滋阴助阳，阴阳并调为主。临床中如若三期细分，每期不过 3 ～ 5 日，甚至 2 ～ 3 日，用药极为不便，故邢教授针对此期治疗以滋肾养阴为主。

常用经验方药：熟地黄 20g，菟丝子 15g，枸杞子 15g，黄精 9g，桑椹 12g，淫羊藿 9g，山茱萸 15g，陈皮 12g，香附 12g，炙甘草 15g。

此方重用熟地黄补血滋阴、益肾填精；枸杞子滋肾养肝、益精生津，黄精益气养阴、生津润燥，桑椹凉血补血益阴，三药并用，加强补血滋阴填精之功，枸杞子、黄精平补三阴经，偏补肝肾之阴，补而不腻；菟丝子补肾固精，淫羊藿温肾壮阳，山茱萸补益肝肾，三药兼偏温，在补肾填精的同时，兼有温阳，有“阳中求阴”之效；香附疏肝解郁、行气散结，陈皮理气健脾、燥湿化痰，二药与熟地黄等滋阴药匹配伍，补而不腻，行而不散；炙甘草调和诸药，为使药。本方重在养血滋阴，补肾填精，兼顾温阳，以助阴生，促进精卵发育，养血而养阴，养阴而养卵。

（2）经间排卵期

邢教授认为经间排卵期包括经间期与排卵期两个阶段，根据临床观察，大部分的排卵在两次月经周期中间时间，故以经间排卵期名之。经间排卵期的生理特点有两个方面，其一是阴阳转化、阴盛阳动，重阴转阳的变化，是阴阳消长运动变化的必然结果，不转化就不能维持阴阳间的相对平衡，不符合阴阳转化的生物自然规律；其二是氤氲状的血气活动，血气活动主要表现于胞宫冲任，即现代医学中的卵巢、输卵管等部位，在重阴转阳的转化活动中，结合局部器官的血气变化，阴长精卵发育成熟，并排出卵子，才能达到一种物质向另一种物质的转化。此时阴精盛，精化气，阴转阳，氤氲萌发“的候”之际，故以补肾阴为主，兼顾温肾阳活血。邢教授此期在滋补肾阴的基础上酌加温肾助阳活血之品，使阳生阴化，加强气血运动，促进排卵。

常用经验方药：邢教授在上方的基础上将淫羊藿加量至 15g 为臣药。淫羊藿擅温肾壮阳，配合菟丝子以增强其温肾补阳之功，鼓动肾气、肾阳，促使成熟卵泡排卵。酌加川芎 9g，莪术 9g，破血行气，促使成熟卵泡排卵。

（3）经前期

邢教授认为排卵之后开始阳长，阳分占主导地位，是月经周期中阴阳消长中阳生的高峰期。经前期是肾阳增长期，此期以阳长阴消为其生理现象，此期阴阳俱盛，阴血充沛，血海充盈，阳气旺盛，利于行经和孕育，以温肾阳为主，佐以滋阴，兼顾活血。

常用经验方药：紫石英 30g，淫羊藿 15g，续断 15g，菟丝子 15g，枸杞子 15g，制首乌 18g，川牛膝 12g，桃仁 12g，红花 9g，当归 12g，赤芍 12g，川芎 9g，香附 12g，肉桂 3g，川椒 3g，炙甘草 6g。

此方重用紫石英、淫羊藿，紫石英温肾暖宫，淫羊藿功擅温肾壮阳，二药合用，共奏温肾助阳、暖胞宫之效；续断功擅补肝肾、强筋骨，菟丝子补肾固精、养肝明目，二药配合君药，共奏温肾助阳之效；枸杞子滋肾养肝、益精生津，制首乌补肝肾、益精血，两药配伍滋阴填精，寓意“阴中求阳”；川牛膝活血通经、补肝肾、强筋骨、利水通淋、引火（血）下行，以活血祛瘀为主；桃仁活血祛瘀，红花活血通经、祛瘀止痛，当归补血活血调经，赤芍散瘀止痛，川芎活血行气，香附疏肝解郁，行气散结；川牛膝、桃仁、红花、当归、赤芍、川芎等药兼有活血化瘀之效，配伍枸杞子、制首乌，破血不伤血；香附、川芎疏肝理气，配伍枸杞子、制首乌，行气不伤阴；肉桂、川椒温肾补火，温督脉、暖胞宫以助阳，配伍川牛膝，有引火归元、引血下行之效，使其药效直达病所；炙甘草以调和诸药。本方重在补肾，兼顾活血化瘀，以补肾阳为主，补而不滞，行而不泄，共奏温肾助阳，活血化瘀，鼓动肾气、肾阳，温养卵子，调经以助孕。

（4）行经期

邢教授认为行经期重阳已开，胞宫泻而不藏，脏腑气血充盈，血海满溢，任通冲盛，在阳气的转化下推动经血排出。行经期是整个月经周期的结束阶段，也是新周期的开始，排出应泻之经血，而且要求完全干净、彻底。而且此期阴阳消长已达重者，处于不平衡状态，必须通过转化，使血中重阳下泄，随经血排泄，即重阳让位于阴，开始阴长，完成重阳必阴的转化过程。若经血排出不顺利，必将影响重阴必阳的转化，所以加强气血活动，促进排经顺利，为主要目的。此期在活血化瘀基础上，佐以温通，推动气血运行。

常用经验方药：小茴香 10g，延胡索 10g，干姜 6g，没药 10g，当归 10g，川芎 10g，肉桂 6g，赤芍 10g，生蒲黄 15g，五灵脂 10g（包煎）。

邢教授此方重用生蒲黄、五灵脂活血祛瘀止痛；当归补血活血，川芎活血行气，赤芍散瘀止痛，三药合用以补血行气，活血散滞；延胡索活血行气止痛，没药活血止痛，二药合用利气散瘀，消肿止痛；小茴香理气散寒止痛，干姜回阳通脉，温中散寒，肉桂补火助阳，散寒止痛，三药合用通达下焦，温阳散寒；肉桂有引血下行之效，使其药效直达病所。本方重在活血祛瘀，兼顾温经散寒，以促使经血顺利排出，使重阳下泄，新的周期开始。

2. 调和气血

妇人以血为本，经、孕、产、乳均以血为用。气为血之帅，血为气之母，两者相互协调，相互为用。邢教授提出妇女若气血调和，则五脏安和，冲任通盛，月经正常；若气血失和，则影响冲任，导致月经病的发生。邢教授遵循“调经宜理气，益气以补血”等理论治疗月经过少。见经量渐少，色淡质稀，头晕眼花，面色萎黄，心悸怔忡等，辨为血虚证，治疗以益气养血为主，常用八珍汤加减，并重用黄芪，黄芪味甘、性温，入脾肺经，功用甚多，用大剂黄芪补气以生血，待血海充盈，月事自然量增。肝主藏血主疏泄，与情志密切相关，女子性易忧郁，常易肝气郁结、肝郁化火等，肝失疏泄，气机郁滞则血行不畅，而致月经过少。邢教授常从疏肝理气立法，多用逍遥散加减，临证之时常辅以情志疏导等心理疗法，并嘱患者平时注意调摄心情，保持心境平稳。

3. 临证重视辅助检查

邢教授临证结合现代医学检验，如基础体温、女性激素水平、超声检测等，增强周期治疗对临床辨治的指导。若患者性激素水平提示属于卵巢功能低下所引起月经过少，多在经前期加入龟甲 12g（先煎），鹿角胶 6g（烊化），紫河车 15g（研末吞服）等，以血肉有情之品补肾填精，经后期加入黄芪 20g，党参 20g，山药 15g，白术 12g，以健脾益气，从虚论治；若患者雄激素偏高，有痤疮表现，或超声提示多囊表现，多用健脾化痰除湿之品，如石菖蒲 12g，白芥子 15g，苍术 12g 等，以理气化痰，并酌加温阳之品鹿角霜 9g（先煎）等以助湿痰得化；若超声提示子宫内膜偏薄，则加入健脾之药物，益气生血，并加菟丝子 20g，枸杞子 20g，黄精 15g，龟甲

12g（先煎）等，以滋阴填精，及丹参 20g，鸡血藤 20g 等，以活血养血。

三、临证案例

1.案一

王某某，女，28 岁，已婚。

初诊：2016 年 9 月 20 日。

主诉：月经量少 3 年。

现病史：平素月经尚规律，经期 4 ～ 5 天，周期 28 ～ 35 天，量少，色红，无血块，经行第一天腹痛可忍，伴有经前乳房胀痛。LMP 2016 年 9 月 8 日，量少，色暗，行经 6 天，伴有腰酸，乏力，纳可，便溏，眠差，多梦。患者自 2013 年人流术后，经量较前减少，一直未予治疗。2016 年 8 月 3 日（月经周期第 2 日）我院性激素检查示 LH 4.38 mIU/mL，FSH 9.58 mIU/mL，E_2 55 pg/mL，PRL 0.8 ng/mL，P 0.7 ng/mL，T 0.62 ng/mL。舌红，苔薄白，脉细。

西医诊断：异常子宫出血。

中医诊断：月经过少。

证型：脾肾两虚。

治则治法：健脾益肾，调理冲任。

方药：党参 20g，黄芪 20g，当归 20g，丹参 20g，熟地黄 12g，巴戟天 15g，淫羊藿 15g，菟丝子 12g，覆盆子 12g，枸杞子 12g，桑椹 12g，山药 12g，山茱萸 12g，首乌藤 20g，柏子仁 12g，茯神 15g。

10 剂，水煎服，日 2 次，早晚分服。

二诊：2016 年 10 月 3 日。

服药后，睡眠好，多梦较前好转，便溏加重，其余无不适。舌红，苔薄白，脉细。

证型：脾肾两虚。

治则治法：健脾益肾，调理冲任。

方药：党参 20g，黄芪 20g，当归 20g，丹参 20g，熟地黄 12g，巴戟天 15g，淫羊藿 15g，菟丝子 12g，覆盆子 12g，枸杞子 12g，桑椹 12g，山药 12g，山茱萸 12g，茯神 15g。

10 剂，水煎服，日 2 次，早晚分服。

三诊：2016 年 10 月 20 日。

服药后月经于 10 月 10 日来潮，行经 7 日，量较前增多，色红，无不适，纳可，偶有便溏。舌红，苔薄白，脉细。

证型：脾肾两虚。

治则治法：健脾益肾，调理冲任

方药：党参 20g，黄芪 20g，当归 20g，丹参 20g，熟地黄 12g，巴戟天 15g，淫羊藿 15g，菟丝子 12g，覆盆子 12g，枸杞子 12g，桑椹 12g，山药 12g，山茱萸 12g，茯神 15g。

20 剂，水煎服，日 2 次，早晚分服。

四诊：2016 年 11 月 9 日。

月经于 11 月 8 日来潮，现正值经期第二天，量中，色红，无不适，纳可，无便溏，眠可。舌红，苔薄白，脉细。

证型：肾虚血瘀。

治则治法：填精益肾，活血调经。

方药：党参 20g，黄芪 20g，当归 20g，丹参 20g，熟地黄 12g，巴戟天 15g，淫羊藿 15g，菟丝子 12g，覆盆子 12g，石菖蒲 12g，白术 10g，白芍 10g，三棱 9g，莪术 9g，鹿角霜 12g（先煎），肉苁蓉 12g。

10 剂，水煎服，日 2 次，早晚分服。

现正值经期，因患者有生育需求，嘱监测基础体温。

五诊：2016 年 11 月 25 日。

此时正值排卵期，患者纳眠可，无不适。舌淡，苔薄白，脉细。

证型：肾阳虚。

治则治法：益肾填精促孕。

方药：党参 20g，黄芪 20g，当归 20g，丹参 20g，熟地黄 12g，巴戟天 15g，淫羊藿 15g，菟丝子 12g，覆盆子 12g，白术 10g，白芍 10g，鹿角霜 12g（先煎），肉苁蓉 12g，川续断 12g，桑寄生 15g。

10 剂，水煎服，日 2 次，早晚分服。

六诊：2016 年 12 月 13 日。

停经 35 天，就诊时基础体温升高 10 余日，查绒毛膜促性腺激素（+），嘱注意休息，一周后查妇科超声。

2. 案二

李某，女，33岁。

初诊：2017年4月10日。

主诉：月经稀发，经量渐少2年余。

现病史：患者近2年来月经周期延长，3～6月一行，经量减少，甚至点滴即净，色淡。LMP 2017年2月12日，经期4天，量少；PMP 2016年11月17日。患者于2015年1月因不完全流产行清宫术，术后2个月出现经量渐减少，为原来的1/4，且形体渐胖，曾就诊于外院，诊断为多囊卵巢综合征，轻度宫腔粘连。患者目前月经2个月未至，平素带下量多色白，质稀，小腹隐痛，乳房不胀，面白水肿。舌质淡暗，苔薄腻，脉细滑。

西医诊断：多囊卵巢综合征；轻度宫腔粘连。

中医诊断：月经过少；月经后期。

证型：痰湿阻滞胞脉，气血运行不畅。

治法治则：健脾化湿，行气活血。

方药：龟甲20g，熟地黄15g，紫河车20g（研末吞服），海螵蛸15g，生茜草15g，当归9g，白芍9g，桃仁6g，红花6g，川芎6g，党参15g，茯苓15g，炒白术9g，姜半夏9g，柴胡6g，石菖蒲9g，陈皮6g。

14剂，水煎服，日1剂，早晚分服。

二诊：2017年5月5日。

患者月经于2017年5月1日来潮，经量较前增多，精神欠佳，全身疲乏，睡眠差。舌质淡，苔白腻，脉细。

证型：肾阴虚。

治法治则：补肾填精滋阴。

方药：龟甲20g，熟地黄15g，紫河车20g（研末吞服），海螵蛸15g，生茜草15g，当归9g，白芍9g，桃仁6g，红花6g，川芎6g，党参15g，茯苓15g，炒白术9g，姜半夏9g，石菖蒲9g，陈皮6g，山茱萸9g，山药15g，女贞子12g，黄精9g。

14剂，水煎服，日1剂，早晚分服。

嘱监测基础体温。

三诊：2017年5月19日。

患者服药后精神较前好转，全身疲乏减轻，睡眠较好。舌质淡，苔白腻，脉细。

证型：肾阴虚。

治法治则：补肾填精滋阴。

方药：龟甲 20g，熟地黄 15g，紫河车 20g（研末吞服），海螵蛸 15g，生茜草 15g，当归 9g，白芍 9g，桃仁 6g，红花 6g，川芎 6g，党参 15g，茯苓 15g，炒白术 9g，姜半夏 9g，石菖蒲 9g，陈皮 6g，山茱萸 9g，山药 15g，女贞子 12g，黄精 9g。

14 剂，水煎服，日 1 剂，早晚分服。

四诊：2017 年 7 月 10 日。

服药后，患者无不适，精神可，全身无疲乏，眠可。LMP 2017 年 7 月 4 日，经行 4 天，经量中等，经前基础体温上升 11 天。舌红，苔薄腻少津，脉弦滑细。

证型：气阴两虚。

治则治法：益气养阴，调冲任，消瘀滞。

方药：龟甲 20g，熟地黄 15g，紫河车 20g（研末吞服），海螵蛸 15g，生茜草 15g，当归 9g，白芍 9g，桃仁 6g，红花 6g，川芎 6g，牛膝 12g，炒白术 12g，茯苓 12g。

之后按照中药周期疗法加减用药治疗 3 月，随访月经周期 30 ～ 40 天，经量中等，经行通畅，经期 5 ～ 6 天。

3. 案三

王某，女，38 岁。

初诊：2015 年 2 月 16 日。

主诉：月经量少 3 年。

现病史：近三年无明显原因月经量逐渐减少 1/3，LMP 2015 年 1 月 25 日，行经 3 天，量少，色暗红，有血块，小腹冷痛，得温痛减，腰膝酸软，伴有经前乳房胀痛。自述胃脘部胀满，疲乏无力，平素畏寒怕冷，腰以下尤甚，夜寐多梦，便秘，大便 2 ～ 4 天 1 次，饮食尚可，小便正常。舌质紫暗，苔薄白，脉沉弦而细。

既往史：健康。

经产史：患者既往月经规律，14 岁初潮，经期 5 ～ 6 天，周期 30

天，量中，色红，有血块，伴腹痛、腰酸。孕3产2，人流1次，体外避孕。

西医诊断：异常子宫出血。

中医诊断：月经过少。

证型：肾虚血瘀。

治法治则：补肾活血，理气调经。

方药：党参20g，当归15g，白芍20g，桂枝15g，牛膝15g，桃仁10g，红花15g，熟地黄15g，白术15g，巴戟天15g，菟丝子15g，酸枣仁15g，首乌藤20g，淫羊藿15g，杜仲20g，牡丹皮15g，茯苓15g，阿胶10g（烊化），甘草10g。

10剂，水煎服，日1剂，早晚分服。

二诊：2015年3月1日。

患者服药后无不适，LMP 2015年2月22日，行经3天，经量未见明显增加，色深红，有血块，伴腹痛、腰酸。便秘症状缓解，夜寐多梦，饮食可，小便调。舌质淡胖有齿痕，苔薄白，脉沉细。

证型：脾肾两虚。

治则治法：补肾健脾益精，滋阴养血。

方药：党参20g，白术15g，茯苓15g，山药20g，当归15g，枸杞子20g，龟甲10g，菟丝子15g，鸡血藤15g，熟地黄15g，白芍20g，川续断20g，路路通15g，王不留行15g，牡丹皮15g，肉苁蓉15g，百合15g，首乌藤20g，香附15g，阿胶15g（烊化），甘草10g。

6剂，水煎服，日1剂，早晚分服。

三诊：2015年3月8日。

服药后无不适，心烦易怒，便秘症状明显好转，饮食、睡眠可，小便正常。舌质红，苔薄白，脉沉弦略细。

证型：肾虚血瘀。

治则治法：补肾活血。

方药：当归15g，白芍20g，桂枝15g，枸杞子20g，桃仁10g，红花15g，川续断15g，甘草10g，太子参15g，柴胡10g，枳壳10g，麦冬15g，陈皮15g。

6剂，水煎服，日1剂，早晚分服。

四诊：2015 年 3 月 21 日。

服药后无不适，今晨阴道有少量流血，色鲜红，有血块，伴腹痛，腰酸较以前减轻，余无不适。

证型：肾虚血瘀。

治则治法：活血行气，逐瘀通络。

方药：当归 15g，白芍 15g，茯苓 15g，鸡血藤 20g，牛膝 15g，桃仁 10g，香附 15g，牡丹皮 15g，川续断 20g，甘草 10g。

如此连续用药 3 个月后，月经量恢复如常。

4. 案四

王某，36 岁，未婚，否认性接触史。

初诊：2017 年 8 月 20 日。

主诉：月经提前伴量少 1 年。

现病史：患者近 1 年来月经周期 21 ～ 24 天，经期 3 ～ 4 天，量少，色淡红，无血块，无痛经。LMP 2017 年 8 月 13 日，8 月 15 日结束，月经量少色淡，无血块及痛经，经前乳房胀痛。现月经周期第 7 天，纳可，眠差易醒，大便时干时稀。舌暗红，苔薄黄，脉细沉。

辅助检查：性激素检查示 PRL 503.2 ng/mL，P 1.01 mIU/mL，LH 14.89 mIU/mL，FSH 13.53 mIU/mL，E_2 40.39 pg/mL，T 32.51 ng/dL。

西医诊断：卵巢储备功能低下。

中医诊断：月经先期；月经量少。

证型：肝肾阴虚，肝郁脾虚。

治则治法：补肾滋阴，疏肝健脾。

方药：菟丝子 15g，覆盆子 10g，山茱萸 10g，桑椹 15g，生白术 15g，山药 15g，当归 15g，鸡血藤 15g，三七 6g，百合 10g，莲子心 3g，郁金 10g，合欢皮 10g，远志 10g，生麦芽 12g，茯苓 15g。

14 剂，水煎服，日 1 剂，早晚分服。

二诊：2017 年 10 月 29 日。

患者月经先期明显改善，PMP 2017 年 9 月 6 日，LMP 2017 年 10 月 3 日。经量略有增加，睡眠改善，烦躁、乳胀缓解，便稀。舌淡红，苔薄白，脉细。

证型：肝郁脾虚。

治则治法：补肾健脾，疏肝养血。

方药：太子参15g，南沙参15g，白术15g，山药15g，当归15g，熟地黄15g，赤芍15g，杜仲10g，阿胶珠15g（烊化），龙眼肉12g，红景天10g，绞股蓝10g，黄芪25g，鸡血藤15g，生麦芽15g，丹参12g。

20剂，水煎服，日1剂，早晚分服。

三诊：2017年12月18日。

患者近两月月经25天一行，量略少，色淡暗，仍有疲乏、烦躁，睡眠时好时坏，大便基本正常。舌淡红，苔薄白，脉细。

证型：肝郁脾虚。

治则治法：补肾健脾，疏肝养血。

方药：太子参15g，南沙参15g，白术15g，山药15g，当归15g，熟地黄15g，赤芍15g，杜仲10g，阿胶珠15g（烊化），龙眼肉12g，红景天10g，绞股蓝10g，黄芪25g，鸡血藤15g，生麦芽15g，丹参12g。

患者连服本方1月后随访，患者月经量恢复如常，疲乏、烦躁、眠差等症状明显改善。

四、小结

月经过少在西医中属于“异常子宫出血”的范畴，引起月经过少的原因有医源性、器质性、内分泌等，西医对它的治疗往往是针对原因，对症治疗，有些对人体损伤大，远期效果不满意。

邢教授结合多年临证经验，认为月经过少的发生以脏腑虚弱为主，基本病机为肾虚血瘀，以脾肾亏虚为本，血瘀痰湿为标。临证应辨清病因病机的标本虚实，审因论治，标本兼顾。

临床上邢教授对月经过少的治疗，除了辨证论治以外，更注重结合月经周期性藏泻的特点，运用周期疗法。邢教授认为如患者素体虚弱，先天禀赋不足，经水施化之源，复因人流损伤冲任，见经来量少，平素易便溏，可见脾胃功能虚弱，辨证属脾肾两虚，故治疗以补益为主，兼调和气血，遵循“调经宜理气，益气以补血”及“中药周期调经”的理论，在经期加用活血通经温阳药物；排卵期酌加温肾助阳活血之品，使阳生阴化，加强气血运动，促进排卵。对血虚气弱所致月经量少，兼脾虚不健，痰聚湿停，正如《陈素庵妇科补解》云“经水不通有属积痰者，大率脾气虚，土不能制水，水谷不化精，生痰不生血。痰久则下流胞门，闭塞不行，或积久成块，占住血海，经水闭绝”，辨证属痰湿阻滞胞脉，气血运行不畅。治疗以健脾化痰除湿，调和气血为主。育龄期女性因房劳多产耗伤肾气，肾气亏虚，精血不足，冲任血海亏虚而致月经量减少，邢教授认为治疗应从月经周期着手，依据各个时期不同的生理病理特点辨证用药，临床随症加减。邢教授认为若患者年纪渐衰，阳明经脉气血渐衰，冲任血海不足，见月经量少，辨证当属肝肾阴虚，肝郁脾虚。治疗以滋肾养阴、健脾养血柔肝为法。邢教授认为，治疗月经过少应重视现代辅助检查的作用，患者卵巢储备功能下降，充分重视肝、脾、肾三脏共同调节月经的重要作用。除以补肾填精为基本治疗方法外，重视调整患者的精神情绪状态，也重视调整后天的健运功能，使脾气健运，肝气正常疏泄，血足则神志安宁，冲任得以滋养。以上四个典型案例，邢教授均是在辨证论治的基础上联合月经周期疗法进行治疗，疗效颇佳。邢教授认为，临床可通过饮食指导、情志疏通、身体锻炼等各种途径对患者进行辅助治疗，多种方法配合调理，多可取得事半功倍的效果。

（李海霞）

第三节 崩漏

崩漏是指经血非时暴下不止，或淋漓不尽，前者称为崩中，后者称为漏下。由于崩与漏二者常相互转化，故统称为崩漏，是月经周期、经期、经量严重紊乱的月经病。西医的排卵障碍性异常子宫出血属于中医“崩漏”的范畴。

异常子宫出血是临床常见的影响患者身体健康和生活质量的疾病。异常子宫出血指与正常月经的周期频率、规律性、经期长度、经期出血量任何一项不符，源自子宫腔的异常出血。其中，排卵障碍所导致的异常子宫出血最为常见，约占异常子宫出血的 50%。排卵障碍性异常子宫出血是指各种因素通过刺激神经系统，作用于下丘脑—垂体—卵巢轴，使其功能异常或靶器官效应异常，导致子宫内膜脱落不同步引起异常子宫出血，可发生于生育期女性（排除与妊娠相关的出血）。排卵障碍包括无排卵、稀发排卵与黄体功能不足，可引起不孕不育，严重影响女性身心健康。

西医对异常子宫出血的治疗原则：急性出血期积极支持疗法，尽快止血并纠正贫血；血止后调整月经周期，预防子宫内膜增生和异常子宫出血复发。

治疗方法：①出血期止血一般根据病情予以口服孕激素、短效避孕药等药物治疗，必要时诊断性刮宫，发现或排除子宫内膜病变。②血止后调整月经周期，给予雌孕激素序贯疗法、孕激素定期撤退法或者口服短效避孕药调理月经周期，有生育要求者可辅助促排卵；无生育要求者也可用左炔诺孕酮宫内缓释系统（LNG-IUS）治疗。

辅助治疗：一般止血药如氨甲环酸、丙酸睾酮等；出血严重时需输血、补充血红蛋白及凝血因子；对于中、重度贫血患者，酌情选择补充铁剂、促红细胞生成素、叶酸治疗。

西医治疗时需详细询问病史，对于激素类药物，需严格把握适应证及药物禁忌证，应告知并关注血栓风险。

一、邢维萱教授对崩漏病因病机的认识

关于崩漏的认识一直都是各家各有其说，究其发病原因，多为脾虚、肾虚、血热、血瘀四个方面，其发病机制也始终不离脏腑气血功能失调，冲任二脉损伤，胞宫藏泻功能失常，不能制约经血，经血非时而下。邢教授在50余年的临床实践中，不断地摸索，同时结合自己的临床经验，丰富对本病病因、病机的认识，认为不论何种原因，只要引起肾—天癸—冲任—胞宫生殖轴异常，就会导致冲任损伤，气血失和，血海蓄溢失常，不能制约经血而发为崩漏。邢教授认为本病的病机是冲任损伤，不能统摄经血所致，引发崩漏的病因终不离虚、热、瘀三个方面，虚有肾虚和脾虚，热又分实热和虚热，瘀即血瘀。

1. 因虚致崩

邢教授认为虚者主要为肾虚、脾虚。

肾为先天之本，为天癸之源，冲任之本，主女子月经、主生殖、主系胞。肾具有封藏的作用，乃藏精、施精之处所，女性的经、孕、产、乳等生理过程皆与肾密切相关，肾精充沛，肾气充盛，阴阳平衡，才能维持机体生命活动正常运行。若先天禀赋不足，天癸初至，肾气稚弱，冲任未充，或房劳多产伤肾，损伤冲任，或天癸渐竭，肾气渐虚，封藏失司，冲任不固，经血妄行而致崩漏。若肾阴亏损，阴虚火旺，热扰血海，冲任不固，迫血妄行而致崩漏。邢教授认为女子一生要经历经、孕、产、乳生理变化，易耗伤阴血、伤及肾精肾阴，导致冲任不固，胞脉失约而致崩，正如《黄帝内经》中“阴虚阳搏谓之崩”。

脾为后天之本，乃气血生化之处，与先天之本肾互促互助，且脾有统血的功能。邢教授认为“女子以血为本”，血是人体功能活动的物质基础，有赖于脾胃运化功能，脾气健固，气血充沛，则血液运行正常。素体脾虚，或忧思过度，或饮食失节、劳倦皆可伤及脾，脾失健运，统摄无权，

冲任失固，不能制约经血而致崩漏。在《景岳全书·妇人规》中有云“先损脾胃，次及冲任”，说明脾虚是冲任发病的基础。脾气损伤后易致气陷，失于统摄则冲任失固，此为崩漏发病的关键。

2. 因热致崩

邢教授认为热邪迫血妄行致崩，但有虚实之分。虚热为素体阴虚或久病失血伤阴，耗伤精血，导致肾阴不足、虚火内动，虚热伤胞络而发生崩漏。实热多为青春期少女，阳常有余，阴常不足，容易生热，或嗜食辛辣厚味之品，或素体阳盛、肝火易动，或素性抑郁、郁久化火，热伏冲任，扰动血海，迫血妄行而致崩漏。“补土派”李东垣所述“妇人血崩之证，是为肾水阴虚，不能镇守胞脉相火，故而血走而崩也”及《傅青主女科》中论述“冲脉太盛而血即沸……正冲脉之太热也”，分别阐述了虚火和实火迫血妄行的病因病机，火性炎上，冲任为热邪所迫，血热妄行而出血，发为崩漏。

3. 因瘀致崩

邢教授认为“女子以肝为先天”，肝主疏泄调节一身之气机及女子精神情志，对气血运行和生殖功能有着重要作用。若情志不畅，肝失疏泄，气机郁结，气血运行不畅，易使瘀血内阻，旧血不归经而新血不生，致经血非时而下导致崩漏。此外，经期、产后余血未净时感受邪气致瘀，阻滞冲任，日久不散，影响气血运行，血不归经，非时而下所致崩漏。瘀血既为崩漏的致病因素，又是其病理产物，引起崩漏出血不止，而出血又加重瘀血形成，恶性循环，互为干扰。“药王”孙思邈曾提出了“瘀血占据血室，而致血不归经”，即瘀血可导致崩漏的发生。

二、邢维萱教授诊治崩漏的经验

邢教授认为崩漏是妇科疾病中的常见证候，在治疗上尤其重视辨证，根据出血的量、色、质，舌苔、脉象以及全身症状等方面来辨别虚、实、寒、热，一般辨证单一者治疗容易，复杂者难愈，临床上复杂者多见，因此，辨证必须注意兼夹证。邢教授根据多年的临床经验认为，崩漏的证候特点有二：一为虚证多而实证少，即使有实证表现，如血中有块、腹痛等，也是虚中夹实，不可单以实证而论；二为热证多而寒证少，且热证多为阴虚有热证。临床在治疗崩漏时，应遵循急则治其标、缓则治其本的原则，塞流、澄源、复旧三法并用，其中，澄源是关键，贯穿整个疾病的始终，意在澄清本源、治病求本。邢教授还认为青春期女性崩漏多属于虚证，育龄期妇女崩漏以瘀证、热证居多，更年期妇女崩漏以虚证、热证兼有。临床遣方用药时要考虑到不同年龄阶段的生理特点，辨证适龄用药多能取得事半功倍的效果。

临床上多见肾虚、脾虚、血热、血瘀四型，下面分别从四个方面介绍邢教授临床诊治用药经验。

1. 出血期

（1）肾阴虚证

临床表现：月经紊乱无期，出血淋漓不尽或量多，色鲜红，质稠。头晕耳鸣，腰膝酸软，或心烦。舌质红，苔少，脉细数。

证候分析：肾阴亏虚，阴虚失守，封藏失司，冲任不固，故月经紊乱，经量多或淋漓不净；阴虚生内热，热灼阴血，则血色鲜红，质稠；阴血不足，不能上荣于脑，故头晕耳鸣；阴精亏虚，外府不荣，则腰膝酸软；水不济火，故见心烦；舌质红，苔少，脉细数为肾阴亏虚之象。

治则治法：滋肾益阴，止血调经。

常用经验方药：熟地黄 20g，山药 15g，枸杞子 15g，山茱萸 10g，菟丝子 20g，鹿角胶 15g，龟甲胶 15g，女贞子 15g，墨旱莲 30g。

邢教授认为，肾阴虚型以月经量多或淋漓不净，或有反复流产，心烦失眠，潮热盗汗，腰酸乏力，舌红、少苔，脉细数为特点，属虚火妄动，热扰血海而发，治疗应以滋阴清热，固冲止血之法，方选左归丸合二至丸加减。方中重用熟地黄滋肾填精，大补真阴，为君药；山药补脾益阴，滋肾固精；枸杞子补肾益精，养肝明目，女贞子、墨旱莲益肝肾，补精血；山茱萸养肝滋肾，涩精敛汗；龟、鹿二胶为血肉有情之品，峻补精髓，一偏补阴，一偏补阳，取阳中求阴之义；菟丝子益肝肾，强腰膝，健筋骨，全方共奏滋肾益阴，止血调经之功。咽干，眩晕者，加延胡索 12g，牡蛎 20 ～ 30g，养阴平肝清热；心烦，眠差者加柏子仁 20g，首乌藤 15g，养心安神；胁肋胀痛者，加柴胡10g，香附15g，白芍15g，疏肝解郁、柔肝止痛。此外，邢教授对于肾阴虚患者，重视饮食宜忌，多嘱避免腥膻温补之品，如辣椒、羊肉、乌鸡、桂圆等，有伤阴动血之弊。

（2）脾虚证

临床表现：经血非时而至，崩中暴下，继而淋漓，血色淡而质薄，气短神疲，面色㿠白或面浮肢肿，四肢不温，纳谷不香，大便稀溏。舌质淡，苔薄白，脉弱或沉细。

证候分析：脾虚气陷，统摄无权，故忽然暴下，或日久不止，而成漏下；气虚火不足，故经色淡而质薄；中气不足，清阳不升，故气短神疲；脾阳不振，则四肢不温，面色㿠白；脾虚水湿不运，泛溢肌肤，则面浮肢肿；脾失健运，故纳谷不香；舌淡，脉弱，均为脾虚阳气不足之象。

治则治法：健脾益气，固崩止血。

常用经验方药：黄芪30g，太子参20g，白术15g，山药15g，茯苓10g，当归10g，炙甘草6g，柴胡6g，升麻6g，陈皮10g，炮姜炭6g，海螵蛸30g，仙鹤草15g，棕榈炭10g，益母草10g，砂仁10g（后下）。

邢教授认为，脾虚气弱，运化失司，统摄无权，故出血不止，本着急则治其标、缓则治其本的原则，方选固本止崩汤化裁，健脾益气固涩，养血摄血塞流。按照治崩三法塞流、澄源、复旧辨证论治。方中黄芪、太子参、白术、山药、茯苓健脾补中益气，固冲摄血；陈皮理气，砂仁化湿助脾之健运有助于补气；柴胡、升麻取升提气机之意；棕榈炭、海螵蛸、仙鹤草收涩止血；当归配黄芪，取当归补血汤之补血养血之意；陈皮、砂仁健脾醒脾，使补而不腻，加益母草化瘀止血，炙甘草调和诸药。全方共奏益气健脾，固冲摄血。若崩中量多，加侧柏叶30g，敛阴涩血止血；若伴有腹痛，血中有块，加三七粉3g（冲），血余炭10g，化瘀止血；若见头晕心悸，失眠多梦，加何首乌15g，熟地黄20g，养血滋阴。本方的用药体现了塞流、澄源、复旧的治崩三法的完美结合，脾为后天之本，气血生化之源，主中气而统血，本方健脾益气，统摄气血，血循常道。

（3）血热证

临床表现：经血非时暴下，或淋漓不净又时而增多，血色深红或鲜红，质稠，或有血块，唇红目赤，烦热口渴，或大便干结，小便黄赤。舌红，苔黄，脉滑数。

证候分析：阳盛血热，实热内蕴，热扰冲任，血海不宁，迫血妄行，故血崩暴下或淋漓不净；血热则色鲜红或深红，唇红目赤；热灼阴津，则质稠，口渴烦热，大便干结，小便黄赤；热灼阴血凝结而致血块；舌红，苔黄，脉滑数均为实热之象。

治则治法：清热凉血，止血调经。

常用经验方药：黄芩 15g，牡丹皮 10g，栀子 10g，龟甲 15g，生地黄 12g，阿胶 12g（烊化），牡蛎粉 30g，棕榈炭 15g，茜草炭 15g，贯众炭 15g，生地榆 15g，生甘草 5g。

邢教授认为，崩漏为病，乃冲任二脉受损，失于固摄。血热型崩漏患者，热盛于里，扰及血海、冲任，乘经行之际，血被迫下行，导致急崩暴下，治疗时应以固冲调经、清热凉血为主。方中以龟甲、阿胶为君药，滋阴潜阳，补肾养血；生地黄、黄芩、栀子、牡丹皮清热凉血；茜草炭、贯众炭、生地榆、棕榈炭功专凉血止血，收涩化瘀；牡蛎育阴潜阳；生甘草清热解毒，调和诸药。诸药配伍，共奏清热凉血，止血调经之功。若见发热，口渴，脉洪大有力者，加蒲公英 30g，败酱草 30g，清热凉血止血；有小腹疼痛，色暗有块者，加三七粉 3g（冲），蒲黄炭 15g；头晕，乏力，气短者，加党参 30g，黄芪 30g，升麻 6g；平素带下量多者，加荆芥炭 12g。邢教授认为临证不必拘泥于塞流、澄源、复旧三个阶段，须辨证论治，灵活掌握并运用治崩三法，同时强调崩漏的治疗不宜盲目止血，不可与澄源分开，要在澄源的基础上塞流，澄源治本，塞流治标，针对血热型崩漏，热者清之，澄源治本，因此血热之崩漏，凉血止血是根本，不可专用止血固涩之品，防止留瘀、复发，反而加重病情。邢教授针对病因，结合病机，标本兼顾，重视凉血止血，祛瘀生新，临证喜用生地黄、阿胶、黄芩、侧柏叶、牡丹皮、茜草炭、地榆、贯众炭等凉血滋阴之品，清火凉血、固脱止血、祛瘀生新，热去则经血安。

（4）血瘀证

临床表现：经血非时而下，时下时止，或淋漓不尽，色紫黑有块，或有小腹不适。舌质紫暗，苔薄白，脉涩或细弦。

证候分析：胞脉瘀滞，旧血不去，新血难安，故月经紊乱，离经之血时停时流，经血时来时止；冲任瘀阻，新血不生，旧血蓄极而满，故经血非时暴下；瘀阻则气血不畅，故小腹不适；血色紫黑有块，舌紫暗，脉涩，均为有瘀之征。

治则治法：活血化瘀，止血调经。

常用经验方药：益母草 15g，炒枳壳 12g，醋香附 12g，川牛膝 15g，土鳖虫 9g，三棱 12g，莪术 12g，红花 12g，炒桃仁 12g，川芎 12g，白芍 12g，当归 12g，熟地黄 12g。

邢教授常用此方加减治疗血瘀型崩漏患者，此方根据桃红四物汤加减化裁而成。方中当归补血活血，熟地黄补血益阴，白芍养血调经，川芎行气活血，益母草活血调经，五药相合，动静相伍，补调结合，补血而不滞血，行血而不伤血。桃仁、红花亦入血分而活血逐瘀，土鳖虫破瘀血；三棱、莪术偏活血以行气，炒枳壳、醋香附偏行气以活血，所谓“气为血之帅，血为气之母”，气行则血行；川牛膝补益肝肾、引血下行。少腹冷痛，经色暗黑夹块为寒凝血瘀，加艾叶炭 15g，炮姜炭 10g，温经涩血止血；血多者，加海螵蛸 15g，仙鹤草 15g，血余炭 15g，收涩止血；口干苦，血色红而量多，苔薄黄者为瘀久化热，加地榆炭 15g，贯众炭 12g，侧柏叶 30g，凉血止血；精血同源，常加滋补肾精药物，如枸杞子 15g，菟丝子 12g，或加杜仲 12g，续断 12g，巴戟天 10g，以温补肾阳，或加女贞子 12g，山茱萸 15g，以滋肾益阴。临床治疗上根据患者临床表现、B 超和实验室结果灵活选取治疗法方案。B 超提示子宫内膜较厚者，加花蕊石 30g，马齿苋 30g，活血化瘀通经；内膜偏薄、血虚症状明显、出血不止或暴崩如注者以止血为先，配伍少许活血行气之药，治疗上止血不留瘀，止涩不敛邪。出现明显贫血症状者以养血为主，纠正贫血，或者扶正与祛瘀共进，活血养血以止血。崩漏患者止血治疗为第一步，后续调经治疗更为关键，切不可单以出血与否作为评价治疗效果的依据。

邢教授根据患者病情，临床灵活运用止血三法，即或清，或补，或通。“清”为清热凉血和滋阴清热，分别对应实热证和虚热证；“补”为补益肝肾或健脾益气；“通”为活血化瘀而止血。根据不同治则，归纳邢教授临床常用药物如下：清热凉血药，如地骨皮 12g，牡丹皮 12g，栀子 12g；滋阴清热药，如女贞子 15g，墨旱莲 15g，龟甲 9 ～ 24g，麦冬 15g，北沙参 15g；补益肝肾药，如菟丝子 15g，山药 15g，山茱萸 15g；健脾益气药，如党参 15g，黄芪 15 ～ 30g，白术 15g；化瘀止血药，三七粉 3g（冲服），生蒲黄 9 ～ 18g（包煎），五灵脂 9 ～ 18g（包煎）；收敛止血药，如茜草 15g，海螵蛸 15 ～ 30g，仙鹤草 15 ～ 30g。对于炭类药（包括一切收敛药）的应用，应详加审慎，最好不用或少用。如果不辨别病情的寒热虚实，妄用炭类药或其他收敛药，不仅疗效不高，而且后患无穷。

2. 血止后调周治疗

邢教授认为止血仅为治标，而治本尤为重要。血止后，邢教授结合月经不同时期的气血盈亏变化，运用“调周法”调节月经周期，即行经期重在活血调经，有利于经血排出；经后期重在滋阴养血，促进卵泡生长发育成熟及子宫内膜的修复；经间期重在重阴转阳，促进卵子的排出；经前期重在补肾助阳，维持黄体功能；连续用药，恢复规律的月经周期，恢复排卵功能。临床实际运用时，要辨病与辨证相结合，因人制宜，以补肾、疏肝、健脾为大法，达到治本的目的。

三、临证案例

1. 案一

杜某某，女，32 岁。

初诊：2016 年 8 月 6 日。

主诉：阴道淋漓出血 3 月余。

现病史：患者 14 岁月经初潮，经期 5 天，周期 25 ～ 28 天，月经基本正常。一年前因妊娠行药物流产一次，三个月前开始月经紊乱，阴道出血淋漓不止，量时多时少，色暗，夹杂血块，腹痛难忍。曾去某妇幼保健院就医，B 超及妇科检查未见明显异常。因出血行诊刮术，病理提示子宫内膜简单型增生，同时给予西药治疗，效果较好，停药后阴道又出血不止，量多，有块，痛苦异常。后求治于中医药。舌质紫暗、边有瘀点，脉弦涩。

西医诊断：异常子宫出血。

中医诊断：崩漏。

证型：瘀血阻络，血不归经。

治则治法：祛瘀生新，引血归经。

方药：生地黄 10g，当归 10g，赤芍 15g，川芎 6g，蒲黄 10g（包煎），五灵脂 10g（包煎），桃仁 10g，红花 10g，丹参 15g，益母草 15g，香附 10g，枳壳 10g，川楝子 10g，延胡索 10g，三七粉 3g（冲服）。

7 剂，日 1 剂，水煎服。

二诊：2016 年 8 月 14 日。

初始服药后阴道出血量仍多，排出血块增多，腹痛难忍，血块排出后痛减，精神转佳，服药 5 剂后出血减少。现出血量少，色偏暗，血块不多，无明显腹痛。舌质紫暗、边有瘀点，脉弦涩。

证型：瘀血阻络，血不归经。

治则治法：祛瘀生新，引血归经。

方药：生地黄 10g，当归 10g，赤芍 15g，川芎 6g，蒲黄 10g（包煎），五灵脂 10g（包煎），桃仁 10g，红花 10g，丹参 30g，益母草 15g，香附 10g，枳壳 10g，川楝子 10g，延胡索 10g，三七粉 3g（冲服），茜草 10g。

7 剂，日 1 剂，水煎服。

三诊：2016 年 8 月 21 日。

服药 5 剂后，阴道出血止，按之无腹痛，睡眠差，自觉全身乏力，腰酸困不适。舌淡，苔薄白，脉细。

证型：肾虚，冲任不固。

治则治法：调肾固冲。

方药：枸杞子 10g，生地黄 10g，黄精 10g，生黄芪 15g，当归 10g，泽泻 10g，山药 10g，石菖蒲 10g，郁金 10g，生杜仲 10g，桑寄生 10g，桃仁 10g，红花 10g，首乌藤 30g，炒枣仁 10g。

14 剂，日 1 剂，水煎服。

四诊：2016 年 9 月 10 日。

服药后，腰酸困减轻，精神佳，眠差，无不适。舌暗，苔薄，脉细。

证型：肾阴虚。

治则治法：补肾滋阴，平衡阴阳。

方药：枸杞子 10g，野菊花 10g，生地黄 10g，黄精 10g，生黄芪 15g，当归 10g，泽泻 10g，山药 10g，石菖蒲 10g，郁金 10g，生杜仲 10g，桑寄生 10g，首乌藤 30g，炒枣仁 10g，益母草 10g，牡丹皮 10g，女贞子 10g，墨旱莲 10g。

14 剂，日 1 剂，水煎服。

五诊：2016年9月25日。

服上方10剂后，腰酸困减轻，自觉乳房胀。舌暗，苔薄白，脉弦滑。

证型：肾虚肝郁，冲任不固。

治则治法：调阴阳，固冲任。

方药：予上方加蒲公英10g，炒橘核30g，川牛膝10g，青皮10g。

7剂，日1剂，水煎服。

六诊：2016年10月2日。

服上方5剂后，月经于9月30日来潮，经量中，色鲜红，血块少，腹痛不明显。舌淡，苔薄，脉滑。

证型：血瘀。

治则治法：活血化瘀，养血调经。

方药：生地黄10g，当归10g，赤芍15g，川芎6g，蒲黄10g（包煎），五灵脂10g（包煎），桃仁10g，红花10g，丹参15g，益母草15g。

5剂，日1剂，水煎服。

嘱若出血量多停药。

随访，月经于10月8日净。继续予调周法调节月经周期，月经基本恢复正常。

2. 案二

张某某，女，20岁。

初诊：2018年4月11日。

主诉：月经量多2年，加重2月余。

现病史：患者2年前正值高三，因学习压力大，月经期出血量逐渐增多，色淡，且出血均需半个月以上才能干净，曾服中药及中成药，效果欠佳。近两个月月经量明显增多。现正值经期第3天，经量较多，色淡，前来求治。现月经量多，血色淡红，神倦乏力，气短懒言，四肢不温，纳谷不香，大便稀溏，面色无华。舌淡，苔薄，脉细弱。

西医诊断：异常子宫出血。

中医诊断：崩漏。

证型：脾气不足，固摄无力。

治则治法：健脾益气，固崩止血。

方药：生黄芪30g，茯苓10g，陈皮10g，太子参15g，当归10g，姜炭6g，怀山药10g，升麻6g，海螵蛸30g，白术10g，柴胡6g，仙鹤草15g，阿胶10g（烊化），棕榈炭10g，砂仁10g（后下），益母草10g。

7剂，日1剂，水煎，分2次服。

二诊：2018年4月19日。

患者阴道出血量减少，色淡红，质清稀，仍感纳差，大便稀，一日一解。舌淡，苔薄，脉细弱。

证型：脾气不足，固摄无力。

治则治法：健脾助运益气。

方药：生黄芪30g，茯苓10g，陈皮10g，太子参15g，当归10g，姜炭6g，怀山药10g，升麻6g，海螵蛸30g，白术10g，柴胡6g，仙鹤草15g，阿胶10g（烊化），棕榈炭10g，砂仁10g（后下），益母草10g，白扁豆30g，焦三仙（即焦麦芽、焦山楂、焦神曲）各30g，葛根10g。

7剂，日1剂，水煎，分2次服。

三诊：2018年4月27日。

上方服用2剂后，阴道出血止，精神好转，手足渐温，纳食好转，大便成形，每日一解。舌淡，苔薄，脉细弱。

证型：脾气不足，固摄无力。

治则治法：健脾益气。

方药：生黄芪30g，茯苓10g，陈皮10g，太子参15g，当归10g，姜炭6g，怀山药10g，升麻6g，海螵蛸30g，白术10g，柴胡6g，仙鹤草15g，阿胶10g（烊化），棕榈炭10g，砂仁10g（后下），益母草10g，白扁豆30g，焦三仙各30g，葛根10g。

14剂，日1剂，水煎，分2次服。

嘱其加服归脾丸，增强健脾益气之力，养血安神。

四诊：2018年5月14日。

患者精神好转，腰酸困，面色红润，四肢温，纳谷香，大便正常。舌淡红，苔薄，脉细。

证型：脾肾不足。

治则治法：健脾补肾益气。

方药：生黄芪30g，茯苓10g，陈皮10g，太子参15g，当归10g，姜炭 6g，怀山药 10g，升麻 6g，白术 10g，柴胡 6g，仙鹤草 15g，阿胶 10g（烊化），砂仁 10g（后下），益母草 10g，白扁豆 30g，焦三仙各 30g，葛根 10g，生杜仲 10g，桑寄生 10g。

14 剂，日 1 剂，水煎，分 2 次服。

半年后随访，月经正常。

3. 案三

续某某，女，48 岁。

初诊：2017 年 11 月 4 日。

主诉：阴道不规则出血 5 月余。

现病史：患者 13 岁月经初潮，经期 4 ~ 5 天，周期 28 ~ 31 天，量中，月经基本正常。患者近 3 年来经量减少，周期尚规律，曾出现月经先期或一月两行的情况，5 个月前无明显诱因出现月经来潮后淋漓不止，自服宫血宁或云南白药等止血药后，血可短暂止住，停药后又再次出现出血，一直未进行系统诊治。现症见阴道出血淋漓不尽，色暗红，量少，伴有心烦失眠，潮热盗汗，腰酸乏力，足跟痛，纳可，眠差。舌暗红，少苔，脉滑数。

西医诊断：异常子宫出血。

中医诊断：崩漏。

证型：阴虚火旺，热扰血海。

治则治法：滋阴清热，固冲止血。

方药：生牡蛎 15g（先煎），熟地黄 20g，山药 15g，枸杞子 15g，山茱萸 10g，菟丝子 20g，黄柏 6g，龟甲胶 15g（烊化），女贞子 15g，墨旱莲 30g，仙鹤草 15g，棕榈炭 15g，莲子心 3g，浮小麦 20g。

14 剂，日 1 剂，水煎，分 2 次服。

二诊：2017 年 11 月 18 日。

患者现阴道出血减少，但仍未止，潮热、盗汗较前好转，仍觉乏力，腰酸，足跟痛，胃脘不适。舌暗红，少苔，脉沉细滑。

证型：阴虚火旺，热扰血海。

治则治法：滋阴清热，固冲止血。

方药：生牡蛎 15g（先煎），山药 15g，枸杞子 15g，山茱萸 10g，菟丝子 20g，黄柏 6g，龟甲胶 15g（烊化），女贞子 15g，墨旱莲 30g，仙鹤草 15g，棕榈炭 15g，莲子心 3g，白芍 15g，地骨皮 12g，茜草炭 10g，太子参 15g。

7 剂，日 1 剂，水煎，分 2 次服。

三诊：2017 年 12 月 4 日。

患者服药 4 剂后，阴道出血止，腰酸，足跟痛明显缓解，乏力改善。舌暗，苔薄，脉细滑。

证型：阴虚火旺，热扰血海。

治则治法：滋阴清热，固冲止血。

方药：熟地黄 12g，知母 10g，地骨皮 10g，沙参 12g，金银花 10g，白芍 10g，墨旱莲 10g，莲子心 3g，侧柏炭 10g，生甘草 5g。

10 剂，日 1 剂，水煎，分 2 次服。

四诊：2017 年 12 月 16 日。

患者服药后，无明显不适，精神好转，纳眠可。舌暗，苔薄白，脉细。患者要求口服中成药巩固治疗。

邢教授嘱以归芍地黄丸，每次一丸，每天三次，长期服用。因从事体力工作，嘱适当减少工作量，多休息。

4. 案四

张某，女，16 岁。

初诊：2018 年 5 月 5 日。

主诉：阴道淋漓出血 3 月余。

现病史：患者 14 岁月经初潮，平素月经尚规律，经期 3 ～ 5 天，周期 28 ～ 35 天，量偏多，色鲜红，LMP 2017 年 12 月 30 日。患者自 2018 年 2 月 1 日因经期跑步出现阴道大量出血，不能自止，住院采用激素及中药治疗后于 2 月 10 日血止。5 天后出现阴道出血，淋漓不止，持续至今，期间有时忽然阴道出血量多，血色深红，伴有心慌，纳差，每次血止后均有再次流血，可持续半月。3 天前再次出现阴道出血，量多，伴腹泻。舌质淡红，苔薄白，脉细数。

西医诊断：异常子宫出血。

中医诊断：崩漏。

证型：脾肾两虚，冲任不固。

治则治法：滋肾健脾，固冲止血。

方药：党参15g，熟地黄20g，白术10g，山药15g，芡实15g，白芍15g，山茱萸15g，枸杞子15g，阿胶15g（烊化），补骨脂10g，荆芥炭6g。

7剂，日1剂，水煎，分2次服。

二诊：2018年5月12日。

服药4剂后，阴道出血明显减少，现有将净趋势。自觉腰酸明显，口干，纳差，仍有腹泻。苔薄白，脉细数。

证型：脾肾两虚，冲任不固。

治则治法：滋肾健脾，固冲止血。

方药：党参15g，熟地黄20g，白术10g，山药15g，芡实15g，白芍15g，山茱萸15g，枸杞子15g，阿胶15g（烊化），补骨脂10g，荆芥炭6g，续断12g，炒白扁豆12g，焦三仙各9g。

10剂，日1剂，水煎，分2次服。

三诊：2018年5月23日。

患者已有10日无阴道出血，自觉精神好，纳眠可。舌淡，苔薄白，脉虚数。

证型：脾肾两虚。

治则治法：滋肾健脾。

方药：熟地黄20g，山药15g，白术20g，白芍20g，党参20g，山茱萸20g，阿胶12g（烊化），枸杞子20g，墨旱莲20g，鸡内金10g，炒枣仁10g，生甘草6g。

10剂，日1剂，水煎，分2次服。

后随访，月经按时来潮3次，经量等均正常，无明显不适。

四、小结

崩漏属妇科常见病，也是疑难危重病症，是肾—天癸—冲任—胞宫生殖轴的严重紊乱引起月经的周期、经期、经量的严重失调，由内分泌失调引起的异常子宫出血可归于本病范围论治。邢教授从医多年，认为本病的发生可从虚、热、瘀论治，又由于脏腑间相互影响，月经的正常与脏腑、气血、经络密切相关，且崩漏病程长、易反复，故认为崩漏的发生与多脏腑气血同时受累，互为因果。临证首辨出血期还是止血后，出血期从肾虚证、脾虚证、血瘀证、血热证四种证型论治，血止后遵循历代医家治疗崩漏的观点，澄源、复旧。如案一的治疗，邢教授从瘀论治，出血期活血化瘀，止血调经，血止后采用调周法分期论治，达到阴阳平衡，月经如期而至，获得良效。案二，邢教授从脾虚论治，善用傅青主之固本止崩汤加减治其标，血止后益气养血、补肾调经，意在恢复胞宫的正常功能，充分体现了“塞流、澄源、复旧”的治崩三法。邢教授临证常分年龄论治，如案三，更年期崩漏患者，辨证属肝肾阴虚，治疗时急则治其标，注意止血不留瘀，缓则治其本，重在补肾调肝。更年期崩漏愈后易复发，血止后仍需注重养肝、健脾、补肾，以调理阴阳气血为原则，以巩固疗效。案四，邢教授认为少女血崩，多因先天肾气不足或后天失于调理，如经期跑步、负重、劳累。少女处于生长发育的重要阶段，在此肾气不足之时又加劳累伤肾伤脾，而致脾肾亏损，治宜滋肾健脾，固肾止血，治疗往往需着重于健脾补肾。

总之，邢教授对崩漏的治疗，采用“急则治标，缓则治本”的原则，出血期从虚、热、瘀辨证论治，血止后采用调周法，以调节正常的月经周期。

（李海霞）

第四节 闭经

闭经为常见的妇科疾病，临床上表现为无月经或月经停止，病程较长，病因复杂，治愈难度大。正常月经的建立和维持，有赖于下丘脑—垂体—卵巢轴的神经内分泌调节、靶器官子宫内膜对性激素的周期性反应和下生殖道的通畅，其中任何一个环节发生障碍均可导致闭经。根据既往有无月经来潮，分为原发性闭经和继发性闭经两类。原发性闭经指年龄超过14岁，第二性征未发育，或年龄超过16岁，第二性征已发育，月经还未来潮；继发性闭经指正常月经建立后月经停止6个月，或按自身原有月经周期计算停止3个周期以上者。闭经会造成不孕，长期闭经和不排卵有可能会造成子宫内膜癌，还会引起精神上一系列症状，闭经病人可能会长期处于焦虑、抑郁、精神症状不太稳定的状态，影响亲情关系等。

西医治疗闭经主要包括一般治疗、药物治疗和手术治疗。

一般治疗：积极治疗全身性疾病，提高机体体质，加强营养，保持标准体重，合理安排作息。

药物治疗：性激素补充治疗，如雌激素补充治疗、孕激素疗法及雌孕激素人工周期疗法；有生育要求的患者可促排卵，积极治疗原发病。

手术治疗：针对各种器质性病因，采取相应手术治疗。

一、邢维萱教授对闭经病因病机的认识

本篇主要总结邢维萱教授对于非器质性病因所致闭经的治疗。邢维萱教授认为，月经的按时来潮有赖于肝、脾、肾、心的相互作用。肾为根，藏精而化气生血，精血互生，气血相依，冲任调畅，血海满盈，月水有

潮；脾为源，藏营而生血，妇女以血为本，无血则血海空虚，胞脉失养，经闭不行；肝为制，藏血而主疏泄之功能作用于冲任，以保证月经的如期潮止；心主血而藏神，心肾通于胞宫胞脉，若心肾不交，心脾失调，均可致营阴耗损，冲任失养，月经稀少渐至闭经。邢维萱教授认为经血之行，全赖肝、肾、心、脾的协同作用，冲任二脉的畅旺通达；经之闭，无疑是在肝肾不足，心脾失调，精、气、血匮乏等经源不足的基础上发生的。邢维萱教授认为此病常责之于肝、脾、肾、心，最终导致肾—天癸—冲任—胞宫轴功能失调，而以肾虚为主。其病因病机首分虚实，虚者多因脏腑亏损致精血匮乏，冲任不充，血海空虚，无血可下，实者多为寒邪侵袭，或肝气郁结致胞宫、冲任瘀滞，脉道不通，经不得下。临床中本虚标实，虚实夹杂者多见，结合女子月经的生理特点，邢教授认为其虚者多责之于肾虚，实者多责之于肝郁，闭经的病机重点从这两点来阐述。

1. 虚者多责之于肾虚

《素问·上古天真论》曰："女子七岁肾气盛……二七而天癸至，任脉通，太冲脉盛，月事以时下……"指出只有肾中精气充盈，天癸至，任脉通，太冲脉盛，月经方能正常来潮。《傅青主女科》强调了闭经与肾水的关系，指出"经水出诸肾"。《医学正传》曰："月经全借肾水施化，肾气既乏，则经血日益干涸……渐而至于闭塞不通……"邢教授认为若先天肾气不足，后天房劳多产，损伤肾气，冲任虚耗，胞宫无血以下而发为闭经。肾为先天之本，主生殖，故月经的产生以肾为主导。血是月经的物质基础，冲脉为血海，汇聚全身脏腑之血，任脉为阴脉之海，保证精血、津液充沛，任通冲盛，月事以时下，然冲任的通盛以肾气盛为前提，所以肾气是月经的源头，故认为肾虚为闭经之根本原因。

2. 实者多责之于肝郁及外邪

妇人以血为本，血是月经的物质基础，气血协调，血脉通畅，血海按时满盈，月经才能如期来潮。邢教授认为肝藏血，主疏泄，若肝气郁结，气血失和，冲任不能相资，可导致闭经。月经的来潮与肝气条达密切相关，长期的情绪紧张、忧虑过度，致肝气不畅，气滞血瘀，胞脉阻塞，引起闭经，故肝气郁滞是导致闭经的主要原因。肝气郁结，肝木克脾土，脾失运化，内生痰湿下注冲任，闭塞胞脉，经血不行；肝气疏泄失司，血行滞涩，日久成瘀。

邢维萱教授认为经期产后，感受寒邪，或过食生冷，或淋雨涉水，寒湿之邪客于冲任，凝结于胞脉，经血不得下行，以致经闭。故凡闭经者多与瘀、与湿、与寒有关。

二、邢维萱教授诊治闭经经验

邢教授认为，月经与肝、肾、脾、心相互作用有关，总不外乎虚实两端，虚者以肾虚为主，实者多责之于肝郁。肾藏精，肝藏血，肝肾同源，肾精亏损，可致肝血不足，肾中精气有赖于后天脾之健运，两者相互滋生，相互促进，脾虚日久，可引起脾肾两虚；实者多责之于肝郁，肝气不疏，情志抑郁，肝气乘脾，脾失健运，易致痰湿内生，长此以往致冲任气血失调，脉道阻滞不通发为闭经。故临证治疗时，虚者补而通之，或滋养肝肾，或补脾益气，或大补气血，以滋养精血之源；实者泻而通之，或理气活血，或温经通脉，或祛痰行滞，以调和气血，疏通冲任经脉；虚实夹杂者，补中有通，通中有养。邢教授归纳总结，临床常见有肝肾不足、气血两虚、肝郁气滞、痰湿阻络、寒凝血滞等证型。

1.肝肾不足

临床表现：月经初潮来迟，或月经后期量少，渐至闭经。头晕耳鸣，腰膝酸软，或足跟痛，面色晦暗，眼眶发黑，口燥便坚，阴液分泌少，性欲降低。舌暗，苔薄欠润，脉细。

证候分析：肾气不足，精血衰少，冲任气血不充，血海空虚，不能按时满盈，故月经初潮来迟，或月经后期量少渐至停闭；肾虚不能化生精血，髓海、腰府失养，故头晕耳鸣，腰膝酸软或足跟痛；肾虚其脏色外现，则面色晦暗，眼眶发黑；肾精亏虚，则阴液不足，出现口燥便坚，阴液分泌少；肾气不足，故性欲降低；舌暗，苔薄欠润，脉细均为肝肾不足之征。

治则治法：滋养肝肾，填补精血。

常用经验方药：熟地黄 12g，白芍 15g，山茱萸 15g，巴戟天 15g，山药 15g，当归 12g，鹿角胶 10g（烊化），川续断 12g，川牛膝 9g，炙甘草 6g。

邢教授此方参照傅青主的调肝汤化裁而来，以当归、熟地黄等养血之品，加用鹿角胶等血肉有情之品以资其肝血肾精。方中熟地黄、山茱萸、巴戟天益精气养肝肾，巴戟天温肾益冲任；当归、白芍、鹿角胶养血补肝；山药健脾益肾；甘草合白芍、山茱萸酸甘化阴，助山药以健化源；川续断、牛膝增强补益肝肾之功。全方共奏调补肝肾之功。如见少腹两侧或两胁胀痛，加香附12g，川楝子9g，延胡索12g，行气止痛；痛及腰骶，加杜仲12g，强壮腰膝；寒凝气滞，加橘核9g，小茴香6g，郁金12g，温中行气；伴纳呆加麦芽15g，木香12g，健脾醒脾；伴耳鸣，可加磁石30g，枸杞子12g；伴潮热，加生地黄12g，麦冬15g，延胡索12g，滋阴生津。

2. 气血两虚

临床表现：月经由后期量少、色淡而渐至闭经。伴神疲肢倦，气短懒言，头晕心悸，面色苍白，失眠多梦。舌质淡、苔薄白，脉细无力。

证候分析：平素脾气虚弱，运化功能衰退，气血生化不足，则冲任失养，血海不能满溢，故月经逐渐减少至停闭数月不来；气虚中阳不振，则神疲肢倦，气短懒言；血虚则无以荣养肌肤，不能上荣于脑，故见头晕、面色苍白；血少则无以养心神，故心悸、失眠多梦；舌质淡，苔薄白，脉细无力，均是气血俱虚之象。

治则治法：健脾益气，养血调经。

常用经验方药：党参30g，熟地黄30g，当归15g，麦冬12g，山药15g，阿胶9g（烊化），续断9g，甘草6g，肉桂2g。

邢教授此方依据《傅青主女科》中肠宁汤化裁而来，邢教授此方具有补气补血功效。方中当归补血和营，活血行滞，既补虚又止痛；熟地黄、阿胶滋阴养血，以助当归补养阴血而调理冲任；麦冬养阴润燥；党参、山药、甘草补气健脾，以资阴血之生化；续断补肾养肝，强壮腰膝；肉桂温通血脉，散寒止痛。诸药合用，共奏补益气血、温经止痛之效，使血气旺盛，冲任得养，则诸症可除。邢教授用于治疗因气血两虚所致闭经的治疗，临床上获得满意疗效。

3. 痰湿阻滞

临床表现：月经停闭数月，或经水渐少而致经闭，带下量多，色白质稠。形体肥胖，胸脘满闷，神疲肢倦，嗜睡，头晕目眩，大便溏。舌淡胖，苔白腻，脉滑。

证候分析：痰湿阻于冲任，壅遏血海，经血不能满溢，故经闭不行；痰湿下注，损伤带脉，故带下量多，色白质稠；痰湿内盛，清阳不升，故头晕目眩，形体肥胖；痰湿困阻脾阳，运化失司，故胸脘满闷，神疲肢倦，嗜睡；痰湿内盛，责之于脾虚运化失职，故大便溏；舌淡胖，苔白腻，脉滑，均为痰湿阻滞之征。

治则治法：健脾化痰，理气调经。

常用经验方药：苍术 20g，白术 12g，茯苓 15g，姜半夏 9g，天南星 12g，石菖蒲 6g，枳壳 12g，香附 12g，陈皮 9g，滑石 6g，川芎 12g，当归 12g。

邢教授方中取二陈汤燥湿化痰，健脾和胃，绝生痰之源。方中茯苓甘淡性平，益脾助运，淡渗利湿，乃除湿之圣药也；陈皮辛苦性温，辛能散、苦能燥、温能补，理气调中，燥湿化痰；半夏辛温，入脾、胃经，能燥湿化痰，消痞散结。邢教授认为姜半夏体滑而味辛性温，行水气而润肾燥；苍术芳香燥烈，用量加重可加强二陈汤祛湿痰作用。当归补血活血；痰湿停滞则气机不畅，故以香附芳香辛散，通行气分，散解六郁，兼入血分，疏通脉络，行气和血；川芎芳香走窜，通行血分，祛瘀活血调经，兼可行气开郁，为血中气药；当归、川芎、香附三者共有养血活血行气之效。天南星燥湿化痰；滑石利湿而通窍；枳壳可宽胸理气；石菖蒲性辛、苦、温，归心、胃经，具有开窍豁痰、化湿开胃的功效。诸药同用可使痰湿除而胞脉无阻，经血自通。若胸脘满闷重，可加瓜蒌 15g，郁金 12g，宽胸理气；肢体浮肿者，可加泽泻 12g，泽兰 12g，除湿化瘀；腰膝酸软者，可加续断 12g，菟丝子 15g，杜仲 12g，补肾强腰膝。

4. 气滞血瘀

临床表现：月经停闭数月，小腹胀痛拒按，精神抑郁，烦躁易怒，胸胁胀满，嗳气叹息。舌紫暗或有瘀点，脉沉弦或涩而有力。

证候分析：精神抑郁，情志不畅久而肝气郁滞，气滞血瘀，冲任瘀阻，血海不能满溢，故停闭不行；瘀阻胞脉，故小腹胀痛拒按；肝气不舒，气滞不畅，故胸胁胀满，烦躁易怒，嗳气叹息；舌紫暗或有瘀点，脉沉弦或涩而有力，同为气滞血瘀之征。

治则治法：疏肝理气，活血化瘀通经。

常用经验方药：柴胡 10g，枳壳 10g，陈皮 10g，桃仁 10g，红花 10g，石菖蒲 10g，郁金 10g，川楝子 10g，香附 10g，鸡血藤 10g，泽兰 10g。

邢教授认为肝藏血，女子以血为本，肝气条达对女子月事以时下有重要作用，肝气郁滞，藏血运血功能失调，易引起气郁血瘀、气郁血虚。再者，女性多忧善怒，情志变化明显，气郁最多见。故治疗月经病，疏肝理气解郁应贯穿始终。邢教授此方为柴胡疏肝散加减而成，方中以柴胡、枳壳、香附、陈皮、川楝子疏肝理气，取气行则血行之意；桃仁、红花、鸡血藤、泽兰活血化瘀，瘀血去则新血生；石菖蒲、郁金增加活血行气之力。诸药相合，共奏疏肝行气、活血化瘀通经之功。

5. 寒凝血滞

临床表现：闭经数月，小腹冷痛，面色发青，四肢不温，食少懒言，畏寒，大便溏薄。舌质紫暗，苔白，脉沉迟。

证候分析：寒邪伤于下焦，客于冲任，血为寒凝，滞于血海不能满溢而经闭不行；寒入胞宫，血脉凝滞，则小腹疼痛；寒邪伤阳，阳气不得宣达，则面色发青，四肢不温，畏寒；寒伤脾阳，运化失权，故食少懒言，大便溏薄；舌质紫暗，苔白，脉沉迟，皆为寒凝血脉之象。

治则治法：温经散寒，活血通经。

常用经验方药：炒小茴香 12g，肉桂 10g，干姜 9g，没药 6g，当归 12g，川芎 10g，赤芍 12g，生蒲黄 15g（包煎），炒五灵脂 15g（包煎）。

邢教授此方为少腹逐瘀汤化裁而成。邢教授认为，青春期女子或肾气不足的体弱患者，由于恣饮生冷，或感受寒邪，或久服凉药而致寒凝血滞之经闭患者，可用此方温养冲任。方用小茴香、肉桂、干姜味辛而性温热，入肝肾而归脾，理气活血，温通血脉；当归、赤芍入肝，行瘀活血；蒲黄、五灵脂、川芎、没药入肝，活血理气，使气行则血活，气畅血活则经水自来。寒凝较重者，可加紫石英 30g，鹿角片 9g（先煎），巴戟天 10g，紫河车 10g（研末吞服）等温养之品；若伴肢体酸重不适，苔白腻，有冒雨、涉水、久居阴寒之地史者，乃湿邪为患，应加苍术 15g，茯苓 15g，薏苡仁 15g，羌活 12g，以祛除湿邪。

此外，邢教授治疗本病时，重视病因，结合现代医学。邢教授潜心研究本病之机制，对本病有独到的见解，认为妇女有经、孕、产、乳的生理特点，极易造成损精、伤血、耗气的后果，加上现代的女性有职业负担、家务劳苦和精神因素的影响，近年来引产、流产和口服避孕药的增多，也成为闭经的常见原因之一。因此，治疗本病要注意详细询问病史及查找其病因，既要重视脏腑功能失调的外在表现，也不能忽视现代医学的检查与测定，如卵巢激素检测、垂体激素检测、肾上腺皮质功能检测、胰岛功能检查以及甲状腺功能检测等，通过闭经的内分泌检测，能对闭经原因进行大致确定，针对病因进行治疗。

三、临证案例

1. 案一

陈某，女，17 岁，否认性生活。

初诊：2015 年 2 月 26 日。

主诉：停经 6 月余。

现病史：患者 13 岁月经初潮，既往月经规律，经期 5 ～ 7 天，周期 28 ～ 31 天，量中，色红，无血块，经期偶有小腹隐痛。LMP 2014 年 8 月 11 日，6 天净。患者于 2014 年 5 月开始节食减肥。2015 年 1 月于当地县医院行人工周期 2 个周期，停药后月经未来潮。2015 年 2 月 14 日本院彩超示子宫及双附件未见异常，子宫内膜 0.53cm。就诊时感腰酸，阴道干涩，无腹痛腰酸，无乳房胀痛，平素纳眠差、精神萎靡，二便调。观面色萎黄。舌淡红，苔薄白，脉沉细弱。

西医诊断：继发性闭经。

中医诊断：闭经。

证型：血虚经闭。

治则治法：养血补肾调经。

方药：当归 15g，川芎 9g，白芍 12g，鸡血藤 15g，枸杞子 15g，泽兰 10g，柏子仁 20g，川牛膝 10g，熟地黄 15g，菟丝子 15g。

10 剂，水煎服，日 2 次，早晚分服。

嘱患者规律饮食，加强营养。

二诊：2015年3月9日。

服药后月经未来潮，但感腰酸较前减轻，乳房有胀感，阴道有少许分泌物，口干喜热饮，纳眠较前好转，余无不适。舌淡红，苔薄白，脉细。

根据患者表现，治疗有效，继服上方加减。

证型：血虚经闭。

治则治法：养血补肾调经。

方药：当归15g，白芍12g，香附12g，枸杞子15g，泽兰10g，柏子仁20g，川牛膝10g，熟地黄15g，菟丝子15g，巴戟天12g，鹿角霜6g（先煎），鸡血藤15g。

20剂，水煎服，日2次，早晚分服。

三诊：2015年4月30日。

患者一直服上方加减，PMP 2015年3月11日，量少，色红，无血块，经行无不适，3天净。LMP 2015年4月2日，量较之前增多，色红，经行4天，无不适。患者面色较之前红润，舌淡红，苔薄白，脉细。

证型：血虚经闭。

治则治法：养血补肾调经。

方药：当归15g，白芍12g，香附12g，枸杞子15g，泽兰10g，柏子仁20g，川牛膝10g，熟地黄15g，菟丝子15g，巴戟天12g，鹿角霜6g（先煎），鸡血藤15g。

嘱加强营养，继服上方3个月经周期以巩固疗效。

2. 案二

李某某，女，34岁，已婚，农民。

初诊：2015年6月2日。

主诉：闭经半年余。

现病史：患者既往月经尚规律，自3年前开始出现2～3月行经一次，量少，色淡，质清稀，渐至经闭。患者腰部困重，带下清稀，平素纳谷不香，胃脘时有隐痛，畏寒，四肢发凉，伴有头晕耳鸣。观患者贫血面容，面目虚浮。舌淡少华，苔白，脉沉弱。

西医诊断：继发性闭经。

中医诊断：闭经。

证型：脾肾亏虚，寒湿阻络。

治则治法：温中醒脾，分利化湿。

方药：芡实 12g，山药 12g，炒薏苡仁 12g，茯苓 12g，车前子 12g（包煎），陈皮 6g，泽泻 6g，木通 6g，焦白术 6g，制半夏 6g，香附 6g，小茴香 5g。

5 剂，水煎服，日 2 次，早晚分服。

嘱患者规律饮食，加强营养。

二诊：2015 年 6 月 9 日。

服药后腰痛略减轻，带下量减少，纳谷渐香，仍感头晕目眩，嗜睡。舌淡，苔白，脉沉细。

证型：脾肾亏虚，湿邪阻络。

治则治法：滋补脾肾，培本益源。

方药：党参 9g，焦白术 9g，续断 9g，炒杜仲 9g，炙黄芪 12g，茯苓 12g，升麻 6g，制半夏 6g，陈皮 6g，桑寄生 6g，制川朴 6g，木香 3g。

7 剂，水煎服，日 2 次，早晚分服。

三诊：2015 年 6 月 15 日。

服药后精神大增，纳谷大增，四肢已有温感，舌淡，苔白，脉细。

证型：脾肾亏虚，寒湿阻络。

治则治法：滋补脾肾，分利化湿。

方药 1：芡实 12g，山药 12g，炒薏苡仁 12g，茯苓 12g，车前子 12g（包煎），陈皮 6g，泽泻 6g，木通 6g，焦白术 6g，制半夏 6g，香附 6g，小茴香 5g。

方药 2：党参 9g，焦白术 9g，续断 9g，炒杜仲 9g，炙黄芪 12g，茯苓 12g，升麻 6g，制半夏 6g，陈皮 6g，桑寄生 6g，制川朴 6g，木香 3g。

日 1 剂，水煎服。

嘱以上二方可交替服用。

四诊：2015 年 10 月 18 日。

患者交替服用一诊、二诊方药 2 月后，月经分别于 8 月 4 日、9 月 17 日来潮，行经 5 天，量少，色红，无明显不适。舌淡胖，苔白滑，脉沉迟。

嘱服用归芍地黄丸每次一丸，一天三次；健脾丸每日一次，一天两次善后。

3. 案三

胡某，女，20岁，未婚。

初诊：2017年11月27日。

主诉：月经错后2年，停经10月余。

现病史：13岁初潮，既往月经规律，经期6天，周期30～35天，量中，有血块，痛经（±）。2年前上大学后，月经周期逐渐开始错后，周期40～60天，经期6天，量中，血块（±），痛经（±），经前乳房胀痛明显。LMP 2017年1月14日，否认性生活。体型偏胖，情志抑郁，面部多发痤疮，饮食、睡眠正常，大便不成形，小便正常。舌淡、边有齿痕，苔白腻，脉弦细。

辅助检查：2017年10月28日性激素示 E_2 41 pg/mL，FSH 4.43 IU/L，LH 9.7 IU/L，P 0.42 ng/mL，PRL 4.71 ng/mL，T 0.47 ng/mL。2017年11月2日B超示子宫内膜0.6cm，双侧卵巢内可见12个以上卵泡样回声，最大者直径0.5cm。

西医诊断：继发性闭经。

中医诊断：闭经。

证型：肝郁脾虚，痰湿内盛。

治则治法：疏肝健脾，化痰除湿。

方药：柴胡10g，黄芩15g，香附25g，枳壳15g，陈皮5g，茯苓15g，法半夏10g，白术15g，苍术15g，当归15g，白芍20g，川芎15g，牛膝15g，神曲15g，连翘15g，白芷6g，炙甘草10g。

20剂，水煎服，日2次，早晚分服。

嘱配合适度的体育锻炼，忌食肥甘厚味，忌熬夜，保持心情舒畅。

二诊：2017年12月18日。

患者服药后面部痤疮减少，睡眠欠佳，矢气频作，大便不成形。舌质淡、边有齿痕，苔白腻，脉弦细。

证型：肝郁脾虚，痰湿内盛。

治则治法：疏肝健脾，化痰除湿。

方药：柴胡10g，黄芩15g，香附25g，枳壳15g，陈皮5g，茯苓15g，法半夏10g，白术15g，苍术15g，当归15g，白芍20g，川芎15g，牛膝15g，神曲15g，连翘15g，白芷6g，炙甘草10g，首乌藤20g。

20剂，水煎服，日2次，早晚分服。

加用地屈孕酮片10mg，日2次，口服，连服10天。

三诊：2018年1月16日。

患者服药后月经于2018年1月3日来潮，行经5天，量中，色暗红，无血块，经期腰酸，仍有经前乳房胀痛。乏力，口干，睡眠明显改善，二便正常。舌质淡、边有齿痕，苔薄白，脉弦细。

证型：肝郁脾虚，痰湿内盛。

治则治法：疏肝健脾补肾，化痰除湿。

方药：柴胡10g，黄芩15g，香附25g，枳壳15g，茯苓15g，白术15g，当归15g，白芍20g，川芎15g，牛膝15g，连翘15g，白芷6g，首乌藤20g，熟地黄20g，菟丝子20g，炙甘草10g，山药20g，路路通20g，王不留行20g。

20剂，水煎服，日2次，早晚分服。

四诊：2018年2月17日。

服药后月经于2018年2月10日来潮，经期5天，量色同以往。口干、乏力症状明显缓解，经前乳房胀痛缓解，腰酸症状改善。舌质淡、边有齿痕，苔薄白，脉弦细。

证型：肝郁脾虚，痰湿内盛。

治则治法：疏肝健脾，化痰除湿通络。

方药：柴胡10g，黄芩15g，香附25g，枳壳15g，茯苓15g，白术15g，当归15g，白芍20g，川芎15g，牛膝15g，连翘15g，白芷6g，首乌藤20g，熟地黄20g，菟丝子20g，炙甘草10g，山药20g，路路通20g，王不留行20g，天花粉20g，墨旱莲20g。

20剂，水煎服，日2次，早晚分服。

停药后随访，月经均规律来潮。

4. 案四

吴某，女，17岁，未婚。

初诊：2015年6月16日。

主诉：月经稀发2年，停经7月余。

现病史：患者14岁月经初潮，周期28～35天，经期5～8天，量少，有小血块，痛经（+）。2年前开始出现月经2～5月一行，需口服或肌内注射黄体酮来潮，量少，色红。现月经已7个月未来。自觉腰背酸楚，平时带下量多、色白、质稀，无异味。纳差，形瘦，舌质淡，苔薄白，脉细。

西医诊断：继发性闭经。

中医诊断：闭经。

证型：肾虚精亏，冲任不足。

治则治法：补肾填精，调理冲任。

方药：当归20g，熟地黄20g，鸡血藤15g，白术15g，香附12g，泽兰10g，鹿角胶15g（烊化），淫羊藿10g，川牛膝10g，菟丝子15g，茯苓12g。

20剂，水煎服，日2次，早晚分服。

嘱禁食生冷。

二诊：2015年7月8日。

服药10剂后，月经于6月28日来潮，经行5天，量多，色暗红，血块多，经行小腹隐痛，带下较前减少，口干喜饮。舌质淡，苔薄白，脉细。

证型：肾虚精亏，冲任不足。

治则治法：补肾填精，调理冲任。

方药：当归20g，熟地黄20g，鸡血藤15g，白术15g，香附12g，泽兰10g，鹿角胶15g（烊化），淫羊藿10g，川牛膝10g，菟丝子15g，茯苓12g，白芍10g。

10剂，日1剂，水煎服，早晚分服。

三诊：2015年8月10日。

LMP 2015年7月26日，经行5天，量中，带下正常，时有小腹隐痛。舌质淡，苔薄白，脉细。

证型：肾虚精亏，冲任不足。

治则治法：补肾填精，调理冲任。

方药：当归20g，熟地黄20g，鸡血藤15g，白术15g，香附12g，泽兰10g，鹿角胶15g（烊化），淫羊藿10g，川牛膝10g，菟丝子15g，茯苓12g，白芍10g，枸杞子20g。

10剂，日1剂，水煎服。

嘱继服上方一月，巩固疗效。

四、小结

闭经临床常见，是以持续性月经停闭为特征，属于疑难性月经病，因其病因病机复杂，治愈难度大。西医认为引起闭经的病因繁多复杂，且多由后天因素导致，正常月经的建立和维持依赖于下丘脑、垂体、卵巢、子宫、下生殖道的功能正常，任何一步出现差错，均可能导致闭经，故在治疗中需重视并寻找病因，判断是哪一部分出现问题，从而进行针对性治疗。邢教授从中医角度，认为闭经临床表现多样，病因病机复杂，证型各异，但都不能脱离“源不足”与“流不通”这两个方面。“源不足”指脏腑亏损致精血匮乏，冲任不充，血海空虚；“流不通”指寒邪侵袭，或肝气郁结致胞宫、冲任瘀滞，脉道不通。邢教授结合多年临床经验，自拟闭经常见的五个证型的基本方，临证在基础方的基础上，重视望闻问切，结合患者个人的疾病特点及现代检查结果，辨证论治，通过中医辨证施治来治疗闭经取得了良好的效果，甚至许多患者避免了手术。因妇科疾病与年龄密切相关，不同年龄的妇女，由于生理上的差异，表现在病理上各有特点，邢教授诊治中亦结合患者的年龄论治，如青春期多肾气未充，正值生长发育的重要阶段，闭经的关键在于先天肾气不足，治疗上滋肾补肾。如患者证见脾胃虚弱，脾胃为后天之本，此为后天不足无以滋养先天肾精，致肾气亏虚，月经停闭，治疗宜养血调经，此从本论治。正如前人所说，“通经之法在于开源”。育龄期女性，因生活压力、工作不顺等原因常致情志抑郁，肝气不疏，长此以往则各脏腑互相影响，致冲任气血失调，痰湿阻于脉道，发为闭经。治当疏肝健脾，化痰祛湿。

邢教授认为，本病虚者多责之于肾虚，实者多责之于肝郁，只要紧紧围绕肾虚肝郁的病机本质，从肝肾论治，通过补肾疏肝，调理冲任，使肾精得满，冲任充盈，经血则藏泻有时。对此慢性病在于守方，只要辨证准确，不要轻易改变主攻方向，正如有形之血难以速生，只有坚持不懈，水到渠成，月经自会恢复如常。

（李海霞）

第五节 原发性痛经

痛经为最常见的妇科症状之一，是经前后或经期出现下腹部疼痛、坠胀，伴有腰酸或其他不适，症状严重影响生活质量者。痛经分为原发性痛经和继发性痛经两类，原发性痛经是生殖器官无器质性病变的痛经，占痛经 90% 以上；继发性痛经是由盆腔器质性疾病引起的痛经，例如子宫内膜异位症等。调查显示，原发性痛经是最常见的妇科疼痛性疾病，在国内的发生率 40% ～ 90%，多见于未婚未孕的女性，痛经重者甚至影响正常工作学习及生活质量。长期严重的原发性痛经，可导致经血逆流，明显增加子宫内膜异位症、子宫腺肌病的发生率，使不孕症风险明显增加。痛经不仅影响女性的身体健康，更加对其家庭生活带来极大的影响。

西医对原发性痛经的治疗包括一般治疗、药物治疗和手术治疗。

一般治疗：消除紧张和顾虑，重视心理治疗；足够的休息和睡眠，适当运动，改掉不良的生活习惯，这些对缓解疼痛有一定作用。

药物治疗：前列腺素合成酶抑制剂、避孕药等，但复发率高，不良反应明显。

手术治疗：宫颈管扩张术、神经切除术等，但术后存在一定的并发症，患者一般不接受。

一、邢维萱教授对原发性痛经病因病机的的认识

邢维萱教授认为痛经发生在经期及其前后，由于脏腑气血变化，瘀血阻滞冲任胞宫，导致“不通则痛”。其病位在冲任、胞宫，变化在气血，

表现为痛证。

1.肾阳虚为本，瘀血阻络为标

中医学认为，肾为先天之本，主生殖，是天癸、冲任、胞宫之主宰。邢教授以此为基础，提出女性月经的产生、经血的调节、胎儿孕育及产后哺乳都与肾息息相关。邢教授通过对原发性痛经患者基础体温的观察中，发现部分原发性痛经患者行经前基础体温高温相上升缓慢、高温相上升幅度偏低、持续时间偏短、不稳定等情况，认为部分原发性痛经的发病与肾阳不足有着重要的关系。肾中真阳为气之根，肾中真阴为血之根，月经产生以肾为主导，月经周期受肾—天癸—冲任—胞宫轴的调控。肾气充盛，天癸如期而至，任通冲盛，胞宫气血满溢，经血自下。肾虚无力推动气血运行，血行不畅，留而为瘀；肾虚尤其肾阳不足，温化无力，瘀血内聚难以消散，阻滞胞脉胞络，而为“不通则痛”之痛经。另外，邢教授指出本病病程较长，久病及肾，肾虚则进一步导致血瘀，血瘀又能加重肾虚，如此周而复始、循环往复，导致病情加重。故邢教授指出本病的根本为肾阳虚弱而致瘀血阻滞的本虚标实之证。如《诸病源候论》论述“妇女月水来腹痛者，由劳伤血气，以致体虚……损冲任之脉……风冷与血气相击，故令痛也”，也说明了妇女行经之时出现下腹部疼痛不适，与平素劳逸失调，损伤肾之阳气，瘀血阻滞冲任有关。

2.湿热瘀阻是本病的第二大病因病机

邢教授认为湿邪易阻滞气机，如因六淫之湿邪侵犯人体，而形成湿浊，临床上虽多感寒湿，但湿郁极易化热，则成湿热，热为阳邪，易耗气伤津，两者相合，湿热相缠，热处湿中，湿蕴热外，胶滞为患，胶着难解，日久成瘀，瘀则不通，不通则痛，且病势缠绵，病程久而难愈；或饮食不节脾失健运，津液运化失常水湿停滞，湿邪内蕴日久，再加上喜食辛热之品，如肥甘厚腻、辛辣油炸之物，甚至过度饮酒等不良饮食习惯，则湿从热化，而成湿热之证，湿困阳郁，湿热郁结日久，阻滞气机，血行迟缓，滞涩不畅，则易成血瘀之证。湿热与瘀血互结，损伤冲任及胞宫，而致痛经。综上所述，邢教授指出湿热瘀阻是本病的第二大病机。

二、邢维萱教授诊治原发性痛经经验

1. 辨证论治

近年来医家对原发性痛经的病因病机、辨证分型及治疗做了诸多深入研究，相关文献报道的证型复杂烦琐，医家们对中医证型研究各持己见，有医家将其分为阳虚湿郁、瘀毒互结型，寒凝血瘀、瘀毒互结型，热入血室、毒结胞宫型，气滞血瘀、瘀毒互结型，气虚血瘀、瘀毒互结型，肾虚血瘀、瘀毒互结型6种复合证型，也有医家将其分为气滞证、寒凝证、肾虚证、痰湿证4个单证型。邢教授结合多年的临证经验认为本病肾阳不足为发病之本，瘀血阻络为发病之标，湿热与瘀血互结，影响脏腑功能，损伤冲任及胞宫也是其重要病因。

（1）肾虚血瘀型

临床表现：经前或经期腹痛，月经先后无定期，经量或多或少，色暗有块，腰膝酸软，腰脊刺痛，畏寒肢冷，头晕耳鸣，面色晦暗，性欲减退，夜尿频。舌质暗淡，苔白，脉沉细涩。

证候分析：肾虚无力推动血行，则血行迟滞，故经前或经期腹痛，经量或多或少，色暗有块；腰为肾之外府，肾虚故见腰膝酸软，血瘀内阻而见腰脊刺痛；肾虚失于温煦，故见畏寒肢冷；肾阳不足，失于温煦，则夜尿频，性欲减退；肾开窍于耳，肾虚则头晕耳鸣；面色晦暗，舌质暗淡，苔白，脉沉细涩，均为肾虚血瘀之象。

治则治法：补肾活血，化瘀止痛。

常用经验方药：菟丝子20g，鸡血藤15g，丹参15g，香附6g，紫石英10g，补骨脂10g，枸杞子10g，赤芍10g，鹿角霜10g（先煎），川芎6g，甘草6g。

邢教授方中菟丝子、鹿角霜皆归属于肝、肾之经，能够补肾气、助肾阳、益肾精，《神农本草经疏》曰："菟丝子为补脾、肝、肾之要药，三经俱实，则不足补矣。"丹参活血化瘀，扶正与去邪并重，共奏补肾与祛瘀之法，三者共为君药。补骨脂、枸杞子、紫石英能够温肾助阳，共助君药补肾气、温肾阳。《药性论》记载道："补益精，诸不足……令人长寿。"肾阳亏虚日久，气血不行必成瘀，加赤芍、鸡血藤以活血化瘀。鸡血藤具有化瘀血、强筋骨、止痛通经的功效，不仅可活血通络，还有通经止痛的功效。赤芍性味苦、平，归经于肝经，《神农本草经》曰“主邪气腹痛，除血痹，破坚积……利小便”，助丹参活血化瘀消癥，共为臣药。香附疏肝理气解郁，川芎行气活血化瘀，为佐药，助君药、臣药化瘀止痛。甘草调和诸药，为使药。诸药合用，共奏补肾化瘀，活血止痛之功。

（2）湿热瘀阻型

临床表现：经前或经期小腹灼热疼痛，拒按，得热痛增，月经量多，色红质稠，有血块或经血淋漓不净。带下量多，色黄质黏，味臭气。头身肢体沉重，刺痛，或伴腰部胀痛，小便不利，便溏不爽。舌质紫红，苔黄而腻，脉滑数或涩。

证候分析：湿热之邪，盘踞冲任、胞宫，气血失畅，湿与热胶结于冲任胞宫，不通则痛，故小腹灼热疼痛，拒按，得热痛增；湿热扰血海，故月经量多，质稠有块或经血淋漓不净；湿热内蕴，经脉气血瘀滞，故见头身肢体沉重，刺痛；腰为肾之府，湿热停驻则腰部胀痛；湿热蕴结下焦，膀胱气化失司，故小便不利；湿热壅遏下焦，稽留难祛，则带下量多色黄，味臭气，便溏不爽；舌质紫红，苔黄而腻，脉滑数或涩，均为湿热瘀阻之象。

治则治法：清热除湿，化瘀止痛。

常用经验方药：红藤 20g，蒲公英 20g，茯苓 20g，薏苡仁 20g，赤芍 10g，川楝子 10g，生蒲黄 10g（包煎），五灵脂 10g（包煎），三棱 10g，莪术 10g，牡丹皮 9g，柴胡 9g，延胡索 12g，没药 12g。

邢教授以失笑散配伍红藤、蒲公英等清热化瘀药，薏苡仁、茯苓等利湿药，使热去瘀散湿除，通则不痛。失笑散出自《太平惠民和剂局方》，具有活血祛瘀、散结止痛之功效，主治瘀血内停、脉道阻滞、血行不畅所致不通之痛。蒲黄味甘、性平，入肝、心包经，能散瘀结而治气血凝滞之痛；五灵脂苦咸、甘温，入肝经血分，功擅通利血脉、散瘀止痛。茯苓可利水渗湿而不伤正，薏苡仁可健脾祛湿、利水消肿。红藤、蒲公英、牡丹皮、川楝子清热散结、和血止痛，其中红藤味苦、性平，入肝、大肠经，能清热解毒、活血通络，川楝子苦寒，清湿热、疏肝气，两药配伍，一气一血，为治妇人经痛之要药；牡丹皮凉血活血散瘀，蒲公英清热解毒，又能消肿散结。三棱、莪术、柴胡、延胡索、没药、赤芍养血柔肝、凉血活血，《本草纲目》谓延胡索“行血中气滞，气中血滞，故专治一身上下诸痛”，诸药合用共奏清热除湿、化瘀止痛之功效。

2. 月经周期循期、加减用药治疗原发性痛经

邢教授治疗痛经常根据月经周期调整用药：月经之前，胞宫由虚而实，血液皆下注于胞宫，此时血液贮存，易形成瘀滞，故此时应以化瘀消散为重，而且此时也是治疗痛经的最佳时期，故用桃仁10g，红花10g，三棱10g，莪术10g，重在活血化瘀。月经期时，胞宫由满而溢，则要注意活血疏导，此时桃仁、红花、三棱、莪术等药应减量或去掉。月经过后，胞宫空虚，阴长阳消，此时要注意补肾气，养冲任，用枸杞子15g，菟丝子20g，以补肾填精益髓。

若经行淋漓不净，加茜草12g，海螵蛸15g，化瘀止血；若小腹冷痛喜温、畏寒肢冷者，加补骨脂10g，肉桂3g，艾叶10g，温肾助阳；若颧红唇赤、手足心热者，加地骨皮15g，鳖甲6g，养阴清热；若经行质稠、量多夹块者，加贯众15g，生蒲黄15g（包煎），清热化瘀止血；若下腹疼痛、有灼热感、带下黄稠者，加黄柏15g，土茯苓15g，清热除湿。

3. 外治法

邢教授根据痛经的不同证候拟定了中药外治疗法，亦取得很好疗效。

（1）肾虚血瘀

方药：细辛、肉桂、丁香、乳香、没药各30g，研成细末。

用法：于月经前或痛经发作前一天，取上药4g，以温水加白酒少许调和成饼状贴于神阙穴，外用伤湿止痛膏或胶布封固，每日1次，贴8～12小时，连续7～10天为1个疗程，共3个疗程。

（2）湿热瘀阻

方药：败酱草、薏苡仁、炒苍术、柴胡、川楝子、黄芩、赤芍各20g，研成细末。

用法：上药装入布袋内，蒸20分钟，趁热外敷于下腹部（避免烫伤）。于月经干净后治疗，每日1次，每次30分钟（冷却后可继续加热），每服药可重复外敷7天，经期停用，连续用药21天为1个疗程，

共3个疗程。

三、临证案例

1. 案一

李某，女，29岁，已婚。

初诊：2019年11月25日。

主诉：经行腹痛10余年。

现病史：患者平素月经规律，12岁初潮，周期30天，经期4天，量适中，色红，有少量血块，痛经（++），LMP 2019年11月23日。2017年曾因计划外妊娠，孕1月余人工流产1次。近两年经行腹痛加重，伴恶心、呕吐、肛门坠胀感等不适，必须服用布洛芬缓解疼痛，月经量较前减少。平素易头晕乏力，腰膝酸软，小便调，大便秘结，带下正常。舌暗红，舌边有瘀斑瘀点，苔薄白，脉沉涩。妇科检查：外阴已婚未产型；阴道通畅，宫颈光滑；子宫前位，正常大小，活动，无压痛；双侧附件未见明显异常。辅助检查：① B超提示子宫前位，4.58 cm×3.65 cm×2.94 cm大小，肌层回声均质，子宫内膜厚度0.30cm，宫颈内探及数个小无回声区；右侧卵巢2.98 cm×3.01 cm×1.78 cm，其内探及2枚直径＜ 0.20 cm卵泡，左侧卵巢2.65 cm×2.81 cm×1.68 cm，其内探及3枚直径＜ 0.20 cm卵泡。超声提示子宫双附件未见明显异常。②性激素检查示FSH 5.34 mIU/mL，LH 6.56 mIU/mL，E_2 54.00 pg/mL，P 0.15 ng/mL，T 0.81 ng/mL，PRL 8.19 ng/mL。③血清学检查：CA125 14.00 KU/L。

西医诊断：原发性痛经。

中医诊断：痛经。

证型：肾虚血瘀。

治则治法：补肾温阳，祛瘀止痛。

方药：丹参15g，紫石英10g，鸡血藤10g，枸杞子15g，菟丝子15g，郁金12g，鹿角霜6g（先煎），醋香附10g，当归12g，益母草10g，川芎10g，甘草6g。

10剂，水煎服，日2次，早晚分服。

邢教授嘱咐患者禁食生冷辛辣之品，慎食肥甘厚味。

二诊：2019 年 12 月 10 日。

月经 11 月 29 日净，服药后痛经、腰酸症状明显缓解。近两日白带增多，色透明。舌暗红，舌边有瘀斑瘀点，苔薄白，脉沉涩。

证型：肾虚血瘀。

治则治法：补肾益气，活血化瘀。

方药：菟丝子 15g，鹿角霜 9g（先煎），鸡血藤 12g，太子参 15g，熟地黄 15g，枸杞子 15g，覆盆子 15g，丹参 12g，醋香附 12g，当归 12g，红花 9g，赤芍 9g，川芎 9g，甘草 6g。

10 剂，水煎服，日 2 次，早晚分服。

邢教授予患者中药外治法，于月经前一天神阙穴外敷 1 个疗程，并嘱咐患者生活规律，禁生冷辛辣之品，慎食肥甘厚味。

三诊：2019 年 12 月 27 日。

月经于 12 月 26 日来潮，量中，色红，有少量血块，痛经较前明显减轻，伴轻度肛门坠胀感。舌质暗淡，苔白，脉沉细涩。

证型：肾虚血瘀。

治则治法：补肾温阳，活血化瘀。

方药：菟丝子 15g，续断 15g，鹿角霜 15g（先煎），鸡血藤 12g，丹参 12g，醋香附 12g，当归 12g，红花 9g，赤芍 9g，川芎 9g，艾叶 10g，炮姜 6g，甘草 6g。

10 剂，水煎服，日 2 次，早晚分服。

四诊：2020 年 1 月 12 日。

诸症均明显好转，轻度腰酸。舌质暗，苔白，脉沉细。阴道 B 超示左卵巢内探及一枚直径 1.70 cm 卵泡。

证型：肾虚血瘀。

治则治法：补肾益气，活血化瘀。

方药：丹参 12g，赤芍 12g，枸杞子 15g，覆盆子 15g，菟丝子 15g，鹿角霜 9g（先煎），鸡血藤 10g，醋香附 12g，当归 12g，红花 9g，赤芍 9g，川芎 9g，甘草 6g。

10 剂，水煎服，日 2 次，早晚分服。

随后患者继续巩固治疗两个月经周期，并依邢教授嘱咐禁食生冷辛辣之品，慎食肥甘厚味。随访半年痛经明显缓解，偶有经期下腹隐痛，不需服用镇痛剂，经量正常，余症诸消。

2. 案二

何某，女，21 岁，未婚。

初诊：2016 年 6 月 15 日。

主诉：经行腹痛 6 年，伴月经量增多 1 年。

现病史：患者 6 年前无明显诱因出现经行腹部灼痛，伴肛门坠胀，就诊于某医院查妇科彩超和肿瘤标志物 CA125，结果未见异常，考虑“原发性痛经”，予避孕药（具体不详）连续口服 6 个周期后，痛经和肛门坠胀症状较以前稍缓解。1 年前，患者再次出现经行腹痛并加重，需口服去痛片以缓解的症状，且月经量较平素有所增多（＞1/3），色暗质稠，有血块。LMP 2016 年 6 月 5 日，10 天净，量多，色暗红，血块多，经血夹黏液，痛经明显，伴肛门坠胀。患者平素喜食辛辣，口干不欲饮，晨起口苦，纳可，入睡稍困难，大便黏滞不成形，每日 1 行，小便色黄，无尿频尿急。舌红，苔黄腻，脉弦滑。平素月经规律，13 岁初潮，周期 30 天，经期 7 天，量色质正常。妇科 B 超示子宫 5.9 cm×5.8 cm×5.5 cm，子宫内膜厚约 0.3 cm，肌层回声均匀，双附件未见异常，提示子宫双附件未见异常。肿瘤标志物 CA125 5.30IU/mL。

西医诊断：原发性痛经。

中医诊断：痛经；月经过多。

证型：湿热瘀结。

治则治法：清热除湿，化瘀止痛。

方药：红藤 20g，薏苡仁 20g，茯苓 20g，五灵脂 10g（包煎），蒲黄 10g（包煎），延胡索 15g，白芷 15g，浙贝母 15g，牡蛎 20g（先煎），瓦楞子 15g（先煎），皂角刺 15g，炒白术 15g。

10 剂，水煎服，日 2 次，早晚分服。

邢教授嘱咐患者治疗期间严格避孕，忌食生冷辛辣之品。

二诊：2016 年 6 月 25 日。

患者自述药后大便黏滞不成形的情况明显好转，带下量较前稍减少。舌红，苔黄微腻，脉弦滑。

证型：湿热瘀结。

治则治法：清湿热化瘀血。

方药：炒白术 15g，薏苡仁 20g，白芍 20g，蒲黄 10g（包煎），姜黄 10g，延胡索 20g，白芷 15g，没药 15g，香附 12g，夏枯草 15g，生甘草 6g。

10 剂，水煎服，日 2 次，早晚分服。

邢教授予患者于月经干净后以中药下腹部外敷治疗 1 个疗程，并嘱患者月经干净后复诊，服药期间忌生冷辛辣饮食。

三诊：2016 年 7 月 13 日。

本次月经 7 月 5 日来潮，5 天即净，经量适中，色暗夹小血块，无经行腹痛及肛门下坠感，大便成形，睡眠欠佳。舌红，苔微腻，脉弦滑。

证型：湿热瘀结。

治则治法：清热除湿，化瘀安神。

方药：红藤 15g，薏苡仁 20g，半枝莲 15g，五灵脂 5g（包煎），蒲黄 5g（包煎），白芷 15g，浙贝母 10g，荔枝核 10g，橘核 10g，黄芩 10g，远志 10g，首乌藤 10g。

10 剂，水煎服，日 2 次，早晚分服。

邢教授嘱咐患者生活规律，禁生冷辛辣之品，慎食肥甘厚味。此后邢教授仍以清热祛湿化瘀之法辨证施治一个月经周期。

四诊：2016 年 8 月 10 日。

LMP 2016 年 7 月 31 日，5 天净，量色质均正常，经行无腹部疼痛，自述无特殊不适。舌淡，苔黄微腻，脉弦滑。查肝肾功能、血尿常规均未见明显异常。

证型：湿热瘀结。

治则治法：清热除湿，化瘀止痛。

方药：红藤 15g，半枝莲 15g，白花蛇舌草 20g，五灵脂 10g（包煎），蒲黄 10g（包煎），白芷 15g，浙贝母 10g，牡蛎 20g（先煎），薏苡仁 20g，川楝子 10g，当归 10g。

10 剂，水煎服，日 2 次，早晚分服。

邢教授嘱患者于月经干净后予中药外敷下腹部治疗 1 个疗程，并嘱其平素畅情志，合理饮食，规律作息。随访至 1 年未再出现痛经等症状，经量亦正常。

3. 案三

王某，女，26 岁，已婚。

初诊：2018 年 11 月 25 日。

主诉：痛经 4 年，加重 2 年。

现病史：患者月经规律，初潮 15 岁，经期 3 ～ 4 天，周期 28 天。4 年前经期淋雨后出现痛经，热敷下腹部可缓解，近 2 年痛经加重，热敷无缓解。月经 11 月 24 日来潮，痛经严重，伴小腹下坠腰困，畏寒肢冷，甚至恶心呕吐，经量减少，有血块，块下痛减。纳寐可，二便调。舌淡暗有瘀点，苔白，脉沉紧。B 超示子宫双附件未见异常。

西医诊断：痛经。

中医诊断：痛经。

证型：肾虚血瘀。

治则治法：补肾活血，化瘀止痛。

方药：当归 20g，丹参 10g，川牛膝 15g，香附 10g，川芎 9g，赤芍 10g，蒲黄 10g（包煎），五灵脂 10g（包煎），菟丝子 15g，巴戟天 10g，肉桂 3g，制吴茱萸 3g。

7 剂，水煎服，日 2 次，早晚分服。

邢教授予患者中药外治法于神阙穴外敷治疗 1 个疗程，并嘱患者服药期间忌生冷辛辣饮食，注意保暖，规律生活。

二诊：2018 年 12 月 2 日。

治疗后腹痛减轻，四肢变温，月经 11 月 29 日干净，经量较前增多。舌质暗，苔白，脉沉细。

证型：肾虚血瘀，痰瘀互结。

治则治法：补肾活血，化瘀止痛。

方药：当归 10g，丹参 10g，牛膝 10g，香附 10g，川芎 6g，赤芍 10g，蒲黄 12g（包煎），五灵脂 10g（包煎），菟丝子 15g，巴戟天 15g。

7 剂，水煎服，日 2 次，早晚分服。

嘱患者服药期间忌生冷辛辣，慎食肥甘厚味，避风寒。

三诊：2018 年 12 月 9 日。

患者带下呈蛋清样，轻度腰酸，小腹下坠，四肢畏冷好转，纳眠可，二便调。舌暗红，苔薄白，脉细。

证型：肾虚。

治则治法：补肾活血养血。

方药：当归 20g，杜仲 15g，菟丝子 20g，续断 15g，丹参 10g，牛膝 10g，香附 10g，川芎 6g，赤芍 10g，蒲黄 10g（包煎），五灵脂 10g（包煎），郁金 9g，皂角刺 6g。

7 剂，水煎服，日 2 次，早晚分服。

四诊：2018 年 12 月 16 日。

患者轻度乳房胀痛，腰酸好转，无小腹下坠及畏寒肢冷，饮食二便正常。舌淡红，苔薄白，脉濡细。

证型：肾虚。

治则治法：补肾活血养血。

方药：当归 15g，丹参 10g，川牛膝 15g，香附 12g，川芎 10g，赤芍 10g，蒲黄 10g（包煎），五灵脂 10g（包煎），益母草 15g，菟丝子 20g，续断 20g，巴戟天 9g，郁金 9g，肉桂 3g。

10 剂，水煎服，日 2 次，早晚分服。

五诊：2018 年 12 月 26 日。

患者月经 12 月 23 日来潮，无痛经，经量较前明显增加，无血块，纳寐可，二便调。舌淡红，苔白，脉细。

此后患者继续就诊于邢教授，辨证施治两个月经周期，月经来潮未再痛经，经量明显增加，余症均无。邢教授嘱其平素畅情志，合理饮食，规律作息。随访至 1 年未再出现痛经等症状，经量亦正常。

四、小结

原发性痛经是妇科临床常见病，疼痛常呈痉挛性，并可伴恶心、呕吐等症状，严重时甚至面色发白、冷汗频出。到目前为止，西医研究尚未明确原发性痛经发生的根源所在，有学者认为痛经的发生与子宫太过挛缩造成子宫张力异常升高有关，原发性痛经患者经期子宫血量增加的同时，平滑肌过度痉挛，子宫高张力，子宫血流阻力升高，子宫局部缺血、缺氧，引发痛经。根据研究证实，原发性痛经还与遗传因素、生长环境、初潮年龄小、体质指数低、不良生活习惯和不良社会心理环境以及抑郁和焦虑有很重要的关系，痛经患者患抑郁症和焦虑症的风险率高于非痛经患者。总之，西医学认为原发性痛经是一个复杂的疾病，很多因素都会导致痛经，确切病因还需要进一步的研究。

名老中医邢维萱教授自从业起即潜心研究月经过多、痛经和不孕症等妇科常见病及疑难病。经过多年的探索，邢教授认为本病以肾虚不足为发病之本，瘀血为发病之标，湿热与瘀血互结，影响脏腑功能，损伤冲任及胞宫，拟定了补肾温阳、清热祛湿、活血化瘀止痛的治则治法。邢教授治疗本病除坚持中医的辨证论治，还始终贯彻整体观念，把患者看成一个统一的有机整体。以上 3 例患者辨证均属肾虚血瘀、湿热瘀阻。瘀血为有形之邪，留于体内，日久凝结积聚，难以速消；湿为阴邪，湿性重浊趋下，易留滞于下焦，损伤冲任胞宫；湿邪与瘀血互结，蕴久化热合而致病缠绵难愈，湿瘀互为因果，阻滞气机加重血瘀及津聚湿阻的病理过程，如此反复形成胶结难解之势。邢教授治疗原发性痛经时总结数十年临床经验，在辨证基础上顺应女性月经生理的气血阴阳消长过程提出非经期在祛湿热化瘀血的基础上因势利导，经期则以化瘀止痛为要。临证处方中常以枸杞子、鹿角胶、菟丝子、桑寄生、杜仲、紫石英为主药，配以茯苓、香附、薏苡仁健脾以祛湿化痰，又因痰瘀互结，所以在治疗时以红藤、丹参、川芎、三棱、莪术、柴胡、延胡索、赤芍等活血化瘀软坚散结之品相合于补肾活血化瘀之剂中，以使肾之阳气得充，瘀血得除，湿热得消，通则不痛，从而疾病痊愈。邢教授在治疗原发性痛经患者时，发挥了整体观念和辨证论治的优势，在提高患者远期疗效的同时，保障患者的生育力上起到了积极作用。

（厉　健）

第六节　盆腔炎性疾病及其后遗症

盆腔炎性疾病指女性上生殖道的一组感染性疾病，主要包括子宫内膜炎、输卵管炎、输卵管卵巢脓肿、盆腔腹膜炎。炎症可局限于一个部位，也可同时累及几个部位。盆腔炎性疾病大多发生在性活跃的生育期妇女，初潮前、无性生活和绝经后妇女很少发病，若发生也往往是邻近器官炎症的扩散。严重的盆腔炎性疾病可引起弥漫性腹膜炎、败血症、感染性休克，甚至危及生命。

盆腔炎性疾病未能得到及时、正确的诊断与治疗，便发生盆腔炎性疾病后遗症，主要是盆腔组织破坏、广泛粘连、增生及瘢痕形成，从而形成输卵管阻塞、输卵管卵巢肿块、输卵管卵巢脓肿，以及盆腔结缔组织炎，可导致不孕症、输卵管妊娠、慢性盆腔痛，炎症反复发作，从而严重影响妇女的生殖健康，且增加家庭及社会经济负担。

西医认为盆腔炎性疾病的发生主要是由于内源性及外源性病原体的侵入引起。其感染途径主要集中于病原体逆行感染，女性免疫力出现一定程度降低，盆腔炎性疾病的发生率显著升高。

西医对盆腔炎性疾病的治疗包括一般治疗、药物治疗、手术治疗，此外还有盆腔炎性疾病后遗症的个性化治疗。

一般治疗：休息，多饮水，清淡饮食。

药物治疗：目前西医针对盆腔炎性疾病的药物治疗，主要采用抗生素治疗。抗生素的治疗对清除病原体疗效确切，但对病原体所导致的一系列组织的病理损坏无明显作用，对盆腔炎性疾病后遗症临床症状的改善效果不显著，且长期反复应用抗生素有可能产生耐药性，使耐药菌株增加，还存在复发和药物不良反应的问题。

手术治疗：对于抗生素控制不满意的输卵管卵巢囊肿或盆腔脓肿，应选择手术治疗。

对于盆腔炎性疾病后遗症的患者个体化治疗：不孕症患者多选用辅助生殖，费用高昂；针对慢性盆腔痛西医并无特效治疗。

一、邢维萱教授对盆腔炎性疾病及其后遗症病因病机的认识

中医古籍无此病名记载，根据其症状特点，归属于“热入血室”“带下病”“妇人腹痛”“癥瘕”“异位妊娠”“产后发热”等范畴。随着中医学的发展，各医家总结其症状特点，并与现代医学相结合，20 世纪 80 年代《中国医学百科全书中医妇科学》首次载入“盆腔炎”这一病名，并将其病名作为中西医通用之病名。《中医妇科学》（全国中医药行业高等教育“十三五”规划教材）中将其分为“急性盆腔炎”及“盆腔炎性疾病后遗症”。当代医家总结出本病的病因病机主要为热、毒、湿、寒、瘀、虚，常见的病机有湿热瘀结、气滞血瘀、气虚血瘀、肝郁肾虚、寒湿血瘀、血瘀兼肾虚等。邢教授认为本病病性为虚实夹杂，病位在冲任、胞宫，主要涉及肝、脾、肾三脏，在临床中当分以急、慢性论治，并应将辨证论治贯穿始终。

1. 急性盆腔炎的主要病机

湿、热、毒互结，以热毒炽盛为急性盆腔炎的主要病机。邢教授认为急性盆腔炎，属中医“妇人腹痛”“热入血室”“带下病”等范畴，由经行产后，胞脉空虚，血室正开，或因手术损伤，摄生不洁，湿热邪毒乘虚而入，蕴而化热，壅于下焦，客于胞中、冲任，与气血搏结，邪正相争，气血瘀滞所致。因此，邢教授认为急性盆腔炎因湿、热、毒邪致病，而以热毒炽盛为主要证型。

2. 盆腔炎性疾病后遗症的病机

（1）湿热瘀结为盆腔炎性疾病后遗症的主要病机，血瘀为其核心病机

邢教授认为湿热为盆腔炎性疾病后遗症的主要致病因素，而血瘀为

本病发生的最终病理产物，因此，湿热瘀结为盆腔炎性疾病后遗症整个病程的主要病机。《素问·太阴阳明论》云："伤于湿者，下先受之。"邢教授认为湿为阴邪，具有易阻气机、重浊、黏滞、趋下等特性，易伤下焦，故湿邪易伤胞宫、胞脉。湿邪可由内伤而生，亦有从外而感。内伤湿邪多由于脾脏受损，起于饮食不节，致水谷精微运化失司，气血受阻，聚而生湿，湿久蕴郁，日久化热，流注下焦，易客于胞宫、胞脉，发为盆腔炎性疾病后遗症。湿热内蕴，阻滞气机，扰乱冲任经脉，致瘀阻形成，瘀血滞于胞宫胞脉，不通则痛；湿邪内停，聚之生痰，气血与痰湿交结，滞于胞中而成癥瘕。从外而感者，多起于久居潮湿气候或淋雨涉水，或感暑湿之邪，或女性于行经期或产后或宫腔手术后，血室空虚，胞门开启之际，寒湿热之邪乘机袭入，日久化热，阻碍气机，血行不畅，瘀血形成。

邢教授亦提出，"湿热"与"血瘀"互为因果，相互影响。瘀血阻碍津液的正常运行，津液输布失常，从而形成内生之水湿。水湿蕴郁日久生热，湿热互结阻碍气机，血瘀形成。湿热瘀互结日久，耗阴伤津损，正气不足，致虚实夹杂、寒热错杂；湿热蕴结日久，致胞宫、胞脉之气血运行受阻，滞而为瘀。血瘀既是盆腔炎性疾病的主要病机，也是复发或加重的病理因素，可见"湿热""血瘀"两者互为因果，湿瘀互结，阻滞气机，易伤正气是盆腔炎性疾病反复发作、缠绵难愈之因。如《景岳全书·妇人规》云："瘀血留滞作瘕，惟妇人有之。其证则或由经期，或由产后，凡内伤生冷，或外受风寒，或恚怒伤肝，气逆而血留，或忧思伤脾，气虚而血滞，或积劳积弱，气弱而不行，总由血动之时，余血未净，而一有所逆，则留滞日积而渐以成瘕矣。"

（2）盆腔炎性疾病后遗症证型复杂，病机多样

邢教授认为，虽盆腔炎性疾病后遗症以湿热瘀结为主要病机，然其病机复杂，有寒热错杂、本虚标实之象，因此临床上亦有寒湿凝滞及肾虚血瘀者。

邢教授指出寒湿之邪易结于血，导致血液凝固，最终形成体内瘀血。邢教授认为素体阳虚而感受风寒之邪，或经期、产后起居不宜、饮食不节而食入生冷之物，寒邪而生，或长期服用苦寒类药物等，使得寒湿聚积在胞络，气血运行不通畅，导致寒、湿、瘀同时存在而发病。如《校注妇人

良方》云："妇人腹中瘀血者，由月经闭积……或风寒滞瘀，久而不消，则为积聚癥瘕矣。"《妇人大全良方·妇人血气小腹疼痛方论》云："夫妇人小腹疼痛者，此由胞络间夙有风冷，搏于血气，停结小腹……与血相击，故痛也。"邢教授认为，盆腔炎性疾病后遗症病程较长、反复发作，外邪长久滞留在胞宫、胞络及冲、任、带三脉之间，影响机体气血运行，下焦胞宫、冲任瘀血滞气常停，而肾又通过冲、任、督三脉与胞宫相连，故病久必然伤及肾阳，使肾阳虚衰而失于温煦，寒凝血滞从而导致日久成瘀，从而形成肾虚血瘀之证。

二、邢维萱教授诊治盆腔炎性疾病及其后遗症经验

1. 急性盆腔炎的治疗

（1）及时、正确的抗生素治疗

邢教授认为盆腔炎性疾病主要由病原体的感染引起，因此确诊 48 小时内应立即给予准确及时的抗生素治疗，不仅保障治疗效果，并且可大大降低后遗症的发生。

（2）清热解毒，祛湿活血为大法

邢教授认为盆腔炎性疾病采用及时、科学、规范的抗菌药物治疗后，大部分可达到治疗目的，但也存在部分患者复发风险。此外，一部分患者在组织粘连化、局部循环障碍、抗生素的耐药性、药物难以深入局部病灶组织等诸多因素的影响下，治疗效果并不显著。该病具有起病急、病情重、传变快的特点，应以"急则治其标"为治疗原则，祛邪是首务之急，加入中药治疗能够针对病邪、病位准确治疗，加强疗效，并且预防盆腔炎的复发，甚至降低盆腔组织的损伤。邢教授认为急性盆腔炎的主要病机为湿、热、毒互结，以热毒炽盛为主，故治疗以清热解毒、利湿活血为大法。

临床表现：下腹胀痛或灼痛剧烈，高热或壮热不退，恶寒或寒战，带下量多，色黄或赤白杂下，味臭秽，口苦烦渴，精神不振，或月经量多或崩中下血，大便秘结，小便短赤。舌红，苔黄厚腻或黄燥，脉滑数或洪数。

证候分析：感染热毒，直犯冲任胞宫，与气血搏结，正邪急剧交争，

营卫不和，则下腹胀痛或灼痛剧烈，高热，或壮热不退，恶寒或寒战；热毒壅盛，损伤任带二脉，则带下量多，色黄或赤白杂下，味臭秽；热毒之邪迫血妄行，则月经量多或崩中下血；热毒炽盛，伤津耗液，则口苦烦渴，尿赤便结。舌红，苔黄厚腻或黄燥，脉滑数或洪数，均为热毒炽盛之征。

治则治法：清热解毒，消痈化瘀。

常用经验方药：蒲公英30g，金银花30g，野菊花30g，紫花地丁30g，天葵子30g，大黄12g，牡丹皮15g，桃仁12g，冬瓜仁10g，薏苡仁15g，黄柏10g，红藤20g，白芍15g，甘草6g。

邢教授此方由五味消毒饮化裁而来，此方清热解毒，再配合《金匮要略》之大黄牡丹汤加减消痈化瘀、行气止痛组成。《玉机微义》记载“伤湿热之物而成脓血者，宜苦寒之剂以内疏之”“专用苦寒疏下之药”。五味消毒饮出自《医宗金鉴》，由金银花、野菊花、蒲公英、紫花地丁、紫背天葵子组成，具有清热解毒、消散疔疮之功效，方中金银花清热解毒，外清气分之毒，内清血分之毒，野菊花专清肝胆之火，紫背天葵子善除三焦之火，蒲公英与紫花地丁相配善清血分之热结。现代药理研究表明，此方有较好的抗炎作用。大黄牡丹皮汤出自张仲景《金匮要略》，由大黄、牡丹皮、桃仁、冬瓜子、芒硝组成，具有泻热破瘀、散结消痈之功效，方中大黄泻肠中瘀结之毒，芒硝软坚散结，助大黄促其速下，桃仁、牡丹皮凉血散血，破血祛瘀，冬瓜仁清肠中湿热，消痈排脓，原文主要用于“肠痈”的治疗，而邢教授将此方用于急性盆腔炎的治疗，取其活血化瘀、凉血消痈之效，去除方中之芒硝，以防通便过度，加入薏苡仁、黄柏、红藤，加强清热利湿解毒之效，白芍、甘草缓急止痛。两方合用辨证加减，以达清热解毒、祛湿活血化瘀的功效。全方具有清热解毒、行气活血、祛瘀止痛之效，从而达到治疗目的。《丹溪心法》云“苦寒之品能大伐生气，亦能大培生气”，可知苦寒方剂乃一把双刃剑，故方中加用桂枝用以助阳化气，温经止痛，以防苦寒之品损之过及。

2.盆腔炎性疾病后遗症的治疗

（1）从瘀论治为其基本治则，辨证论治为其根本治法

盆腔炎性疾病后遗症又称慢性盆腔炎，是由诸多内外因引起冲、任、

带脉损伤所致，病位在胞宫、胞脉、胞络，以血瘀为主要病机，其中瘀血形成往往与机体气血不和、脏腑功能失调、复感外邪等因素有关。由于经行、产后感受寒邪等病因而致寒凝血瘀；若产后有残留稽留不下，致胞脉气血运行不畅，凝滞成瘀；若情志不畅，致肝气郁结，气滞成瘀；若久病气虚，气不行血，运血无力，血行瘀滞，瘀血内停；若外感热邪，阻滞胞脉冲任，致气血失调，脏腑经络受累，日久化瘀。可见，盆腔炎性疾病后遗症总不离“瘀”，《血证论》云“一切不治之证，总由不善去瘀之故”，因此，治疗盆腔炎性疾病后遗症当从瘀论治。

①湿热瘀结证

临床表现：下腹胀痛或刺痛，痛处固定，热势起伏、寒热往来，带下量多，色黄质稠或气臭，经期、劳累后腹痛加重，经期延长或月经量多，口腻或纳呆，小便黄，大便溏而不爽或干结。舌质红或暗红，或舌边见瘀点或瘀斑，苔黄腻或白腻，脉弦滑。

证候分析：湿热与气血传结瘀阻于冲任、胞宫，气血不通，则下腹疼痛，或胀痛，或刺痛；邪正交争，病势进退，则低热起伏、寒热往来；湿热下注，伤及任带，则带下量多，色黄质黏稠或气臭；经行、劳累耗伤气血，正气虚衰，正不胜邪，则疼痛加重；热邪迫血妄行，则见经期延长或月经量多；湿热瘀结内伤，则口腻或纳呆，便溏或秘结，小便黄；舌质红或暗红，或舌边见瘀点或瘀斑，苔黄腻或白腻，脉弦滑亦为湿热瘀结之象。

治则治法：清热利湿，化瘀止痛。

常用经验方药：金银花 20g，连翘 10g，升麻 9g，红藤 20g，蒲公英 30g，生鳖甲 9g（先煎），紫花地丁 20g，生蒲黄 10g（包煎），五灵脂 10g（包煎），椿根皮 10g，茵陈 12g，桔梗 10g，泽兰 10g，夏枯草 12g。

邢教授方中以银甲丸为主方，取其清热利湿、化瘀止痛之效，并加入活血化瘀、软坚散结之品。方中金银花、连翘、蒲公英、紫花地丁、红藤、升麻清热解毒，茵陈、椿根皮清热除湿，生鳖甲、蒲黄、五灵脂活血化瘀，桔梗辛散排脓，泽兰活血利水消肿，夏枯草软坚散结。全方共奏清热除湿、化瘀行滞之效。

邢教授提出，对于盆腔性疾病后遗症患者，可根据其主要病症，分证论治，如以带下黄稠为主症者，可用《傅青主女科》之易黄汤治之；如以腹痛为主症者，可用《金匮要略·妇人杂病脉证并治》中运用活血止痛之法治疗腹痛，例“妇人腹中诸疾痛，当归芍药散主之”。

②寒湿凝滞证

临床表现：小腹冷痛或刺痛，腰骶冷痛，得热痛缓，带下量多，色白质稀，小便频数，婚久不孕。舌淡暗，苔白腻，脉沉迟。

证候分析：寒湿之邪侵袭，留滞冲任、胞宫，凝涩血脉，血行不畅，则小腹冷痛或刺痛。寒凝得热暂通，故得热痛缓；湿邪下注伤及任带，则带下量多，色白质稀；寒伤阳气，阳气不振，则神疲乏力，腰骶冷痛，宫寒不孕，小便频数；舌脉为寒湿凝滞之象。

治则治法：祛寒除湿，化瘀止痛。

常用经验方药：炒小茴香 6g，干姜 9g，延胡索 10g，没药 10g，当归 12g，川芎 9g，肉桂 10g，赤芍 15g，蒲黄 10g（包煎），五灵脂 10g（包煎）。

邢教授方中以少腹逐瘀汤为主方，方中肉桂、干姜、小茴香温经散寒，当归、川芎、赤芍养血活血，蒲黄、五灵脂、没药、延胡索共奏化瘀止痛之效。寒散血行，冲任、子宫血气调和流畅，自无疼痛之虞。

③肾虚血瘀证

临床表现：下腹疼痛或有结块，经期疼痛加重，月经量多或少，经色紫暗有块，带下量多质稀，腰酸膝软，头晕耳鸣，口干不欲饮。舌暗或有瘀点，脉弦细。

证候分析：先天肾气不足或房劳多产伤肾，肾虚则血瘀形成，阻滞胞宫、胞脉，不通则痛，故下腹疼痛；瘀血日久，结而成块，则见胞中有块；经期气血易虚，加之情志不畅，瘀滞更甚，故疼痛加重；瘀血阻滞，血不循经，故月经量多，或瘀血阻滞，血行不畅，故月经量少，色紫暗有块；肾虚任带失约，带下量多质稀；腰为肾之府，肾虚则腰府失养，故腰酸膝软；肾开窍于耳，则见头晕耳鸣；瘀血阻滞，津液不得上承，故口干不欲饮；舌脉均为肾虚血瘀之象。

治则治法：温肾助阳，活血止痛。

常用经验方药：炒白术 30g，巴戟天 30g，补骨脂 9g，菟丝子 15g，肉桂 3g，杜仲 10g，山药 10g，芡实 9g，党参 10g，蒲黄 10g（包煎），五灵脂 10g（包煎），三棱 10g。

邢教授认为此类患者多为病情缠绵，久病伤及肾中之阳，或者感寒较重而致，少腹疼痛及久婚不孕之苦，故选择《傅青主女科》之温胞饮为主，其为傅山先生为“下部冰冷不受孕”而设。傅氏根据心肾与胞胎之间，在生理上相互联系，病理上相互影响的理论，指出“心肾二火之衰微”是“宫寒不孕”证的病机所在，并据此提出相应的治法与方药——温胞饮。此方虚实兼顾，其本虚是指肾阳虚，是对患者正气的补充，并且活血补肾，补泻并施。温胞饮中炒白术、巴戟天为君药，具有健脾补气、补肾助阳的功效，可对患者的腰脐气血进行有效的调节；山药、人参（此方换为党参）以及杜仲为臣药，具有益精补肾的功效；芡实为佐药，有固涩收敛、温心助阳的功效；补骨脂、肉桂为使药，具有益心阳、温肾壮阳以及补命门真火的功效；加用蒲黄、五灵脂、三棱活血化瘀止痛，全方共奏温肾助阳、活血止痛之效。

（2）加减用药、治疗精准

邢教授治疗盆腔炎性疾病时，坚持中医辨证论治，在辨证基础上随症加减。对于湿热瘀结证者，若低热起伏，加败酱草 15g，黄柏 10g，以清热祛湿；便溏加白扁豆 15g，藿香 9g，以健脾化湿。对于经量过少，色暗，可加鸡血藤 15g，桃仁 10g，红花 10g，丹参 15g，活血通经；若经来量多有血块，加益母草 15g，炒茜草 10g，化瘀止血。

对于寒湿凝滞患者，冷痛较甚，加艾叶 9g，吴茱萸 3g；痛甚而厥，四肢冰凉，冷汗淋漓，加炮附子 9g，细辛 3g，回阳散寒；痛而胀者，酌加乌药 10g，香附 10g；若伴肢体酸重困痛，苔白腻，或有冒雨、涉水、久居阴湿之地史，乃寒湿较重，宜加苍术 15g，薏苡仁 15g，羌活 10g，以散寒除湿；若腹中结块加鸡内金 10g，夏枯草 10g，莪术 10g，以活血破瘀散结。

对于肾虚血瘀患者，四肢不温加炙附子 9g，以温阳散寒；小便频数加益智仁 9g，乌药 10g，以温肾固涩；带下量多加茯苓 15g，苍术 12g，芡实 9g，以除湿止带；腰骶痛加桑寄生 12g，续断 12g，牛膝 15g，以补肾壮腰止痛。

（3）内外同治，增强疗效

邢教授总结自己的临证经验，认为慢性盆腔痛患者、输卵管粘连型不孕患者，采取中药内服加中药保留灌肠的方法可以明显缓解其症状，甚至治愈，还可提高受孕率。邢教授认为直肠紧邻盆腔组织，药物通过黏膜的渗透作用直达病所，使治疗更加精准，并且保留灌肠的方法使药液长时间作用于病变部位，使其药效发挥到极致。

（1）湿热瘀结证

灌肠方药：丹参15g，赤芍15g，牡丹皮12g，延胡索15g，金银花15g，连翘15g，薏苡仁30g，红藤30g，蒲公英30g，败酱草30g，莪术15g，黄柏12g，椿根皮15g。

具体方法：将药物浓煎备用，每次取药液50～100mL，温度38～40℃保留灌肠，或用中药直肠栓剂肛门给药。每晚1次，每个月经周期连用14天，经期停用，连续三月为1个疗程。

（2）寒湿凝滞证

灌肠方药：肉桂20g，三棱15g，莪术30g，丹参30g，大黄20g，延胡索50g，木香15g，红藤50g。

具体方法：将药物浓煎备用，每次取药液50～100mL，温度38～40℃保留灌肠。每晚1次，每个月经周期连用14天，经期停用，连续三月为1个疗程。

对于此证患者，可以加用艾灸法，温经通络，活血止痛。穴位组方为关元、气海、神阙、中极，每日1次。

说明：关元、气海、神阙、中极均为任脉所属腧穴，任脉起于小腹内，下出会阴部，本经腧穴主治少腹病变，盆腔炎病位于少腹，故选任脉之腧穴。关元有培肾固本、调节回阳之效；气海，气之所聚，可益气助阳；神阙为任脉之要穴，具有温阳救逆之效；中极可通调冲任之气，具有散寒行气之功。四穴配合可奏温经通络、活血止痛之效。

邢教授50余载的从医生涯，治疗盆腔炎性疾病患者无数。在治疗的急性盆腔炎患者中，予以中西医结合治疗，治愈率达90%以上，并且转为盆腔炎性疾病后遗症者甚少。对于盆腔脓肿患者，经保守治疗无效后，邢教授立即给予手术治疗。对于盆腔炎性疾病后遗症的患者，半年门诊量（符合盆腔炎性疾病患者）统计，慢性盆腔痛患者50例中，有42例痊愈，8例明显缓解；输卵管性不孕患者19例，其中10例顺利受孕；带下病患者均治愈。

三、临证案例

1. 案一

王某，女，36岁。

初诊：2012年10月8日。

主诉：下腹隐痛伴月经量少2年。

现病史：患者3年前于人流术后患盆腔炎性疾病，经西医保守治疗后痊愈。两年前胎停育一次，行清宫术治疗。后自觉劳累后下腹部隐痛，伴月经量逐渐减少，现经期1～2天，用护垫即可（小于20mL），色暗红，且经期下腹部隐痛加重，嗜睡，易困，手脚凉，腰困，LMP 2012年9月28日，量色质同前。既往月经经期4天，周期30天，量中等，无痛经。白带量多，色白，质稀。患者饮食、睡眠可，二便正常。舌质暗淡，边有瘀点，苔白，脉沉细。B超示子宫及双附件未见明显异常。既往体健。已婚，孕8产0，人工流产7次，胎停育一次。妇科检查示外阴为已婚未产型，阴道畅、分泌物多、无味、质稀；宫体后位，大小约5 cm×4 cm，压痛（++）。

西医诊断：盆腔炎性疾病后遗症。

中医诊断：盆腔炎性疾病后遗症；月经过少。

证型：肾虚血瘀。

治则治法：补肾活血，化瘀止痛。

方药：巴戟天30g，补骨脂9g，菟丝子15g，肉桂3g，杜仲10g，续断10g，炒白术30g，山药10g，山茱萸10g，芡实9g，蒲黄10g（包煎），五灵脂10g（包煎），当归12g，赤芍12g。

7剂，水煎服，日2次，早晚分服。

外治法：艾灸关元、气海、双子宫，每日1次，每次半小时。

二诊：2012年10月15日。

经过7天治疗，患者自觉腹痛明显好转，腰困仍有，精神好转，手脚渐温，白带正常。舌淡，苔白，脉沉细。

证型：肾虚血瘀。

治则治法：补肾活血，化瘀止痛。

方药：巴戟天30g，补骨脂9g，菟丝子15g，杜仲10g，续断10g，炒白术 30g，山药 10g，山茱萸 10g，蒲黄 10g（包煎），五灵脂 10g（包煎），当归 12g，赤芍 12g，桑寄生 10g。

10 剂，水煎服，日 2 次，早晚分服。

继续外治法治疗。

三诊：2012 年 10 月 25 日。

患者无腹痛，偶有腰困。舌淡暗，苔白，脉弦细。

证型：肾虚血瘀。

治则治法：补肾活血，化瘀止痛。

方药：巴戟天 15g，菟丝子 15g，杜仲 10g，续断 10g，炒白术 30g，山药 10g，山茱萸 10g，蒲黄 10g（包煎），五灵脂 10g（包煎），当归 12g，赤芍 12g，桑寄生 10g，益母草 15g，牛膝 9g，党参 10g。

7 剂，水煎服，日 2 次，早晚分服。

四诊：2012 年 11 月 1 日。

月经于 10 月 29 日来潮，今日经停，月经量较前增多，无腹痛，稍有腰困，仍觉乏力。舌淡，苔白，脉沉细。

证型：肾虚血瘀。

治则治法：补肾活血，化瘀止痛。

继续口服 10 月 8 日方，去芡实，加入党参 15g。

此患者连续于邢教授门诊治疗 3 个月，半年后随访月经正常，腹痛痊愈。

2. 案二

冯某某，女，56 岁。

初诊：2014 年 5 月 19 日。

主诉：下腹痛 8 余年，加重 3 年。

现病史：患者 50 岁绝经，近 8 年多时有下腹胀痛，自觉腹部凉而喜温，伴腰骶冷痛，得温痛减，遇寒加剧，近 3 年来诸症加重。平素四末不温，纳差，眠佳，二便调。舌暗红，苔白，脉沉弦。彩超检查提示盆腔积液 1.0 cm。已婚，孕 2 产 1，人流术一次。妇科检查示外阴已婚已产型；阴道通畅；宫颈光滑，无举痛、摇摆痛；子宫前位，大小正常，轻压痛（+）；双附件示双侧附件片状增厚，压痛（+）。

西医诊断：盆腔炎性疾病后遗症。

中医诊断：盆腔炎性疾病后遗症。

证型：寒湿凝滞。

治则治法：温经化瘀，除湿止痛。

方药：炒小茴香6g，干姜9g，延胡索10g，没药10g，当归12g，川芎9g，肉桂10g，赤芍15g，白芍15g，乌药15g，蒲黄10g（包煎），五灵脂10g（包煎），炮姜6g，茯苓15g，砂仁6g（后下），木香6g。

7剂，水煎服，日2次，早晚分服。

二诊：2014年5月26日。

腹痛减轻，纳差，舌暗红，苔白，脉沉弦。

证型：寒湿凝滞。

治则治法：温经化瘀，除湿止痛。

方药：炒小茴香6g，干姜9g，延胡索10g，没药10g，当归12g，川芎9g，肉桂10g，赤芍15g，白芍15g，乌药15g，炮姜6g，茯苓15g，砂仁6g（后下），木香6g，鸡血藤30g。

10剂，水煎服，日2次，早晚分服。

三诊：2014年6月5日。

患者无腹痛，纳食可。舌淡红、苔白，脉沉弦。彩超复查提示子宫附件未见明显异常。

证型：寒湿凝滞。

治则治法：温经化瘀，除湿止痛。

方药：仍与原方7剂，巩固治疗。

随访两月，腹痛已愈，诸症好转。

3. 案三

李某，女，33岁。

初诊：2014年9月6日。

主诉：下腹坠痛2月余。

现病史：患者既往急性盆腔炎病史，近2个月劳累后自觉小腹坠痛，腰酸困，时有低热，乏力，带下量多色黄，小便赤，大便黄而黏腻。B超示左附件区肿物4cm×3cm；盆腔积液。舌红，苔黄腻，脉细涩。妇科检查示外阴已婚已产型；阴道通畅；宫颈轻度柱状上皮外移，无举痛、摇摆痛；子宫后位，大小正常，无压痛；左附件区可触及一大小约 4 cm×3 cm 包块，压痛（+）。

西医诊断：盆腔炎性疾病后遗症。

中医诊断：盆腔炎性疾病后遗症。

证型：湿热瘀结。

治则治法：清热利湿，化瘀止痛。

方药：金银花 20g，连翘 10g，红藤 20g，蒲公英 30g，紫花地丁 20g，三棱 10g，莪术 10g，椿根皮 10g，茵陈 12g，桔梗 10g，泽兰 10g，夏枯草 12g，败酱草 30g，薏苡仁 30g，延胡索 10g。

7 剂，水煎服，日 2 次，早晚分服。

中药保留灌肠方药：丹参 15g，赤芍 15g，牡丹皮 12g，延胡索 15g，金银花 15g，连翘 15g，薏苡仁 30g，红藤 30g，蒲公英 30g，败酱草 30g，莪术 15g，黄柏 12g，椿根皮 15g。

14 剂，将药物浓煎备用，每次取药液 50 ～ 100mL，温度 38℃～ 40℃保留灌肠。每晚 1 次，每个月经周期连用 14 天。

二诊：2014 年 9 月 13 日。

患者腹痛腰酸较前减轻、带下等症状明显好转，经 B 超检查后包块明显缩小（3 cm×2.5 cm），盆腔积液消失。舌红，苔黄腻，脉细涩。

证型：湿热瘀结。

治则治法：清热利湿，化瘀止痛。

方药：继续前方及保留灌肠治疗。

连续治疗 2 个月后，B 超复查包块消失，症状基本好转，随访半年未复发。

四、小结

盆腔炎性疾病是女性上生殖道感染引起的一组疾病，为育龄妇女的常见病、多发病，其发病率呈逐年上升趋势。因流产、宫腔手术及不洁性生活等诱因，加之身体免疫力低下，使得病原体经阴道口上行感染蔓延到盆腔而引起。治疗不及时、不正确使得盆腔炎性疾病反复发作，导致盆腔组织增厚、粘连、瘢痕形成，甚至包裹形成包块，继发慢性盆腔痛、月经失调、不孕及异位妊娠等，严重影响女性身心健康。

邢教授认为虽然西医针对病原微生物进行抗生素的治疗取得较满意疗效，但病原微生物复杂多样，单纯采用大剂量、长疗程抗菌药物，不仅增加药物的不良反应，且极易产生耐药，更重要的是药物不能达到局部产生充分的疗效，使病灶残留，一旦自身免疫功能减弱，外加宫腔操作、性卫生不良、下生殖道感染等诱因，易导致盆腔炎反复发作。而中医发挥辨证施治的优势，具有整体与局部结合、内外同治、扶正祛邪的特点，通过提高患者自身免疫力，使药物直达病所，改善盆腔局部血液循环、软化粘连而治疗盆腔炎性疾病，并防止其复发及发展为慢性盆腔炎。而对于已成盆腔炎性疾病后遗症者，在辨证论治基础上，针对其主要症状进行加减用药，解决其主要矛盾。

邢教授指出急性盆腔炎性疾病应中西医结合治疗，在合理运用抗生素的基础上，联合中药治疗，加强疗效，预防反复发作。邢教授认为急性盆腔炎性疾病以湿、热、毒互结为患，热毒炽盛为主，伴有湿邪困阻为急性盆腔炎的主要病机，因此在治疗中因清热解毒，化瘀止痛为治则，但在运用寒凉之药时，注意伤及脾肾之阳，可加入固护脾肾阳气之药。

邢教授在治疗盆腔炎性疾病后遗症时，提出“从瘀论治”为其基本治则，辨证论治为其根本治法。虽认为湿热瘀结为其主要病机，但其病机复杂，有寒热错杂、本虚标实之象，因此临床上亦有寒湿凝滞及肾虚血瘀者。临证应辨证论治，依据证候、寒热虚实加减用药，并提出内外同治、精准治疗。

（李小叶）

第七节 多囊卵巢综合征

多囊卵巢综合征是妇科临床常见的一种发病多因性、临床表现呈多态性的内分泌失调综合征，是以持续性无排卵、高雄激素体征或胰岛素抵抗为特征的内分泌紊乱的症候群。临床表现多样，主要症状表现为月经失调、闭经、不孕、多毛、痤疮、肥胖、黑棘皮症等。其形成原因至今还在深入研究之中，症状表现有下丘脑、垂体、卵巢间的性激素反馈调节机制失常，导致卵巢长期不能排卵及卵巢体积增大并呈多囊性改变，血清促性腺激素比例失调、高雄激素血症、胰岛素抵抗等，并可引起血脂异常、心血管疾病、高血压、糖尿病等远期并发症，甚至子宫内膜过度增生，逐渐发生恶变。随着现代生活的变化，多囊卵巢综合征的发病率有逐渐增加的趋势，育龄期妇女发病率为 5% ～ 10%，在无排卵性不孕症的患者中发病率高达 30%。

西医对多囊卵巢综合征的治疗包括一般治疗、药物治疗、手术治疗。

一般治疗：对肥胖型多囊卵巢综合征患者，建议控制饮食和增加运动。

药物治疗：调节月经周期如口服避孕药、孕激素后半周期疗法、降低血雄激素治疗、改善胰岛素抵抗、诱发排卵等，多为激素类药物，长期用药不良反应大，停药后复发率高。

手术治疗：腹腔镜下卵巢打孔术和卵巢楔形切除术，是有创治疗，目前运用较少。

一、邢维萱教授对多囊卵巢综合征病因病机的认识

随着近年来众多医家对多囊卵巢综合征的关注、研究的不断深入，根据中医文献中医对本病的病因病机做了诸多探索，各家意见不尽相同，临床辨证分型纷繁复杂，如肾阳虚、肾阴虚、痰湿、肝郁、血瘀等。邢教授认为多囊卵巢综合征根据其临床表现可归属于中医妇科学“月经后期”“月经过少”“闭经”“崩漏”“不孕”等范畴，根据卵巢增大、表面包膜增厚的特点，又可归属于“癥瘕”的范畴。邢教授总结50余年的临证经验，认为本病为脾肾本虚、痰湿瘀阻所引起的虚实夹杂、本虚标实病证，肾阴虚为本，痰湿瘀阻为标，涉及肾、脾两脏功能异常。

1. 肾阴不足是多囊卵巢综合征病机核心

多囊卵巢综合征常于青春期后发病，表现为月经失调，如月经后期、月经过少、闭经、崩漏。邢教授认为“经水出诸肾”，肾之阴精是月经产生的物质基础，肾气充盛是月经产生的先决条件。一方面，肾精化血，形成月经的物质基础，《诸病源候论·虚劳病诸候》称“肾藏精，精者，血之所成也”。另一方面，肾精化气，肾气充盛，封藏有权，则天癸产生而达冲任，使任通冲盛，聚阴血于胞宫，形成一月一行规律之月经，周而复始。若肾精亏虚，冲任失于充养，无以化为经血，血海不能按时满盈，可致月经后期；血海空虚，无血可下，则致月经过少，甚至闭经。如《医学正传》云：“月水全借肾水施化，肾水既乏，则经血日以干涸。”阐明肾阴亏虚乃经闭之由。肾阴虚，阴虚失守，虚火动血，又可形成崩漏。如《东垣十书·兰室秘藏》云：“肾水阴虚，不能镇守胞络相火，故血走而崩也。”多囊卵巢综合征患者进入育龄期后多表现为不孕症，以长期无排卵为主要特征，邢教授认为这种表现也与肾关系密切。卵子属肾中先天生殖之精，先天肾精充盛是卵子生长发育的物质基础，同时又需有后天之精的滋养。故肾精充盛是卵子发育成熟的前提条件，肾精亏虚，乃卵子难以发育成熟而不排卵的根本原因。肾阴虚精血不足，冲任不充，不能摄精成孕导致不孕。《格致余论·受胎论》云：“阳精之施也，阴血能摄之，精成其子，血成其胞，胎孕乃成，今妇人无子者，本由血少不足以摄精。”也阐明不孕由精血不足而致。此外，精血亏虚，阳气偏盛，血海蕴热，热扰冲

任，亦不能成孕。邢教授通过古医籍对类似多囊卵巢综合征症状的论述，结合自己的临证体会认为：禀赋薄弱，肾精不充，肾气不盛，冲任失养，而天癸不至或至而不健，或房劳伤肾，精血亏少，冲任虚损均致肾阴虚，影响天癸的泌至和冲任的通盛，而致月经后期、月经过少、闭经、崩漏、不孕等症，提出多囊卵巢综合征病机是以肾虚为本，且以肾阴虚为主。

2. 脾虚痰湿内生、瘀阻冲任胞宫是多囊卵巢综合征常见病机

邢教授经常强调“脾为后天之本，主运化水谷精微”。她认为一方面血是月经的物质基础，气是推动血正常运行的动力，气血充足，月经才能以时而下，气血的化生主要靠脾胃的运化，而脾喜燥恶湿，湿盛伤脾，脾胃受损，气血生化乏源，可致月经后期、月经过少、崩漏、闭经。另一方面脾虚运化失司，水液运化失常，痰湿内生，壅滞冲任胞宫，久而成瘀导致精髓不利，不能摄精成孕。由此，邢教授提出脾虚痰湿瘀阻是多囊卵巢综合征的第二大病机。如《丹溪心法》曰：“若是肥盛妇人，禀受甚厚，恣于酒食之人，经水不调，不能成胎，谓之躯脂满溢，闭塞子宫。”《傅青主女科》中有：“妇人有身体肥胖，痰涎甚多，不能受孕者，人以为气虚之过，谁知是湿盛之故乎？……而肥胖之湿，实非外邪，乃脾土之内病也。”

二、邢维萱教授诊治多囊卵巢综合征经验

1. 辨证论治

邢教授认为，本病由肾阴虚、痰湿瘀阻所致，故将多囊卵巢综合征分为肾阴虚型和痰湿瘀阻型两大证型。临证提出补肾养精、化痰除湿、活血调经为多囊卵巢综合征治疗大法。

（1）肾阴虚型

临床表现：月经稀发或闭经，不孕，面部痤疮，多毛，五心烦热，口燥咽干，心烦，失眠多梦，腰膝酸软，或便干溲黄。舌红，苔薄黄或少苔，脉沉细或细数。

证候分析：肾藏精，主生殖，为天癸之源，冲任之本，气血之根，主人体的生长发育与生殖。肾阴不足，肾精不能化生气血，冲任不充，血

脉不盈则致月经稀发或闭经；冲任虚衰不能摄精成孕故不孕；阴虚内热，虚火上炎致面部痤疮，多毛，五心烦热，口燥咽干；热扰心神致心烦失眠多梦；肾主骨生髓，腰为肾之府，肾虚筋骨失养致腰酸腿软；虚火灼伤津液，致便干溲黄；舌红、苔薄黄或少苔，脉沉细或细数为肾阴虚之征。

治则治法：滋肾益阴，养血调经。

常用经验方药：熟地黄 15g，生白芍 15g，山茱萸 15g，山药 15g，牡丹皮 10g，菟丝子 12g，枸杞子 15g，当归 12g，丹参 10g，川芎 9g，紫河车 5g（研末吞服），紫石英 10g（先煎），鹿角胶 6g（烊化），炙甘草 6g。

邢教授此方以六味地黄丸中滋阴补肾之品合四物汤补血养血，并配活血祛瘀之品组方而成，该方体现了《素问·阴阳应象大论》“形不足者，温之以气；精不足者，补之以味”的治疗原则。鹿角胶为血肉有情之品，加强补肾益精补血之功，使滋补肾阴功效更为显著，合紫石英，补肾温阳，体现了阴阳互济、阴阳互根互生。张景岳说：“善补阳者，必于阴中求阳，则阳得阴助而生化无穷；善补阴者，必于阳中求阴，则阴得阳升而泉源不竭。”本方鹿角胶、紫石英与熟地黄、枸杞子、菟丝子、山茱萸诸药同用，即是取阴中求阳之义。诸药合用共奏补肾滋阴、养血调经、填精益髓之功。

（2）痰湿瘀阻型

临床表现：月经稀发或闭经，不孕，肥胖，面部及背部痤疮，多毛，胸闷泛恶，口腻多痰，小腹胀满，带下量多色白，大便溏薄。舌淡胖，苔白腻，脉滑。

证候分析：“肥人多痰”。肥胖属痰湿内盛，脾为后天之本，喜燥恶湿，主运化水谷精微，湿盛伤脾，气血生化乏源，胞脉、胞络空虚，致月经稀发或闭经；痰湿壅盛阻滞冲任及胞宫胞脉致小腹胀满，不孕；痰湿郁久化热，湿热泛溢肌肤致面部及背部痤疮，多毛；脾虚中阳不振，挟痰饮上泛，致胸闷泛恶，口腻多痰；湿邪损伤任带二脉致带下量多色白；脾虚失于运化致大便溏薄；舌淡胖，苔白腻，脉滑为痰湿瘀阻之征。

治则治法：化痰祛湿，活血调冲。

常用经验方药：茯苓 20g，苍术 20g，党参 15g，法半夏 9g，陈皮 12g，薏苡仁 15g，香附 9g，神曲 12g，覆盆子 12g，菟丝子 12g，枸杞子

12g，川芎 9g，甘草 6g。

邢教授方中以二陈汤燥湿化痰，健脾和胃，绝生痰之源。方中茯苓甘淡性平，益脾助运，淡渗利湿，《本经疏证》云“夫气以润而行，茯苓者，纯以气为用，故其治咸以水为事，除湿之圣药也”，邢教授以茯苓之性益脾逐水，以茯苓之气而运水湿，使痰湿尽除；陈皮辛苦性温，辛能散，苦能燥，温能补，理气调中，燥湿化痰；法半夏辛温入脾、胃经，能燥湿化痰、消痞散结。邢教授认为半夏体滑而味辛性温，行水气而润肾燥。苍术芳香燥烈，用量加重可加强二陈汤祛湿痰作用。痰湿既是脾虚健运失职的代谢产物，又是瘀滞胞宫的病因。痰湿停滞则气机不畅，故以香附芳香辛散，通行气分，散解六郁，兼入血分，疏通脉络，行气和血，前人称其为“女科要药”；川芎芳香走窜，通行血分，祛瘀活血调经，兼可行气开郁，为血中气药。二药相配，通调痰湿所致气血之瘀滞。方中配以覆盆子、菟丝子、枸杞子以补肾之阴阳，标本兼顾。诸药同用以达健脾化痰除湿、行气活血祛瘀，补肾调经之功。

2. 循期用药、加减用药辅助治疗多囊卵巢综合征

邢教授治疗多囊卵巢综合征时，坚持中医辨证论治，在辨证基础上顺应冲任气血阴阳消长过程，诊疗中，因多囊卵巢综合征患者月经紊乱，常为稀发、闭经，邢教授利用现代诊疗技术，在辨证基础上结合 B 超情况，协助判断月经周期，循期用药。先给予补肾健脾养血之剂以使孕卵发育成熟、胞脉充盛、血海充盈，再予化痰祛瘀通经之品，使冲任顺畅，阴血外泄，恢复正常月经周期。

常结合月经周期加减用药：月经期活血通经加桃仁、赤芍各 9g，丹参、鸡血藤各 15g；经后期补肾滋阴加枸杞子、女贞子、墨旱莲各 15g；经间期补肾通络、促排卵加皂角刺、夏枯草各 10g，丝瓜络、路路通各 12g；经前期补肾温阳加淫羊藿、仙茅各 15g，肉苁蓉 6g，肉桂 3g。

多囊卵巢综合征病程长、治疗周期长，根据不同时期临床症状不同，邢教授常随症加减：痤疮严重者加用龙胆草、栀子各 9g，黄连 6g，滑石粉 12g，泻热除湿祛痤疮；痰湿内聚，见舌苔黄厚或腻者，加白扁豆、炒白术各 12g，黄柏 6g，诸药合用，健脾清热通利并举，清热利湿而不伤正；伴有颈部、腋下黑棘皮征者，加泽兰 12g，与方中川芎同用活血通络，

泽兰为走脾经之药，脾主肌肉，川芎上达巅顶，下入血海，走而不守，二药合用，对于病在皮肤的瘀滞效果甚佳；兼口苦、咽干，胸胁少腹胀痛者，加龙胆草、夏枯草各10g，柴胡、郁金各9g，清肝泻火，疏肝理气；兼见心悸、失眠、多梦加酸枣仁9g，合欢皮、首乌藤、百合各12g等以宁心安神。对于有生育要求的多囊卵巢综合征患者于月经第5天口服克罗米芬50mg，日1次，连用5天以促排卵，助生育。

经邢教授诊治多囊卵巢综合征患者的半年门诊量（符合多囊卵巢综合征诊断标准）统计，月经量少稀发72例中，有61例经量增多，月经能按期来潮；继发闭经25例中，有16例月经来潮，恢复正常月经周期，病人治疗后基础体温恢复双相；9例成功怀孕。

三、临证案例

1. 案一

樊某某，女，31岁，已婚。

初诊：2010年11月15日。

主诉：月经后期2年，停经6个月。

现病史：患者自16岁月经初潮后即推迟来潮，经期5～7天，周期30～40天，月经色淡红、量少、质稀，经行偶有腹胀。2008年10月行人工流产术后，月经周期即为60～90天，LMP 2010年5月5日，量色质如前。患者平素肢体困重，喜食肥甘厚味，白带清稀量多，无异味，睡眠欠佳，多梦易醒，便溏。体态肥胖，面部散在痤疮，舌淡暗，苔白，脉沉无力。性激素检查示泌乳素正常，雄激素水平略高于正常，LH/FSH ＞ 3。彩超提示子宫正常，子宫内膜0.8 cm，双侧卵巢有多个囊性暗区（＞12个），直径＜0.6 cm。

西医诊断：多囊卵巢综合征。

中医诊断：闭经。

证型：脾虚，痰湿瘀阻。

治则治法：健脾补肾，化痰祛瘀。

方药：苍术15g，香附15g，法半夏9g，茯苓15g，陈皮15g，薏苡仁20g，菟丝子15g，枸杞子15g，白芍12g，鹿角霜6g（先煎），紫河车

6g（研末吞服），炙甘草 6g。

10 剂，水煎服，日 2 次，早晚分服。

同时服用“通经甘露丸”1 丸，日 2 次，早晚分服。

邢教授嘱咐患者节制肥甘之品，增加体育运动。

二诊：2010 年 11 月 26 日。

患者月经未潮，仍觉肢体困重，白带量减少，无异味，便溏。舌淡，苔白腻，脉沉无力。

证型：脾虚，痰湿瘀阻。

治则治法：苍术 20g，香附 15g，白术 15g，泽兰 15g，法半夏 9g，茯苓 20g，薏苡仁 20g，菟丝子 15g，白芍 20g，鹿角霜 9g（先煎），紫河车 6g（研末吞服），龙胆草 6g，黄连 6g，炙甘草 6g。

10 剂，水煎服，日 2 次，早晚分服。

同服“通经甘露丸”1 丸，日 2 次，早晚分服。

邢教授仍嘱患者生活规律，节制肥甘之品，增加体育运动。

三诊：2010 年 12 月 10 日。

患者月经未潮，肢体困重、面部痤疮好转，腰困，白带量正常，无便溏。舌淡，苔白腻，脉沉。

证型：脾肾两虚，痰湿瘀阻。

治则治法：健脾补肾，化痰祛瘀。

方药：苍术 20g，香附 15g，白术 15g，泽兰 15g，茯苓 20g，薏苡仁 20g，菟丝子 15g，杜仲 15g，鹿角霜 9g（先煎），紫河车 6g（研末吞服），龙胆草 6g，黄连 6g，炙甘草 6g。

10 剂，水煎服，日 2 次，早晚分服。

同服“通经甘露丸”1 丸，日 2 次，早晚分服。

四诊：2010 年 12 月 20 日。

患者月经未潮，但觉乳房略胀。近 3 日白带清长，拉丝状，面部痤疮好转，腰酸困，小腹胀痛，无便溏。舌淡暗边有瘀点，苔白，脉沉细。彩超提示子宫内膜 1.2 cm，右侧卵巢有 1 个囊性暗区，直径 1.6 cm，左侧卵巢正常。

证型：脾肾两虚，痰湿瘀阻。

治则治法：健脾补肾，活血祛瘀。

方药：苍术 20g，白术 15g，皂角刺 10g，夏枯草 12g，丹参 15g，鸡血藤 15g，枸杞子 15g，益母草 15g，枳实 15g，红花 15g，桃仁 15g，山茱萸 12g，紫石英 12g，紫河车 9g（研末吞服），炙甘草 6g。

10 剂，水煎服，日 2 次，早晚分服。

五诊：2010 年 12 月 31 日。

患者 12 月 29 日月经来潮，初期经量偏少。现第 3 天，经量增多，色暗有血块，伴小腹坠胀，腰困，便秘。舌淡，苔薄白，脉沉细。

证型：脾肾两虚，痰瘀互阻。

治则治法：健脾补肾，活血祛瘀。

方药：党参 20g，白术 15g，陈皮 10g，皂角刺 10g，夏枯草 5g，丹参 10g，鸡血藤 30g，当归 20g，益母草 30g，三棱 10g，莪术 10g，紫石英 15g，紫河车 9g（研末吞服），炙甘草 6g。

患者依邢教授嘱咐禁生冷辛辣之品，慎食肥甘厚味，并加强体育锻炼，随访半年月经恢复正常周期。

2. 案二

刘某某，女，25 岁，已婚。

初诊：2011 年 3 月 26 日。

主诉：月经后期量少半年余，加重 2 月。

现病史：13 岁初潮，经期 4 ～ 5 天，周期 30 ～ 35 天，经量偏少，色淡暗，无痛经。半年前自然流产 1 胎后出现月经量明显减少，经期同前，周期 30 ～ 60 天，近 2 月每次经行 3 ～ 4 天，点滴即净，经色淡暗、质清稀，经行腹痛，第 1 天痛甚，伴腰酸腿软。现经期第 15 天。患者形体略胖，毛发浓密。平素常感神疲肢倦，头晕耳鸣，腰酸腿软，小便频数，大便稀溏。舌淡，苔薄，脉沉细。性激素检查示 PRL 正常，T 高于正常水平，LH/FSH ＞ 3。彩超提示子宫正常大小，子宫内膜 0.6 cm，双侧卵巢有多个囊性暗区（＞ 12 个），直径＜ 0.7 cm。

西医诊断：多囊卵巢综合征。

中医诊断：月经过少。

证型：肾虚。

治则治法：补肾养血，活血调经。

方药：熟地黄 15g，菟丝子 15g，枸杞子 15g，杜仲 15g，生白芍 12g，山茱萸 12g，生地黄 12g，紫河车 10g（研末吞服），紫石英 10g，鹿角胶 9g（烊化），炙甘草 6g。

10 剂，水煎服，日 2 次，早晚分服。

嘱测 BBT。

二诊：2011 年 4 月 8 日。

患者诉腰酸腿软，头晕耳鸣症状较前好转，白带略增多，仍觉神疲肢倦，大便稀溏。舌淡，苔薄，脉沉细。

证型：脾肾两虚。

治则治法：补肾健脾，养血调经。

方药：党参 20g，炒白术 20g，茯苓 20g，山药 20g，杜仲 15g，女贞子 15g，墨旱莲 15g，陈皮 12g，山茱萸 12g，紫石英 10g，鹿角胶 9g（烊化），紫河车 9g（研末吞服），阿胶 6g（烊化），炙甘草 6g。

10 剂，水煎服，日 2 次，早晚分服。

三诊：2011 年 4 月 18 日。

患者诉月经未潮，乳房略胀，偶有腰酸腿软，头晕耳鸣，白带明显增多，神疲肢倦、少腹胀满好转，大便成型。舌淡，苔薄，脉沉。彩超提示子宫内膜 1.0 cm，左侧卵巢有 1 个囊性暗区，直径 1.5 cm，右侧卵巢正常。

证型：肾虚。

治则治法：补肾养血，活血调经。

方药：党参 20g，山药 20g，熟地黄 15g，山茱萸 15g，菟丝子 15g，杜仲 15g，紫石英 15g，皂角刺 10g，牛膝 10g，夏枯草 10g，路路通 10g，鹿角胶 9g（烊化），川芎 9g，紫河车 9g（研末吞服），穿山甲[①]6g，炙甘草 6g。

10 剂，水煎服，日 2 次，早晚分服。

四诊：2011 年 4 月 29 日。

患者诉月经 2 天前来潮，量较前增多，色淡红，乳房略胀，寐差梦多，偶感神疲肢倦，少腹胀满好转，无腰酸腿软，头晕耳鸣，二便。舌淡，苔薄，脉沉滑。BBT 示双相。

① 穿山甲在《国家重点保护野生动物名录》中被列为一级，未被列入现行《中华人民共和国药典》，使用时建议用其他药物替代。

证型：肾虚。

治则治法：补肾益冲，活血调经。

方药：生地黄15g，山药15g，杜仲15g，紫石英10g，赤芍15g，丹参30g，三棱15g，莪术15g，柴胡10g，枳壳10g，川芎9g，牛膝10g，合欢皮12g，首乌藤12g，炙甘草6g。

10剂，水煎服，日2次，早晚分服。

五诊：2011年5月13日。

患者诉月经来潮5天净，经量增多，色红，偶感神疲肢倦，睡眠梦多，无腹胀满、腰酸腿软、头晕耳鸣，二便正常。舌淡，苔薄，脉细。测BBT示双相，复查性激素水平趋于正常。

证型：脾肾两虚。

治则治法：健脾补肾，益冲调经。

方药：党参15g，黄芪30g，炒白术15g，山药15g，山茱萸9g，女贞子15g，墨旱莲15g，菟丝子15g，枸杞子15g，紫河车9g（研末吞服），鹿角胶9g（烊化），合欢皮12g，首乌藤12g，炙甘草6g。

10剂，水煎服，日2次，早晚分服以固疗效。

邢教授嘱咐患者每天晚饭后半小时到户外运动一小时，配合药物治疗，使体重下降并逐渐恢复卵巢功能。停药后随访月经正常来潮，精神饱满。

3. 案三

王某，女，29岁，已婚。

初诊：2011 年6月6日。

主诉：不孕2年，闭经6个月。

现病史：患者既往月经规律，经期6天，周期30天，量中，色红，无痛经。自2008年3月自然分娩1胎，2009年6月停止哺乳。月经2009年9月来潮，量少，色红，且渐推迟甚至60～80天一行，渐至闭经，此后未避孕而不孕。LMP 2010年12月3日。平素胸闷泛恶，腰膝酸软，易疲劳，面色暗黄有斑，口周多毛，小腹作胀，睡眠欠佳，二便正常，舌淡红，苔白腻，脉沉而滑。性激素检查示PRL正常，T高于正常水平，LH/FSH＞3。彩超提示子宫正常，子宫内膜0.4 cm，双侧卵巢有多个囊性暗区（＞15 个），直径＜0.8 cm。

西医诊断：继发性不孕症；多囊卵巢综合征。

中医诊断：不孕；闭经。

证型：脾肾两虚，痰湿瘀阻。

治则治法：健脾补肾，化痰祛瘀。

方药：党参 15g，白术 15g，陈皮 15g，香附 15g，法半夏 9g，苍术 20g，茯苓 20g，薏苡仁 20g，菟丝子 15g，杜仲 15g，桑寄生 15g，泽兰 15g，川芎 15g，紫河车 10g（研末吞服），炙甘草 6g。

10 剂，水煎服，日 2 次，早晚分服。

二诊：2011 年 6 月 17 日。

患者月经未潮，胸闷泛恶，腰膝酸软好转，余症同前。舌淡红，苔白腻，脉沉。

证型：脾肾两虚，痰湿瘀阻。

治则治法：补肾健脾，化痰祛瘀。

效不更方，方药同前。

10 剂，水煎服，日 2 次，早晚分服。

同服“通经甘露丸”1 丸，日 2 次，早晚分服。

三诊：2011 年 6 月 27 日。

患者月经未潮，胸闷泛恶，腰膝酸软，小腹作胀均明显好转，余症同前。舌淡，苔白腻，脉沉细。

证型：脾肾两虚，痰湿瘀阻。

治则治法：补肾健脾，化痰祛瘀。

方药：党参 15g，苍术 20g，鸡内金 15g，山药 20g，茯苓 20g，泽兰 15g，川芎 15g，菟丝子 15g，杜仲 15g，桑寄生 15g，紫河车 10g（研末吞服），皂角刺 10g，酸枣仁 10g，炙甘草 6g。

10 剂，水煎服，日 2 次，早晚分服。

同服“通经甘露丸”1 丸，日 2 次，早晚分服。

四诊：2011 年 7 月 8 日。

患者月经未潮，胸闷泛恶，腰膝酸软，小腹作胀均明显好转，面部色斑减退，口周毳毛减少，余症均好，二便正常。舌淡，苔白，脉沉。

证型：脾肾两虚，痰湿瘀阻。

治则治法：补肾健脾，化痰祛瘀。

方药：党参 15g，苍术 20g，山药 20g，茯苓 20g，鸡血藤 30g，熟地黄 15g，菟丝子 15g，杜仲 15g，桑寄生 15g，紫河车 10g（研末吞服），泽兰 15g，川芎 15g，牛膝 10g，皂角刺 10g，炙甘草 10g。

10 剂，水煎服，日 2 次，早晚分服。

同服“通经甘露丸”1 丸，日 2 次，早晚分服。

五诊：2011 年 7 月 18 日。

患者月经未潮，白带增多透明状，面部色斑减退，口周毳毛减少，无胸闷泛恶，腰膝酸软，二便正常。舌淡、苔白，脉细。彩超提示子宫内膜 0.9 cm，左侧卵巢有 1 个囊性暗区，直径 1.8 cm，右侧卵巢正常。

证型：脾肾两虚，痰湿瘀阻。

治则治法：补肾健脾，化痰祛瘀。

方药：苍术 20g，山药 20g，茯苓 20g，鸡血藤 30g，熟地黄 15g，菟丝子 15g，枳实 10g，桑寄生 15g，紫河车 10g（研末吞服），丹参 15g，川芎 15g，牛膝 10g，夏枯草 10g，皂角刺 10g，炙甘草 10g。

10 剂，水煎服，日 2 次，早晚分服。

同服“龙鹿胶囊”0.2g，日 3 次，口服。

邢教授在治疗期间随月经周期加减用药，指导排卵期房事，并嘱其注意饮食、坚持体育锻炼，保持良好心态。用药 3 个月后，月经于 2011 年 9 月 12 日来潮，面部色斑及口周毳毛明显减少，恢复正常月经周期。监测 BBT 于 2011 年 11 月 27 日开始明显上升，并呈双相。2012 年 1 月 20 日月经第 5 天口服克罗米芬 50mg，日 1 次，口服，连用 5 天以促排卵。于 2012 年 3 月 10 日查尿 HCG 阳性，行彩超检查示宫腔内见 2.0 cm ×1.8 cm 孕囊，可见胎芽胎心，诊断为早孕。2012 年 11 月 3 日顺利分娩 1 男婴。

四、小结

多囊卵巢综合征是妇科临床中常见的一种内分泌疾病，多发生于青春期和育龄期妇女，以月经稀发甚或闭经、不孕、多毛、肥胖、伴双侧卵巢多囊性增大为主要临床表现。西医学认为该病主要是由于下丘脑—垂体—

卵巢轴失常、内源性激素不协调、LH/FSH 比值增大、雄激素分泌过多所产生的一种妇科内分泌失调综合征。西药药理研究补肾药具有类激素样作用，通过调节脑内 β－内咖肽、5－羟色胺等递质影响促性腺激素释放激素（GnRH）的分泌而对生殖功能起调节作用；补肾药还能提高垂体促性腺激素水平，使卵巢内 LH/HCG 受体增加，提高卵巢对垂体促性腺激素的反应性，增加内源性雌激素水平从而促进初级卵泡向优势卵泡发育，通过调节下丘脑—垂体—卵巢功能达到治疗目的。

山西省名中医邢维萱教授自从业起即开始潜心研究月经过少、月经稀发、闭经和不孕症等常见病、疑难病。经过 50 余年的临床，邢教授发现自己门诊的闭经和不孕患者中多囊卵巢综合征的比例为 30% ～ 40%。经过多年的探索，邢教授认为本病病机以肾虚（主要以肾阴虚为主）、痰湿瘀阻为主，拟定了益肾健脾、化痰祛瘀、活血通经的治则治法。邢教授治疗本病除坚持中医的辨证论治，还始终贯彻整体观念，把患者看成一个统一的有机整体。以上 3 例患者辨证均属肾虚、痰湿瘀阻，或两者兼有。患者虽天癸已至，但因房劳多产损伤肾气或湿邪伤脾，痰湿瘀阻，导致精血亏少，血海空虚，冲任不足发为本病。故邢教授治疗多囊卵巢综合征时，在辨证基础上顺应女性生理上的气血阴阳消长过程给予补肾健脾养血之剂以充血之源后，再给予化痰祛瘀通经之品以调整月经周期，使之恢复正常，拟定了“补肾（补肾阴为主，佐以温补肾阳）—健脾化痰—活血祛瘀”的周期治疗模式。邢教授指出治疗本病重在补肾，临证处方中常以熟地黄、枸杞子、山茱萸、紫河车、鹿角胶、菟丝子、桑寄生、杜仲、紫石英为主药；以茯苓、陈皮、苍术、香附、姜半夏、薏苡仁健脾化痰；又因在多囊卵巢综合征过程中易出现痰瘀互结，所以在治疗时以鸡血藤、丹参、泽兰、川芎、夏枯草、皂角刺、枳壳、牛膝等活血化瘀软坚散结之品伍于补肾健脾化痰之剂中，以使肾气得充，脾气健运，痰瘀得除，冲盛任通，月事依时而下，从而疾病痊愈。

邢教授治疗多囊卵巢综合征患者时，有目的地针对病人特点，以中医辨证论治为主，根据患者的不同情况，必要时也中药配伍西药促排卵治疗，形成了特色鲜明的用药特点，并取得确切满意的疗效。

（厉　健）

第八节 输卵管性不孕症

据报道，我国育龄妇女不孕症的发生率为6.89%，其中由输卵管病变引起的不孕症占20% ～ 40%。因输卵管出现粘连、堵塞以及通而不畅等异常情况导致妇女不能生育的，统称为输卵管性不孕症。盆腔炎性疾病是引起输卵管病变的主要病理改变，导致输卵管性不孕症的发生。女性盆腔炎性疾病及其后遗症引起盆腔周围病变，造成盆腔组织破坏，形成广泛的粘连、增生以及斑块，从而影响输卵管的走形，使输卵管出现牵拉、扭曲、改变输卵管与卵巢的相对位置，影响拾卵，并可使输卵管及其周围发生病变，导致不孕。

输卵管性不孕症常见的病理表现：①输卵管积水。输卵管积水为病原体感染盆腔输卵管后，输卵管在白细胞浸润的作用下形成肿胀的内膜，间质出现水肿，黏膜细胞的分泌液寄存于宫腔内，形成输卵管积脓。炎症消退以后，腔内的积液逐渐由脓性转变为浆液性，即为输卵管积水。或为盆腔炎影响输卵管峡部及伞端，造成伞端粘连，梗阻后形成输卵管积脓。②输卵管阻塞。盆腔炎性疾病造成输卵管阻塞，输卵管阻塞后由于输卵管壁被淋巴细胞浸润，黏膜的上皮细胞变得肥大，使组织发生纤维化，输卵管增粗或蜷曲。③输卵管粘连。盆腔炎性疾病造成输卵管粘连常见的病因多为产后或流产后感染、妇科手术后感染、月经经期不注意卫生、盆腔内邻近器官的炎症蔓延等，输卵管粘连最常见的病因是炎症感染，是盆腔炎症留下的疾病。女性输卵管发生粘连会导致输卵管不通，引起不孕。④输卵管炎。输卵管的管腔比较狭窄，最窄部分的管腔直径只有1 ～ 2 mm，当发生盆腔炎或输卵管炎时，输卵管的最窄部分及伞端很容易发生粘连或完全闭锁，这样会阻碍精卵结合，造成不孕。有些情况下，炎症虽未造成输卵管腔堵塞，但炎症破坏了输卵管内的纤毛运动，或由于瘢痕形成，使输卵管管壁僵硬，影响输卵管蠕动，也会影响精子和卵子的相遇和运送而致不孕。

西医对盆腔炎性疾病导致的输卵管性不孕症治疗以恢复输卵管正常形态和生理功能，最终成功妊娠为目的。目前治疗盆腔炎性疾病导致的不孕症，可分为三种：口服抗生素、介入疗法、手术治疗。

口服抗生素：由于盆腔炎性疾病部分都是细菌感染，因此可以服用抗生素，目的是减缓炎症，如比较常见的青霉素、替硝唑等，但是这些药物只能消除局部炎症，并有相应的不良反应。

介入疗法：主要适用于输卵管堵塞于间质部及峡部的不孕症患者，但对输卵管积水引起的不孕症效果不佳，且发生再次输卵管阻塞的可能性较大，可能会出现仍然不孕，甚至异位妊娠的可能。

手术治疗：主要以宫、腹腔镜联合手术为最有效的治疗方法，宫、腹腔镜治疗可以直接发现不孕症的原因并进行处理，如盆腔粘连、输卵管阻塞、子宫内膜异位症等，但创伤较大，有感染、疼痛等风险，术后恢复慢，费用较高。

一、邢维萱教授对输卵管性不孕症病因病机的认识

盆腔炎性疾病导致的输卵管性不孕症患者除不孕外，多数无典型临床表现，部分患者可伴有下腹或腰骶疼痛、带下异常，部分患者可触及附件区包块。中医对于输卵管性不孕症无对症病名，也无详细描述，根据其临床表现，可散见于“断续”“带下”“癥瘕”“妇人腹痛”等描述中。邢教授结合多年临床经验及现代社会生活规律，对盆腔炎性疾病导致的输卵管性不孕症有了重新的认识。

邢教授认为无论内邪还是外邪，病理因素多为水湿、湿热与瘀血，此三者经常交结于盆腔，或单独存在，或二者并存。本病多反复发作，迁延日久，导致患者肝气不疏，肝藏血，肾藏精，肝肾同源，肝郁日久则伤肾，久病伤肾，有碍肾精的充养和肾气的化生；胞络者，系于肾，肾虚失于温煦、推动，更加加重血瘀。因此，邢教授认为输卵管性不孕症的基本病机为湿、热、瘀相互搏结，加之肾虚、肝郁之碍，致使胞脉、胞络瘀积

不通，精、卵不能结合，故难受孕，其中虚是其本，湿、热是其标，瘀是其变，属于虚实夹杂之症。

1. 病机首重“瘀”

《神农本草经》云：“无子者，多因冲任瘀血，瘀血去则自能有子。”《景岳全书·妇人规》提出：“瘀血留滞作癥，唯妇人有之，其证则由经期，或由产后，凡内伤生冷，或外感风寒，或恚怒伤肝，气逆或血留，或忧思伤脾，气虚而血滞，或积劳积弱，气弱而不行，总由血动之时，余血未净，而一有所逆，则留滞日积而渐以成癥矣。”邢教授认为，在输卵管性不孕症的病因病机中，血瘀是最重要的致病因素。血瘀为患，既可为病因，也可为致病产物，瘀血阻滞胞脉，导致冲任不能摄精成孕。临床上出现下腹刺痛拒按，肌肤甲错，舌质紫暗或有瘀斑瘀点等血瘀表现。

2. 湿邪聚集

邢教授认为湿邪聚集的患者，常由水湿停聚日久演变而来，湿邪可分为内湿和外湿，外湿之邪多为外感湿浊之邪而直接发生，如久居湿地、冒雨涉水等。内湿之邪多责之于肺、脾、肾三脏，输卵管性不孕症中输卵管积水患者就属于此类。因肺、脾、肾三脏运化水液失调，使水湿停滞，日久生湿浊，流注下焦，集于胞脉、胞络，导致不孕。在水湿停聚的治疗中，邢教授更重视脾胃的顾护，因脾胃居于中焦，运化水谷精微，为后天气血生化之源，因此，二者的功能对气血的充盈与畅达尤为重要。

结合现代女性的生活习惯，经常进食膏粱厚味之品，胃肠受纳、传导功能失司，水湿内停，积聚成痰，阻于胞脉，则胞脉不通，故致不孕。

3. 湿热阻络

邢教授认为此类患者在湿邪聚集的基础上兼有热象，或因湿邪聚集日久化热，或水湿内停，复感外邪，而生毒热，湿热之邪聚于下焦又灼伤津液，炼液成痰，黏腻难除，阻滞脉络，使精卵无法结合，导致不孕。临床上常见下腹坠痛，带下色黄、黏稠，舌色淡红或暗红、苔多白腻或黄腻，脉细滑。此类不孕症属于本虚标实之症，在清湿热的基础上还应该注意扶正护本。

二、邢维萱教授诊治输卵管性不孕症经验

在治疗前邢教授强调，要明确何种治疗方式对患者的损伤最小，并结合现代先进的医学手段及检查结果，辨证论治。通过患者的子宫输卵管造影的结果及其他检查报告，确定患者病变的部位和性质，针对不同情况，治疗侧重点不同。若输卵管的病变部位在伞端，影像学结果显示输卵管积液或通而不畅，此种情况邢教授认为可以用疏通经络之中药治疗，目的在于使用中药改善输卵管的通畅程度和盆腔环境。

邢教授在治疗输卵管性不孕症时结合现代医学前沿知识，在探索该病的病因病机的同时寻求治疗该病的有效方法，总结经验。在治疗该病时主张协调肾阴阳平衡、清热祛湿、益气健脾化痰、活血化瘀，同时注重内治与外治，中西医结合治疗，并将该病分为以下几个证型：

1. 内治法

（1）肾虚血瘀型

临床表现：婚久不孕，月经不调，经量或多或少，色暗夹血块，经行腹痛，腰膝酸软，面色晦暗，头晕耳鸣，小便清长。舌淡暗或有瘀点，脉沉涩或沉弦。

证候分析：肾主生殖，为先天之本，元气之根；胞络者，系于肾，肾乃冲任之本。生殖的根本在于肾，肾气充盛，天癸成熟，任通冲盛，两精相抟，合而成形，胎孕乃成；肾气不足，气的推动功能减弱，则气血运行不畅致瘀；肾阳不足，胞脉失于温煦，则致寒凝血瘀；肾阴不足，胞脉血海亏虚，久病致瘀，最终形成肾虚血瘀不孕症。

治则治法：补肾益气，活血养血。

常用方药组成：党参 15g，炒白术 12g，杜仲 15g，巴戟天 15g，山药 12g，补骨脂 15g，菟丝子 15g，当归 12g，丹参 20g，鸡血藤 15g，三七 9g，山楂 12g。

邢教授用此方以毓麟珠化裁，补益肾气，调补冲任，养血活血。方中党参、炒白术、山药健脾益气，当归养血补血，菟丝子、杜仲、巴戟天、补骨脂温养肝、脾、肾，丹参、鸡血藤、山楂、三七活血调经，全方既温养先天肾气以生精，又培补后天脾胃以生血，同时加入活血祛瘀之品，精

血充足，血脉通畅，胎孕乃成。

若偏肾阳虚者，临床上表现为婚久不孕，月经延后量少，或月经稀发，色暗淡夹血块，畏寒肢冷，性欲淡漠，腰膝酸软，小便清长，舌淡苔白或舌暗淡，脉沉细，治以温肾活血养血，调补冲任。方药组成：熟地黄 20g，山药 12g，山茱萸 15g，菟丝子 15g，枸杞子 15g，当归 12g，杜仲 15g，川芎 12g，三七 9g，鸡血藤 15g，路路通 15g，丹参 30g，丝瓜络 15g。

若偏于肾阴虚，临床表现多为婚久不孕，月经先期或后期，月经量少，色鲜红夹血块，口干欲饮，五心烦热，小便短黄，大便秘结，舌红少苔，脉细数，治宜滋阴活血养血，调养冲任。方药组成：山药 12g，熟地黄 15g，菟丝子 15g，山茱萸 15g，龟甲胶 12g（烊化），女贞子 12g，覆盆子 15g，鸡血藤 15g，三七 9g，路路通 15g，当归 12g，赤芍 12g。

（2）脾虚痰湿型

临床表现：形体肥胖，婚久不孕，月经后期甚至闭经，平素带下量多白稠甚或黄稠，纳差，胸闷，身体困重。舌淡胖、边有齿痕，舌苔白腻，脉滑。

证候分析：形体肥胖之人，躯脂满溢，痰湿内盛，壅滞冲任，故婚久不孕；痰阻冲任，胞宫，气机不畅，故月经后期，甚或闭经；湿浊下注，则带下量多，质黏稠；痰浊内阻，清阳不升，则胸闷，身体困重；舌淡胖，苔白腻，脉滑均为脾虚痰湿之象。

治则治法：健脾利湿，化痰通络。

常用方药组成：炒苍术 15g，香附 12g，薏苡仁 12g，陈皮 9g，半夏 9g，茯苓 12g，白术 20g，胆南星 9g，丝瓜络 15g，地龙 12g，土鳖虫 12g。

此类输卵管性不孕症多是输卵管积水、输卵管通而不畅所致。邢教授以苍附导痰丸加减治疗，方中苍术燥湿健脾，大剂量白术健脾渗湿，香附理气行滞，胆南星燥湿化痰，丝瓜络、地龙、土鳖虫通络行滞，全方共奏健脾利湿、化痰通络之功。

若月经过多，可加黄芪 15g，升麻 10g；若月经后期或者闭经者，加巴戟天 15g，鹿角霜 12g（先煎），续断 15g；若偏于脾虚肝郁者，可加当归 12g，白芍 12g。

(3)湿热瘀阻型

临床表现：婚久不孕，经行少腹胀痛，或腰骶酸痛，月经色暗红夹血块，带下量多色黄白，口苦咽干，小便黄赤，大便秘结。舌红，苔黄腻，脉细弦数。

证候分析：湿热之邪客于冲任、胞宫，与气血相搏，则来月经下腹胀痛，并伴腰骶胀痛；湿热蕴结下焦，损伤任带二脉，则带下量多，色黄；湿热下注膀胱，则小便黄赤；湿热蕴结肠道，导致肠道传导失司，则见大便秘结；舌红，苔黄腻，脉滑数均为湿热蕴结之征。

治则治法：清热利湿，活血化瘀。

常用方药组成：金银花 15g，当归 15g，皂角刺 15g，乳香 15g，没药 15g，赤芍 12g，薏苡仁 12g，知母 12g，鸡血藤 15g，鱼腥草 12g，丝瓜络 15g，甘草 6g。

邢教授认为此类不孕症患者多见于盆腔炎性疾病反复发作、宫腔操作史，异位妊娠史、盆腔部手术史等妇人，邢教授以仙方活命饮化裁治疗，以清热解毒，活血消坚。方中金银花性寒味甘，最擅清热解毒，前人称之为“疮疡圣药”，故重用为君。然单用清热解毒药，则气滞血瘀难消，又以当归、赤芍、乳香、没药行气活血通络，共为臣药。配伍皂角刺、鸡血藤、丝瓜络通经行络，为佐药。鱼腥草、薏苡仁、知母、甘草清热解毒利湿，调和诸药，为使药。

若经行腹痛严重者，加香附 9g，五灵脂 12g(包煎)，醋延胡索 12g；若伴有腹部包块或输卵管增粗，加夏枯草 15g，三棱 15g，莪术 15g。

2. 内治与外治相结合

邢教授认为盆腔炎性疾病引起的不孕症主要由输卵管病变引起，临床上可无症状表现，只有在子宫输卵管造影时发现，应在辨证论治的基础上使用中医外治法配合输卵管通液术。中医外治法对治疗输卵管阻塞性不孕症有一定疗效，其中中药保留灌肠疗效较为显著。在解剖上子宫与直肠相邻，中药保留灌肠可将中药直接作用于直肠，通过肠黏膜吸收，使药力直达病灶而起到松解慢性粘连、促进盆腔炎症吸收、改善盆腔血液循环的治疗作用。输卵管通液术也是治疗输卵管粘连堵塞的关键环节，必须控制好通液的速度和力度，最大程度上通畅并恢复输卵管的功能，为怀孕准备充足的条件。

邢教授在治疗输卵管阻塞性不孕症通过辨证论治，潜心研究将治疗盆腔炎性疾病造成输卵管性不孕症的特色中药，总结为通络、祛湿、化瘀、散结四类药物，并将这些中药应用到口服药及灌肠药中。

（1）通络

盆腔炎性疾病造成的输卵管性不孕使用通络的药物可以直达病灶，增强疗效。邢教授喜用丝瓜络 15g，鸡血藤 15g，路路通 15g 等，引药下行至胞宫，尤其是丝瓜络，取类比象，丝瓜络千丝万缕的维管束就如疏通脉络的导丝，具有通络作用。

（2）祛湿

祛湿之品，邢教授多选用薏苡仁 12g，车前子 12g（包煎）和炒苍术 15g。薏苡仁性凉，味甘淡，具有利水渗湿、健脾止泻的作用，车前子性寒、味甘，有清热利尿、渗湿止泻的作用，二者合用，善于通利水道，治疗输卵管积水有特别的价值。但此二药均有滑利之性，易造成滑胎，故对于当月计划妊娠者排卵后口服及保留灌肠均当慎用。

（3）化瘀

输卵管不孕症乃有形邪实阻于胞脉，其病理变化是输卵管伞端包裹、粘连、积水或输卵管堵塞，因此在利水湿的同时，邢教授多配伍化瘀之品，如川芎 15g，丹参 30g 等。川芎，味辛，微苦，性温，具有活血行气、祛风止痛的作用，主治血瘀所致的月经不调、痛经、闭经，肝郁气滞而致血行不畅的胸胁疼痛。邢教授在治疗输卵管性不孕症时，往往川芎 15g 配伍当归 15g，养血而化瘀，通络而和营，补而不滞，活而不破。胞脉瘀阻，心血不生，正需要养血与活血兼备，川芎为首推之品。

（4）散结

对于有形邪实，邢教授善用散结之品，则化瘀祛湿效果更佳，如荔枝核 15g，浙贝母 15g。荔枝核，味甘，微苦，性温，归肝、肾经，具有行气散结、祛寒止痛的功效。邢教授在对于月经病的治疗中，非常重视气化的作用，认为气机通达宣畅，方能更好地发挥气的温煦作用，因此对于湿邪瘀滞，荔枝核可谓专药专用。邢教授喜欢用荔枝核配伍桂枝 10g，桂枝助阳化气，荔枝核行气散结，二者配伍，治疗输卵管积液导致的不孕症患者，起到温化水饮，化气行水的作用。

三、临证案例

1. 案一

孙某，女，33岁，教师。

初诊：2010年6月20日。

主诉：未避孕3年未孕，间断性下腹胀痛1年。

现病史：患者于2007年结婚，结婚后即开始备孕，至今未孕，2009年开始促排卵治疗，未受孕，同年劳累后出现下腹部胀痛，甚则痛连腰骶，近一周加重。平素倦怠乏力，胸闷纳呆，舌暗红，苔黄腻，脉弦滑。该患者既往月经规律，13岁月经初潮，周期28～30天，经期3～5天，量中，有少量血块，轻度痛经。经前乳胀，带下量多，LMP 2010年6月16日。患者自述2008年12月于我院因盆腔炎住院治疗，曾行B超检查，于子宫直肠窝处可探及不规则液性暗区，最大深径为2.1 cm。2010年4月性激素检查FSH 6.64 mIU/mL，LH 4.15 mIU/mL，E_2 11.6 pg/mL，P 0.62 ng/mL，PRL 12.6 ng/mL，T 14.5 ng/mL。2010年5月子宫输卵管造影示左侧输卵管阻塞，右侧输卵管迂曲，通而不畅。妇科检查示左侧附件区轻微压痛。

西医诊断：原发性不孕症。

中医诊断：不孕症。

证型：脾肾亏虚，湿瘀内阻。

治则治法：健脾益肾，化瘀除湿止痛。

方药：当归15g，川芎15g，生地黄12g，桃仁15g，红花15g，莪术15g，续断12g，桑寄生12g，白术15g，苍术12g，地龙12g，陈皮9g，党参15g，甘草6g。

14剂，水煎服，日2次，早晚分服。

中药灌肠方：大血藤20g，败酱草15g，当归15g，川芎15g，三棱20g，莪术20g，丹参20g，金银花15g，黄柏12g，鸡血藤15g，路路通15g，车前子15g（包煎）。

月经干净后开始保留灌肠，每日1次，连续至下次月经来潮，一个月为1个疗程，连续使用3个疗程。

嘱患者调摄生活方式，放松心情，积极配合治疗。

二诊：2010年7月3日。

患者述口服中药及保留灌肠后，腹痛减轻，白带量减少。舌红，苔黄腻，脉弦滑。

证型：脾肾两虚，湿热瘀阻。

治则治法：健脾益肾，化瘀除湿。

方药：当归15g，川芎15g，生地黄12g，桃仁15g，红花15g，莪术15g，续断12g，桑寄生12g，白术15g，苍术12g，地龙12g，陈皮9g，党参15g，甘草6g。

14剂，水煎服，日2次，早晚分服。

同时配合中药保留灌肠。

三诊：2010年7月19日。

LMP 2010年7月14日。患者自述下腹部疼痛明显减轻，带下量较前明显减少。2010年7月18日于本院行盆腔彩超示盆腔积液最大径深1 cm。患者述睡眠欠佳。舌红，苔白，脉滑数。

证型：脾肾两虚，湿热瘀阻。

治则治法：健脾益肾，化瘀除湿。

方药：当归15g，川芎15g，生地黄12g，桃仁15g，红花15g，莪术15g，续断12g，桑寄生12g，白术15g，苍术12g，地龙12g，陈皮9g，党参15g，甘草6g，远志15g，合欢皮12g，首乌藤12g。

14剂，水煎服，日2次，早晚分服，经期停服。

继续保留灌肠。

四诊：2010年8月17日。

LMP2010年8月10日，月经干净第3天。2010年8月16日于本院行盆腔B超检查示无盆腔积液。上述联合治疗后，腹痛症状基本消失，带下无异常，腰痛明显缓解。余无异常，故行子宫输卵管通液术，注入液体20mL，阻力较大，患者腹痛较甚。舌红，苔厚腻，脉细滑。

证型：脾肾两虚，湿热瘀阻。

治则治法：健脾益肾，化瘀除湿止痛。

方药：当归15g，川芎15g，生地黄12g，桃仁15g，红花15g，莪术15g，续断12g，桑寄生12g，白术15g，苍术12g，地龙12g，陈皮9g，党参15g，甘草6g，香附12g，延胡索12g，乌药12g，土鳖虫12g。

14剂，水煎服，日2次，早晚分服。

继续保留灌肠。

五诊：2010年9月15日。

LMP 2010年9月9日。现为月经干净第3天，行子宫输卵管通液术，注入液体50mL，阻力较前减小。患者自觉烦闷、胸闷。舌红，苔薄白，脉弦滑。

证型：脾肾两虚，脾郁气滞，湿热瘀阻。

治则治法：健脾益肾，疏肝解郁，化瘀除湿。

方药：当归15g，川芎15g，生地黄12g，桃仁15g，红花15g，莪术15g，续断12g，桑寄生12g，白术15g，苍术12g，地龙12g，陈皮9g，党参15g，甘草6g，柴胡15g，郁金15g。

14剂，水煎服，日2次，早晚分服。

继续保留灌肠。

六诊：2010年10月15日。

LMP 2010年10月7日。现为月经干净第4天，行子宫输卵管造影术，造影显示双侧输卵管通畅。因患者求子心切，嘱其放松心情，配合治疗，造影术后当月避孕，继续保留灌肠。下个月开始备孕。

七诊：2011年2月26日。

患者复诊，尿妊娠试验阳性。

2. 案二

杨某，女，28岁，已婚。

初诊：2012年7月16日。

主诉：自然流产后2年未避孕，未孕。

现病史：2010年10月孕8周自然流产，之后经常小腹冷痛，手足不温，月经后错，周期30～45天，经期5～6天。经量尚可，色红，经行少腹疼痛，尚可忍受，经期便溏，曾间断中西医治疗效果不佳。LMP 2012年7月3日，现偶有小腹冷痛，足凉，全身乏力，白带量多、色白、质稀，二便调。舌红边有齿痕，苔白，脉弦细。B超提示盆腔积液2.3 cm。妇科检查示双侧输卵管增粗，压痛（+）。子宫输卵管造影示双侧输卵管增粗，伞端积水，丈夫精液检查正常。

西医诊断：继发性不孕症；盆腔炎性疾病。

中医诊断：不孕症；月经后期。

证型：寒湿瘀阻胞脉兼脾肾亏虚。

治则治法：散寒除湿，活血化瘀，温补脾肾。

方药：白术 15g，巴戟天 15g，党参 20g，杜仲 15g，菟丝子 15g，桑寄生 15g，山药 12g，芡实 12g，桂枝 10g，补骨脂 12g，车前子 12g（包煎），薏苡仁 12g，鸡血藤 15g，路路通 15g，甘草 6g。

14 剂，水煎服，日 2 次，早晚分服。

中药灌肠：大腹皮 20g，车前子 20g（包煎），薏苡仁 15g，丝瓜络 15g，丹参 20g，三棱 15g，莪术 15g，地龙 12g，土鳖虫 12g，首乌藤 12g，鸡血藤 15g，路路通 15g，桂枝 10g，甘草 6g，小茴香 9g，王不留行 15g。

月经干净后开始保留灌肠，每日 1 次，连续至下次月经来潮，一个月为 1 个疗程，连续使用 3 个疗程。

嘱患者调摄生活方式，放松心情，积极配合治疗。

二诊：2012 年 7 月 30 日。

患者诉用药后腰腹疼痛减轻，肢冷畏寒较前明显改善。舌质红，苔薄白，脉细弦。

证型：寒湿凝滞，脾肾两虚。

治则治法：散寒除湿，温补脾肾。

方药：白术 15g，巴戟天 15g，党参 20g，杜仲 15g，菟丝子 15g，桑寄生 15g，山药 12g，芡实 12g，桂枝 10g，补骨脂 12g，车前子 12g（包煎），薏苡仁 12g，鸡血藤 15g，路路通 15g，甘草 6g，吴茱萸 6g，细辛 3g，醋延胡索 12g。

14 剂，水煎服，日 2 次，早晚分服。

灌肠方同前，经期停止灌肠。

三诊：2012 年 8 月 13 日。

LMP 2012 年 8 月 11 日，微有腹痛，腰腹凉较前减轻。舌质淡红，苔薄白，脉细滑。

证型：脾肾两虚。

治则治法：散寒除湿，温补脾肾。

方药：白术 15g，巴戟天 15g，党参 20g，杜仲 15g，菟丝子 15g，桑寄生 15g，山药 12g，芡实 12g，桂枝 10g，补骨脂 12g，车前子 12g（包煎），薏苡仁 12g，鸡血藤 15g，路路通 15g，甘草 6g，吴茱萸 6g，细辛 3g，醋延胡索 12g。

30 剂，水煎服，日 2 次，早晚分服。

灌肠处方同前，连续治疗 3 个月。

四诊：2012 年 11 月 26 日。

就诊时患者已停经 38 天，血 HCG 示 6077 mIU/mL。

证型：脾肾两虚，气血不足。

治则治法：温补脾肾，补益气血，安胎。

方药：炒白术 15g，山药 15g，杜仲 15g，续断 15g，桑寄生 15g，菟丝子 15g，巴戟天 15g，党参 20g，鹿角霜 12g（先煎），炒白芍 12g，甘草 6g。

14 剂，水煎服，日 2 次，早晚分服，并配合西药保胎治疗至妊娠 12 周。

2013 年随访，顺产一男婴，母子健康。

3. 案三

谢某某，女，30 岁，已婚。

初诊：2015 年 10 月 2 日。

主诉：未避孕未怀孕 2 年。

现病史：平素月经周期规律，周期 30 ～ 33 天，经期为 6 ～ 7 天，量中，色红，有少量血块，经前乳房胀痛，经行下腹疼痛，伴腰酸。平素自觉白带量多、色黄、无异味。纳可，失眠，二便调。2013 年剖宫产一女活婴，2014 年因计划外妊娠行人工流产一次。舌质红，苔黄腻，脉弦滑。LMP 2015 年 9 月 18 日。2015 年 9 月 28 日子宫输卵管造影示双侧输卵管通而不畅。2015 年 10 月 2 日 B 超示子宫双附件未见明显异常。

西医诊断：继发性不孕症。

中医诊断：不孕症。

证型：湿热瘀阻。

治则治法：清热利湿，祛瘀通络。

方药：黄芪 20g，党参 20g，炒白术 15g，桂枝 10g，连翘 15g，败酱草 15g，薏苡仁 12g，牡丹皮 12g，丹参 15g，赤芍 12g，皂角刺 15g，郁金 12g，路路通 15g，醋延胡索 12g，甘草 6g，柴胡 12g。

14 剂，水煎服，日 2 次，早晚温服。

中药灌肠方：丹参 30g，路路通 15g，三棱 15g，莪术 15g，赤芍 15g，鸡血藤 30g，炒苍术 15g，茯苓 20g，皂角刺 15g，石见穿 20g，夏枯草 15g，忍冬藤 30g，地龙 10g，红花 15g。

月经干净后开始保留灌肠，每日 1 次，连续至下次月经来潮，一个月为 1 个疗程，连续使用 3 个疗程。

嘱患者调摄生活方式，放松心情，积极配合治疗。

二诊：2015 年 11 月 19 日。

患者自述服上药后经前乳房胀痛减轻，经行下腹痛缓解。LMP 2015 年 11 月 18 日，现月经第 2 天。舌质红，苔白腻，脉滑数。

证型：湿热瘀阻。

治则治法：清利湿热，活血化瘀。

方药：当归 15g，川芎 15g，川牛膝 12g，红花 10g，桃仁 10g，三棱 15g，莪术 15g，丹参 20g，赤芍 15g，益母草 30g，鸡血藤 15g，路路通 15g，甘草 6g，土鳖虫 12g，地龙 12g。

6 剂，水煎服，日 2 次，早晚温服。

保留灌肠经期停用，月经干净后继续使用。

三诊：2016 年 1 月 27 日。

LMP 2016 年 1 月 17 日，现月经已经干净 4 天。患者要求复查子宫输卵管造影，结果示双侧输卵管通畅，盆腔弥散良好。告知患者造影当月避孕，下月可以开始备孕。

患者于 2016 年 5 月底电话告知已成功受孕，已停经 37 天，嘱其定期产检。随访告知 2017 年年初剖宫产一男婴，母子健康。

四、小结

近年来，输卵管阻塞性不孕症患者逐年增多，成为困扰育龄夫妇的难题。不规范的宫腔操作造成的盆腔感染以及各种细菌、病毒、微生物均可导致盆腔炎性疾病，从而造成输卵管扭曲变形以及狭窄等。盆腔炎性疾病及其后遗症造成的输卵管炎是导致输卵管阻塞性不孕症的主要病因，盆腔感染又是诱发上行感染导致输卵管炎的常见因素，且盆腔炎性疾病后遗症迁延难愈，故邢教授通过积极治疗盆腔炎性疾病及其后遗症，改善盆腔环境，从而加快促进输卵管炎性阻塞的改善。此疾病表现为脾肾两虚为本虚，湿热、瘀血为标实。邢教授根据多年的经验，总结出治疗输卵管性不孕症的方法，例如肾虚血瘀型输卵管性不孕症，邢教授多使用当归、川芎、丝瓜络、鸡血藤、路路通等通络化瘀，从“瘀”论治输卵管性不孕症，取得疗好的疗效；对于湿邪阻滞型输卵管性不孕症，邢教授常常使用薏苡仁、车前子、炒苍术等祛湿，再加桂枝、荔枝核、橘核等药物温化水饮，同时配伍白术、茯苓、山药等健脾之品，标本兼顾，湿去则脾胃健，胞脉通则顺利受孕；对于湿热瘀阻型输卵管性不孕症，邢教授除了常用泽泻、冬瓜皮、荷叶等祛湿之品外，还特意加上鱼腥草、金银花、茵陈、连翘等药物增强清热解毒之力；使用内治法的同时加之应用中药保留灌肠外治法促进输卵管积液的吸收与消除，促进全身气血运行，使盆腔炎性疾病能够缩短治愈时间，增强治疗效果，改善盆腔炎性环境，控制炎症的上行感染。盆腔环境改善后，再结合中药并配合输卵管通液术直接作用于输卵管病灶，在短时间内促进局部血液供应，松解粘连在一起的纤维组织，促进局部炎症的吸收并消除水肿。此外，邢教授还强调，盆腔炎性疾病病程长，易复发，患者长期受到疾病的折磨，使患者心理和生理上面临着较大的压力，因此，建议在清湿热、祛瘀血药物的基础上加入一些健脾益肾的中药，并嘱患者保持健康的生活方式，注意锻炼身体，保持心情舒畅，保证邪气难以干扰，便可成功受孕。

邢教授在临床上治疗输卵管性不孕症，口服中药与保留灌肠相结合，同时配合输卵管通液术，收效颇丰，为众多患者解决了因输卵管病变导致的不孕问题。

（沈 华）

第九节　排卵障碍性不孕症

排卵障碍性不孕症的主要原因就是排卵障碍，包括女性内分泌问题、持续性不排卵、稀发排卵、不恰当排卵，其中不恰当排卵又包括多囊卵巢综合征、卵巢储备功能低下、未破裂卵泡黄素化综合征、高泌乳素血症等。多囊卵巢综合征是一种生殖内分泌代谢性疾病，其特征是排卵功能障碍、高雄激素血症和卵巢多囊样改变；卵巢储备功能低下是卵巢内卵母细胞的数量减少或质量下降，同时伴有基础卵泡刺激素水平升高、抗苗勒氏管激素水平降低、窦卵泡数减少，提示女性的生育能力下降；高泌乳素血症是各种原因引起的外周血清泌乳素水平持续高于正常值的状态，该病是常见的下丘脑—垂体—卵巢轴内分泌紊乱的疾病，是危害女性生殖健康的一种常见病；未破裂卵泡黄素化综合征是卵泡发育未成熟或成熟后未破裂，卵子未排出而原位颗粒细胞黄素化，形成黄体并分泌孕激素，卵泡黄素化患者不孕的关键在于排卵障碍。近年来，排卵障碍性不孕症的患病率日趋升高，约占女性不孕原因的 1/3。

西医对排卵障碍导致不孕症的治疗包括激素替代治疗、促排卵治疗、辅助生殖技术。

激素替代治疗：补佳乐加黄体酮或芬吗通、克龄蒙周期序贯法，也可选用口服短效避孕药建立人工周期。这种治疗方法见效快，但使用时间长，部分可能增加血栓、子宫内膜增生及乳腺癌的发病风险。

促排卵治疗：促排卵治疗是排卵障碍性不孕症的重要治疗方法，促排卵药物种类繁多，通过不同机制产生效果，常用的药物有克罗米芬、来曲唑、促卵泡生长激素、促性腺激素释放激素。这些药的使用排卵率高，但妊娠率低，临床上应谨慎使用。

辅助生殖技术：适用于有生育要求且药物治疗无效的患者。在整个周期，这些患者面临卵巢低反应的风险，并且获卵率、优胚率均低于正常女性，即使成功妊娠，也面临较高的流产率。

一、邢维萱教授对排卵障碍性不孕症病因病机的认识

中医学无“排卵障碍性不孕”之病名，根据其临床症状，将其归于“不孕症”“闭经”“月经后期”等范畴。邢教授认为，妊娠与肾—天癸—心—冲任—胞宫生殖轴相关，其机制是在肾水充盛的前提下，机体达到“重阴”的状态，重阴转阳，“阳”即带有向上、向外的冲击力，通过冲任二脉，癸水向上可达心脑，受心脑调控，卵泡可向外排卵，胞宫可进入氤氲状态。邢教授还认为，受孕是一个复杂的过程，必以男精女血为物质基础，而精血、天癸、肾气又赖脏腑功能正常而产生，靠经络胞脉的疏通而调顺，以妇女而言，受孕除与肾气的旺盛、肾精的充沛相关外，还与气血、肝脾、冲任的功能正常也密切相关。因此，邢教授认为排卵障碍性不孕症的主要病机为肝、脾、肾功能失调，肾—天癸—心—冲任—胞宫轴功能紊乱，痰、湿、血、瘀等病理产物阻滞冲任胞宫，其中又以肾的阴阳转化失常为根本病机。

1.肾虚

肾藏精，主生殖，肾精包含先天之精和后天水谷之精，是构成人体和维持生命活动的基本物质，也是男女生殖功能的基础。卵泡是生殖之精，从发育到成熟需要得到肾阴肾精的滋养，而发育成熟的卵泡也需要在肾阳的鼓动下顺利排出，与精子结合，发育成胚胎。邢教授指出女性因特有的经、带、胎、产乳生理功能，易致妇女素体肾虚，或因房劳多产损伤肾气、肾阴、肾阳，若肾气虚弱，精血亏虚，肾阳不足，则不能充养生殖之精，无力鼓动卵泡排出，从而发生排卵障碍，影响孕育功能。其中肾精亏虚是临床常见不孕症的证型。

2.肝郁

肝主疏泄，调畅气机，肝藏血，乃生成之源。邢教授认为卵泡的排出

受肝主疏泄的功能调控。现代女性身兼多职，家庭、工作压力均较大，容易情志失调，肝气郁结，疏泄失常，气血失和，冲任气滞，卵泡排出障碍，难以与精子结合而导致不孕症，正如《傅青主女科》有言："妇人又怀抱素恶不能生子者，人以为天心厌之也，谁知是肝气郁结乎。"

3. 血瘀

邢教授认为妇人经期或产后余血不净，感受寒邪，肝气郁结，素体肾气不足均可致血瘀，阻滞胞脉，壅塞胞宫，冲任不畅，故而不孕。《医宗金鉴·妇科心法要诀》有言："女子不孕之故，由伤其冲任也，或因宿血积于胞中，新血不能成孕。"《诸病源候论》有言："月水不通而无子者，有风寒邪气客于经血……冷热血结，搏子脏而成病，致阴阳之气不调和，月水不通无子也。"

4. 痰湿

邢教授认为脾与肾具有相互资生的关系，卵泡的发育不仅需要肾精的滋养，同时也需要脾所运化的水谷精微不断地充养和培育。素体脾虚或肥胖者，平素饮食不节，嗜食肥甘厚味，致脾运失健，不能运化水谷精微至胞宫，或聚湿成痰，痰湿互结，冲任不通，胞宫受阻，两精不能相抟，无以成孕。正如《傅青主女科》所言："肥胖之妇，内肉必满，遮隔子宫，不能受精。"

二、邢维萱教授治疗排卵障碍性不孕症经验

1. 辨证论治

邢教授治疗排卵障碍性不孕症，注重搜集患者年龄、孕产、月经等病史，关注患者全身症状，从而进行审证求因，辨证论治，通常从肾精亏虚、肝气郁结、瘀血阻滞、痰湿瘀阻等方面辨证施治。

（1）肾精亏虚型

临床表现：婚久不孕，月经稀发，甚或闭经，基础体温单相或高温相维持时间短，伴腰膝酸软，阴中干涩。舌红，苔薄，脉细，尺脉略沉。

证候分析：先天肾精亏虚，冲任血海匮乏，胞宫失养，故婚久不孕；

精能生血，精血不足，则月经稀发，甚或闭经；血少津亏，阴液不足，任带失养，阴窍失濡，故阴中干涩；腰为肾之府，肾虚则腰膝酸软；舌红，苔薄，脉细均为肾精亏虚之象。

治则治法：滋养肾精，调补冲任。

常用经验方药：熟地黄 20g，酒萸肉 15g，当归 15g，白芍 12g，柴胡 12g，杜仲 15g，续断 15g，桑寄生 15g，枸杞子 15g，覆盆子 15g，甘草 6g。

邢教授此方以傅山先生养精种玉汤为基础化裁而来，以滋养肾精，方中熟地黄、酒萸肉皆为补肾填精之品，以补肾之阴，滋肾之水；肝肾同源，加入枸杞子、覆盆子平补肾精与肝血，使肾藏之精与肝藏之血相互转化资生，共同促进卵泡发育与成熟；当归、白芍、柴胡以养血平肝敛阴，使得阴血固守，血旺则水旺，水旺则火消；加入杜仲、续断、桑寄生在于平补肾阳，阳中求阴为此方之妙；甘草调和诸药。全方共奏滋养肝肾、补血填精之功，使肾精充足，肝肾得养，冲任得资，则可受精成孕。

（2）肝气郁结型

临床表现：婚久不孕，心情急躁，月经先后不定期，量多或量少，色暗，有血块，经前胸胁、乳房胀痛，或经行腹痛，情志不畅，或急躁易怒。舌淡红，苔薄白，脉弦。

证候分析：肝气郁结，疏泄失常，冲任失和，故婚久不孕；患者着急受孕，则心情烦闷，气机不畅；血海蓄溢失常，故月经周期先后不定，量多或少；气郁血滞，则经色暗，有血块；足厥阴肝经循少腹布胁肋，肝失条达，经脉不利，故经前胸胁、乳房胀痛；肝郁气滞，血行不畅，不通则痛，故经行腹痛；情绪不畅，郁久化热，故情志抑郁，或烦躁易怒；舌质红，苔薄白，脉弦均为肝郁之象。

治则治法：疏肝解郁，理血调经。

常用经验方药：当归 15g，白芍 30g，牡丹皮 10g，香附 9g，白术 15g，茯苓 12g，天花粉 6g，郁金 12g，柴胡 12g，丹参 20g，赤芍 12g，益母草 20g，甘草 6g。

邢教授此方以开郁种玉汤为基础加减，达到疏肝解郁，理血调经的目的。方中当归、白芍养血柔肝，以实肝体；白术、茯苓健脾培中，以旺后天生化之源；香附、柴胡、郁金疏肝解郁以遂肝用，顺其条达之性，肝郁自解，气通则血和，经血自调；牡丹皮凉血活血，天花粉生津清热，二药合用既防郁久化火之变，又制香燥药物伤阴之弊；丹参、赤芍、益母草活血，清热凉血，血通则气行；甘草调和诸药。全方共奏疏肝解郁、养血扶脾、活血理气之功。

若痛经较重者，可加延胡索 12g，蒲黄 12g（包煎），山楂 10g，化瘀止痛；经前乳房胀痛明显，加青皮 9g，玫瑰花 12g。

（3）瘀血阻滞型

临床表现：婚久不孕，月经周期延后，经行不畅，色紫黑，有血块，或经行腹痛。舌紫暗，边有瘀点，脉弦涩。

证候分析：瘀血内停，冲任阻滞，胞脉不通，故致不孕；冲任气血不畅，血海不能按时满溢，故见月经周期延后，量少，色紫黑；瘀阻冲任，血不归经，则由血块，血瘀气滞，不通则痛，故经行腹痛；舌紫暗、边有瘀点，脉弦涩均为血瘀之象。

治则治法：活血化瘀，止痛调经。

常用经验方药：当归 15g，川芎 15g，桃仁 12g，香附 9g，红花 12g，五灵脂 9g（包煎），蒲黄 9g（包煎），牡丹皮 9g，乌药 12g，延胡索 12g，枳壳 12g，甘草 6g。

邢教授此方以膈下逐瘀汤加减，活血祛瘀，行气止痛。方中当归、川芎养血活血，与逐瘀药同用，可使瘀血祛而不伤阴血，尤其川芎不仅养血活血，更能行血中之气，增强逐瘀之力；牡丹皮清热凉血，活血化瘀；桃仁、红花、蒲黄、五灵脂破血逐瘀，以消积块；配香附、乌药、枳壳、延胡索行气止痛；甘草调和诸药。全方以逐瘀活血和行气药居多，使气帅血行，更好发挥其活血逐瘀，破卵助孕之力。

若小腹冷痛可加小茴香 6g，吴茱萸 6g，肉桂 3g；若下腹有结块，可加醋鳖甲 12g（先煎），夏枯草 15g，浙贝母 15g。

（4）痰湿瘀阻型

临床表现：婚久不孕，月经周期延后或闭经，带下量多，质黏稠，形体肥胖，头晕心悸，胸闷呕恶。舌胖淡，苔白腻，脉滑。

证候分析：形体肥胖之人，躯脂满溢，痰湿内盛，壅滞冲任，故婚久不孕；痰阻冲任、胞宫，气机不畅，故月经后期，甚或闭经；湿浊下注，则带下量多，质黏稠；痰浊内阻，清阳不升，则胸闷，身体困重；舌淡胖，苔白腻，脉滑均为脾虚痰湿之象。

治则治法：健脾利湿，化痰通络。

常用经验方药：炒苍术 15g，香附 12g，薏苡仁 12g，陈皮 9g，半夏 9g，茯苓 12g，白术 20g，胆南星 9g，丝瓜络 15g，地龙 12g，土鳖虫 12g。

邢教授治疗此证型不孕症患者善于运用苍附导痰汤进行加减，此方具有健脾利湿、通络化痰助孕之功。方中苍术性辛香燥烈，长于健脾燥湿，通过燥湿健脾理气，使得痰饮水湿自消；胆南星其性寒凉，既能豁痰又能清热，但剂量不宜过大，易损伤脾阳；大剂量白术健脾渗湿；香附其性宣畅，通行气机，行气化痰，为“血中气药”；半夏性温辛燥，有燥湿化痰，和胃降逆的作用；配以陈皮理气行滞；茯苓、薏苡仁善利湿健脾，使湿从小而去，健脾以绝生痰之源；丝瓜络、地龙、土鳖虫通络行滞，全方共奏健脾利湿、化痰通络之功。

2. 巧用月经周期疗法，治疗排卵障碍性不孕症

邢教授治疗排卵障碍性不孕症，将中药调周法运用于此。《妇科要旨·种子》曰：“种子之法，即在于调经之中。”邢教授认为“调经”是“种子”的重要手段，因而在补肾的基础上加以活血调经，促进卵泡发育，恢复正常排卵功能，为受孕创造条件。行经期胞宫表现为“泻而不藏”，以调经为要，排出瘀浊，除旧迎新，邢教授常用川牛膝 12g，益母草 30g，泽兰 12g。经后期为阴长期，胞宫行使“藏而不泻”的功能，以填补肾精为主，兼调气血，常用山茱萸 15g，熟地黄 15g，酒女贞子 15g 等。氤氲期，“重阴必阳”，此的候也，“顺而施之则成胎”，以排卵通络，行气活血为主，促阴转阳，助卵子排出，此期常用川牛膝 12g，桂枝 10g，红花 15g，丹参 30g，以助排卵。经前期为阳长期，由阴入阳，此期以补肾温阳、阴阳同补为主，常用淫羊藿 15g，鹿角霜 12g（先煎），菟丝子 15g，巴戟天 15g。

3. 中西医结合治疗提高受孕率

邢教授尊古不拘泥于古，在中医治疗基础上，适时配合西药促排卵治疗。邢教授多选用克罗米芬（50 ～ 100 mg，每天 1 次），与月经周期第 5

天开始服用，连用 5 天。或使用促性腺激素，对于高泌乳素患者，根据病人情况还适当配合溴隐亭治疗。邢教授认为现代技术可以延伸中医诊治过程，在促排过程中，借助阴超、排卵试纸等监测排卵情况，当有优势卵泡时，指导患者同房，提高受孕概率。

三、临证案例

1. 案一

夏某，女，29 岁，已婚。

初诊：2014 年 8 月 8 日。

主诉：结婚 3 年，未避孕 3 年未孕。

现病史：患者结婚 3 年未孕，体外受精—胚胎移植 2 次均未成功，月经 16 岁来潮，经期 4 ～ 5 天，周期 25 ～ 50 天，量少色鲜红，经前乳房胀痛。LMP 2014 年 7 月 2 日。孕 0 产 0。腰膝酸软，心烦，潮热，盗汗。舌稍红，苔薄，脉细弦。2014 年 7 月测性激素 6 项示 FSH 26.4 IU/L，LH 5.46 IU/L，E_2<74 pmol/L，P 0.56 nmol/L，T 0.61 nmol/L；血 HCG 2.4 mIU/mL。2014 年 7 月 21 日 B 超检查示子宫附件未见异常，子宫内膜厚 0.6 cm，丈夫精液检查正常。

西医诊断：早发性卵巢功能不全。

中医诊断：不孕症。

证型：肾精亏虚，肝失疏泄，冲任失调。

治则治法：滋肾益精，疏肝调经。

方药：熟地黄 30g，当归 15g，炒白芍 12g，酒萸肉 15g，天花粉 12g，墨旱莲 12g，柴胡 6g，香附 12g，菟丝子 20g，枸杞子 12g，牡丹皮 10g，覆盆子 20g，天花粉 10g，甘草 6g，紫河车 6g（研末吞服）。

14 剂，水煎服 日 2 次，早晚分服。

二诊：2014 年 8 月 30 日

患者服药后，自述腰膝酸软、心烦、潮热、盗汗等症状好转。舌红，苔薄，脉细数。

证型：肾精亏虚，肝失疏泄，冲任失调。

治则治法：滋肾益精，疏肝调经。

方药：熟地黄 30g，当归 15g，炒白芍 12g，酒萸肉 15g，天花粉 12g，墨旱莲 12g，柴胡 6g，香附 12g，菟丝子 20g，枸杞子 12g，牡丹皮 10g，覆盆子 20g，天花粉 10g，甘草 6g，紫河车 6g（研末吞服）。

30 剂，水煎服，日 2 次，早晚分服。

三诊：2014 年 12 月 1 日。

患者服上方调理 3 个月，月经逐渐规律，卵巢功能好转，决定这个月试孕，LMP 2014 年 11 月 25 日。舌质红，苔薄白，脉细数。邢教授根据月经周期进行调理，此为月经第 7 天。

证型：肾精亏虚，气血不足。

治则治法：填补肾精，兼调气血。

方药：当归 12g，川芎 12g，酒萸肉 15g，枸杞子 15g，熟地黄 15g，酒女贞子 15g，杜仲 15g，续断 15g，桑寄生 15g，菟丝子 15g，淫羊藿 15g，制鳖甲 12g，香附 9g，紫河车 3g（研末吞服），甘草 6g。

10 剂，水煎服，日 2 次，早晚分服。

四诊：2014 年 12 月 11 日。

服药后，B 超下监测卵泡，发现右侧有一大小约 1.8 cm×2.0 cm 卵泡，此为优势卵泡。患者无不适，舌质红，苔薄白，脉弦细。

证型：气滞血瘀。

治则治法：行气活血，通络促排。

方药：当归 12g，川芎 12g，川牛膝 15g，桃仁 15g，红花 15g，三棱 15g，莪术 15g，丹参 20g，赤芍 15g，桂枝 10g，皂角刺 15g，路路通 15g，鸡血藤 15g，甘草 6g。

2 剂，水煎服，日 2 次，早晚分服。

叮嘱患者这两天可以同房。

五诊：2014 年 12 月 13 日

患者就诊时自述服药后下腹憋胀不适，畏寒肢冷。B 超监测右侧优势卵泡已经消失，考虑已经排卵。舌质红，苔薄白，脉细滑。

证型：肾阳不足，冲任失调。

治则治法：温阳补肾，暖宫助孕。

方药：炒白术 15g，炒白芍 15g，杜仲 15g，续断 15g，桑寄生 15g，菟丝子 15g，淫羊藿 15g，巴戟天 15g，鹿角霜 12g（先煎），党参 12g，炒白芍 12g，甘草 6g。

14 剂，水煎服，日 2 次，早晚分服。

六诊：2015 年 4 月 17 日。

LMP 2015 年 2 月 28 日。患者自述尿早孕试验为阳性。B 超检示宫内早孕。妊囊大小 4.2 cm×2.1 cm，胎芽长 1.3 cm，其内可见原始心管搏动。

2016 年随访足月平安产一健康男婴，母子平安。

2. 案二

边某，女，32 岁，已婚。

初诊：2013 年 6 月 22 日。

主诉：自然流产后 2 年，未避孕，未孕。

现病史：患者平素经期 5 ～ 7 天，周期 28 ～ 30 天，量中，无痛经，孕 1 产 0 流产 1。2011 年 6 月怀孕 40 余天，自然流产。LMP 2013 年 4 月 25 日。现白带多、色黄。舌质紫暗、有瘀点，脉弦细。2013 年 5 月 26 日性激素示 FSH 4.05 mIU/mL，LH 6.53 mIU/mL，E_2 96 pg/mL，P 0.82 ng/mL，PRL 1.37 ng/mL，T 0.67 ng/mL。既往 PRL 44 ng/mL，予溴隐亭 1 片，日一次，连服 1 个月，近日减成半片，日一次。曾查 MRI，未见异常。

西医诊断：继发性不孕；高泌乳素血症。

中医诊断：不孕症。

证型：瘀血阻络，肝郁肾虚。

治则治法：补肾疏肝，活血调冲。

方药：香附 15g，白芍 12g，当归 15g，白术 10g，茯苓 12g，女贞子 15g，枸杞子 15g，五味子 15g，桑寄生 15g，菟丝子 15g，杜仲 15g，巴戟天 15g，甘草 6g。

7 剂，水煎服，日 2 次，早晚分服。

嘱患者继续服用溴隐亭半片，日 1 次。

二诊：2013 年 6 月 29 日。

LMP 2013 年 6 月 22 日，量多，有血块，纳可，眠佳，二便调。舌淡、有瘀点，苔黄腻，脉弦滑。

证型：瘀血阻络，肝郁气滞。

治则治法：疏肝行气，活血通络。

方药：香附 15g，当归 12g，川芎 12g，三棱 15g，莪术 15g，川牛膝 12g，泽兰 15g，益母草 20g，赤芍 15g，丹参 20g，茯苓 12g，牡丹皮 9g，水蛭 3g，地龙 12g，甘草 6g。

7 剂，水煎服，日 2 次，早晚分服。

嘱患者继续服用溴隐亭半片，日 1 次。

三诊：2013 年 7 月 6 日。

LMP 2013 年 6 月 22 日，偶感左下腹疼痛，纳可，寐佳，足凉，二便调。舌暗，苔白、有瘀点，脉细滑。

证型：肾阳亏虚，气滞血瘀。

治则治法：温补肾阳，活血化瘀。

方药：香附 15g，当归 12g，川芎 12g，三棱 15g，莪术 15g，川牛膝 12g，泽兰 15g，益母草 20g，赤芍 15g，丹参 20g，茯苓 12g，水蛭 3g，地龙 12g，肉桂 6g，高良姜 6g，甘草 6g。

30 剂，水煎服，日 2 次，早晚分服。

继续服用溴隐亭半片，日 1 次。

四诊：2013 年 8 月 15 日。

LMP 2013 年 7 月 28 日，月经量中等，紫黑血块明显减少，乳房胀痛，纳呆，眠佳，二便正常，白带多，腰酸。舌质紫暗，苔少，脉弦滑。复查 PRL 3.88 ng/mL。

证型：肝郁气滞，瘀血阻络。

治则治法：疏肝理气，活血通络。

方药：香附 15g，当归 12g，川芎 12g，柴胡 10g，枳实 10g，白芍 30g，赤芍 15g，郁金 10g，荔枝核 10g，橘核 10g，天花粉 9g，牡丹皮 9g，栀子 6g，桃仁 10g，甘草 6g。

14 剂，水煎服，日 2 次，早晚分服。

继续服用溴隐亭半片，日 1 次。

五诊：2013 年 9 月 7 日。

LMP 2013 年 8 月 29 日，经行 6 日，量色质同平素月经。经前少腹胀痛，纳眠可，二便调。舌紫，苔白、边有瘀斑，脉弦细。

证型：肝郁气滞，瘀血阻络。

治则治法：疏肝理气，活血通络。

方药：香附15g，当归12g，川芎12g，柴胡10g，枳实10g，白芍30g，赤芍15g，郁金10g，荔枝核10g，橘核10g，天花粉9g，牡丹皮9g，栀子6g，桃仁10g，甘草6g。

30剂，水煎服，日2次，早晚分服。

继续服用溴隐亭半片，日1次。

六诊：2013年10月11日。

LMP 2013年10月3日，经行6日，量色质如常，纳眠可，二便调。舌暗有瘀点，苔薄白，脉弦细。10月复查PRL 5.67 ng/mL。PRL已正常，现进入备孕阶段，监测卵泡，左侧卵泡0.8 cm×0.9 cm，右侧卵泡0.9 cm×0.7 cm。予中药循月经周期分期遣方用药，并在B超下监测排卵。继续服用溴隐亭半片，日1次。

试孕3个月，成功受孕。

3. 案三

薛某，女，31岁，已婚。

初诊：2014年6月18日。

主诉：未避孕2年未孕。

现病史：患者月经初潮12岁，平素月经经期4～5天，周期25～27天，量少，色暗红，有血块。患者前来就诊，已在本地多家医院监测排卵，提示卵泡黄素化。自诉平素工作压力大，纳可，熬夜，小便可，大便秘结，近半年体重增加5kg，舌暗，脉细滑。孕0产0。2014年5月9日性激素示FSH 10.1 mIU/mL，LH 6.25 mIU/mL，PRL 9.7 ng/mL，E_2 42.57 pg/mL，T<0.63 ng/mL，P 1.04 nmol/L。2014年5月4日B超示子宫大小正常，内膜1.0 cm。右卵巢4.3 cm×3.1 cm，可探及1～2个卵泡，并可见2个无回声区，大小分别为2.6 cm×2.1 cm，2.3 cm×2.0 cm，少许光点。左卵巢3.8 cm×3.4 cm，隐约可见1个卵泡。

西医诊断：未破裂卵泡黄素化综合征。

中医诊断：不孕症。

证型：肾虚肝郁，瘀血阻络。

治则治法：补肾疏肝，活血通络。

方药：柴胡15g，白芍12g，香附15g，郁金10g，女贞子15g，覆盆子15g，熟地黄20g，丹参15g，当归15g，白术12g，茯苓12g，牡丹皮10g，杜仲15g，菟丝子15g，甘草6g。

14剂，水煎服，日2次，早晚分服。

二诊：2014年7月3日。

LMP 2014年7月2日，现月经第2天，量少，色红，无痛经，有血块。舌质暗红，苔薄白，脉滑数。

证型：气滞血瘀，脉络阻滞。

治则治法：理气活血，引血下行。

方药：当归15g，川芎15g，川牛膝12g，桃仁10g，红花10g，三棱15g，莪术15g，丹参20g，赤芍15g，地龙12g，水蛭3g，桂枝10g，柴胡12g，鸡血藤15g，路路通15g，甘草6g。

7剂，水煎服，日2次，早晚分服。

三诊：2014年7月11日。

服用上方后，患者自述服药后，经量有所增加，现月经第9天。舌质红，苔黄，脉细滑。

证型：肾虚肝郁，瘀血阻络。

治则治法：补肾疏肝，活血通络。

方药：柴胡15g，白芍12g，香附15g，郁金10g，女贞子15g，覆盆子15g，熟地黄20g，丹参15g，当归15g，白术12g，茯苓12g，牡丹皮10g，杜仲15g，菟丝子15g，甘草6g。

30剂，水煎服，日2次，早晚分服。

四诊：2014年8月15日。

LMP 2014年8月2日，查性激素FSH和LH，FSH 9.54 mIU/mL，LH 8.28 mIU/mL。B超卵泡监测卵泡已排，本周期未发生卵泡黄素化，说明阶段性治疗有效。舌质暗红，苔薄白，脉弦滑。

证型：肾虚肝郁，瘀血阻络。

治则治法：补肾疏肝，活血通络。

方药：柴胡15g，白芍12g，香附15g，郁金10g，女贞子15g，覆盆子15g，熟地黄20g，丹参15g，当归15g，白术12g，茯苓12g，牡丹皮10g，杜仲15g，菟丝子15g，甘草6g。

30剂，水煎服，日2次，早晚分服。

五诊：2014年9月17日。

LMP2014年9月3日。因患者着急受孕，本周期9月7日开始促排卵治疗，使用尿促（HMG）150U，肌内注射，日1次。促排卵10天，监测卵泡，右侧卵泡2.0 cm×2.3 cm，予绒促（HCG）8000U，肌内注射，日1次。

证型：肝郁气滞，瘀血阻络。

治则治法：活血化瘀，理气通络。

方药：柴胡15g，香附12g，当归12g，白芍12g，丹参20g，三棱15g，莪术15g，牡丹皮9g，茯苓12g，皂角刺15g，夏枯草15g，鸡血藤15g，路路通15g，甘草6g，桂枝10g。

3剂，水煎服，日2次，早晚分服。

六诊：2014年9月20日

患者监测卵泡已经排卵，未发生卵泡黄素化，叮嘱患者测量基础体温，14天后如果月经未来潮，可测尿HCG。

证型：肾阳不足，冲任失调。

治则治法：温阳补肾，暖宫助孕。

方药：炒白术15g，炒白芍15g，杜仲15g，续断15g，桑寄生15g，菟丝子15g，淫羊藿15g，巴戟天15g，鹿角霜12g（先煎），党参12g，炒白芍12g，甘草6g。

14剂，水煎服，日2次，早晚分服。

七诊：2014年12月18日。

LMP 2014年11月2日，患者此次前来告知已停经47天，自测尿HCG为阳性，查B超示宫内早孕，可探及胎芽及原始心管搏动。

四、小结

西医学认为，卵泡发育和排卵由完整的下丘脑—垂体—卵巢性腺轴调控，任何环节的功能失调，皆可造成排卵障碍，导致不孕症。治疗时，以西药针剂促排卵为主，虽然排卵率高，但由于体内低雌激素状态、子宫内膜发育不同步、患者心理压力大等情况导致受孕率不高，且较容易出现卵巢过度刺激综合征、卵泡黄素化不破裂综合征等一系列反应。邢教授认为肾—天癸—冲任—胞宫轴正常运转是女性正常月经来潮和排卵的生理基础，同时强调肾、肝、脾三脏在生殖调节中的协同作用。因此在病因病机上认为排卵障碍性不孕与肝、脾、肾三脏功能失调，水湿、痰饮、血瘀阻滞冲任胞宫密切相关。治疗重在审证求因，辨证论治，对于肾精亏虚者，以滋养肾精为本，同时利用中药调周法促排卵治疗；肝气郁结者，以疏肝解郁，调畅情志，促排助孕；瘀血阻滞者，活血化瘀，疏通经络；痰湿瘀阻者，以健脾燥湿，化痰通络。除药物治疗外，邢教授也注重对患者心理疏导，使患者放松心情，配合中药治疗。

邢教授治疗排卵障碍性不孕症，根据病人不同情况，辨证用药，适时配合促排卵治疗，加之心理疏导，临床上收到了满意的疗效。

（沈 华）

第十节 免疫性不孕症

免疫因素导致的不孕症是指患者排卵及生殖道功能均正常，自身及配偶无其他致病因素，同居一年而未受孕，经检查有抗生育免疫证据存在，其中又以抗精子抗体、抗心磷脂抗体、子宫内膜抗体、抗卵巢抗体研究较多，它们可通过多种机制影响正常生育的多个环节，从而导致不孕症。现代医学认为，免疫性不孕症主要与机体的免疫异常有关，免疫抗体不同，其免疫机制影响受孕的环节各异。抗精子抗体激发女性对精子形成免疫反应；抗子宫内膜抗体损伤子宫内膜腺体，影响糖原分泌，使胚胎失养，干扰受精卵着床、胚胎发育；抗卵巢抗体抑制卵母细胞成熟，减少卵母细胞数量；抗心磷脂抗体抑制纤维蛋白溶酶原激活剂与血栓调解素的释放，改变滋养层细胞功能，形成血栓，影响排卵期子宫供养和供血。世界卫生组织报告，免疫性不孕症占不孕症的 10% ～ 30%。

目前，现代医学治疗免疫性不孕症的方法有针对病因治疗，包括促卵泡刺激素、黄体生成素的分泌如枸橼酸氯米芬胶囊等，抗氧化药物如维生素 E、维生素 C 及转移因子等。自身抗体阳性者免疫抑制疗法诸多，包括阿司匹林、糖皮质激素、肝素及联合应用等，以糖皮质激素治疗较多。另外还有隔绝疗法、辅助生殖技术等，上述这些治疗方法疗效欠佳，且价格比较昂贵。

一、邢维萱教授对免疫性不孕症病因病机的认识

中医学并无免疫性不孕的记载，本病属于不孕症的范畴。中医学认为肾为先天之本，主生殖，为孕育之本。《黄帝内经》从生理角度阐述女子

功能，“二七而天癸至，任脉通，太冲脉盛，月事以时下，故有子”，又因“胞脉系于肾”，肾气盛，系胎有力，胚胎才能正常发育，即《医学衷中参西录》所言“男女生育，皆赖肾气作强……肾旺自能荫胎也”。若素体禀赋不足，或房劳过度，损伤肾气，精血亏虚，或早婚多产，耗伤肾气，或久病失养，均可导致肾虚，可出现“交而不孕，孕而不育，育而子脆不寿”。《傅青主女科》认为“经水出诸肾”“妇人受妊，本于肾气之旺也，肾旺是以摄精”，也就是说肾气充盛，肾阴阳平衡，是月经来潮，孕育胚胎的前提和关键。

邢教授认为，所有抗体阳性所致的不孕症，多有肝肾功能失调，根本原因在于肾虚，湿热邪毒侵袭胞宫，气血冲任功能失调，从而导致瘀血阻滞、湿热互结等病变，精卵难以结合，受孕困难。

1. 肝肾虚损为主

“免疫”一词首见于明代《免疫类方》，而《素问·评热病论》又有“邪之所凑，其气必虚”的说法，由此可见，“正气”是人体抵御外邪的重要因素。素体强壮，正气充盛，则病邪无从而入，故不发生疾病；若人体正气相对虚弱，卫外不固，无力抵抗外邪，邪气侵入机体，冲任胞宫失养，不能达到两精相抟，难以摄精成孕。因此，邢教授认为免疫性不孕症多与机体正气强弱有关。肾为先天之本，主藏精，精化髓，髓充骨，人体免疫细胞均源于骨髓，骨髓是免疫系统的中枢免疫器官，是免疫之本，所以免疫性不孕首先责之于肾，且以肾虚为本，若肾气亏损，冲任不固，则不能摄精成孕；先天不足或肾阳亏虚，命门火衰，冲任胞宫失养，或房劳过度，甚则久病伤肾，肾阴不足，精血亏虚，冲任失司则不孕。《景岳全书》云：“产育由于血气，血气由于情怀，情怀不畅则冲任不充，冲任不充则胎孕不受。”肝藏血，女子以血为本，足厥阴肝经绕阴器抵小腹。肝肾同源，精血相互资生，肝肾与生殖密切相关。患者长久不孕，难免情志抑郁，或暴怒伤感，致肝失疏泄，气机升降失常，从而气血失调，冲任不能相资，故不易成孕。

2. 湿热邪毒

邢教授认为肾虚精亏，湿热邪毒乘虚而入，阻于胞宫胞络，湿性重浊黏腻，影响精子的活动力，使精子产生凝集；热邪耗伤阴液，使精液凝滞；久病则多瘀，瘀阻胞脉，又影响了局部气机的调畅和津液的布散，导致湿瘀互结胞脉的病理变化，同时使精子凝集、活力低下，也可使精液液化时间延长，导致胞宫不能摄精成孕。或经行、产后不慎或房事不洁，感染邪毒，邪毒内侵，或素体痰湿而湿热蕴结胞宫冲任；或经行、产后余血未净时同房，此时血室正开，易致经血内攻，瘀滞胞脉胞络，导致脏腑阴阳气血失和，冲任胞宫失调，男女两精不能相抟，难以成孕。

3. 瘀血阻滞

邢教授指出女子以血为用，气血以调畅为顺，气血相互资生，相互依靠，气足血旺，冲任调和才能有子。产后、经期瘀血残留胞宫，阻碍胞宫气血运行，难以受孕；若七情内伤导致气机不畅，气为血之帅，气机阻滞导致血行不畅，血瘀胞宫，冲任不能相资，则难以摄精成孕；瘀血阻滞，精子不能顺利进入胞宫而凝集，活动力低下，胞宫不能摄精成孕。

由此可见，免疫性不孕症的病因之本为肾虚，病因之标是感染或损伤、湿热毒邪侵袭，冲任失调，瘀血阻滞，治疗的关键是补肾，调节免疫力。

二、邢维萱教授诊治免疫性不孕症的经验

1. 辨证论治

（1）肝肾阴虚

临床表现：婚久不孕，月经量少，周期延长甚则闭经，色淡，偶有乳胀、腰酸、耳鸣如蝉，头晕，心烦，失眠，口舌干燥，便秘。舌苔薄，脉细弦。

证候分析：此证候以肝之阴血和肾所藏的阴精不足，阴虚有热为主。肾为先天之本，久病伤肾，肾阴不足，精血亏虚，冲任失司，故致不孕。《景岳全书》云："产育由于血气，血气由于情怀，情怀不畅则冲任不充，冲任不充则胎孕不受。"肝肾同源，精血相互资生，肝肾与生殖密切相关，肝失疏泄，气机升降失常，从而气血失调，冲任不能相资，故不易成孕。精能生血，精血不足，则月经量少，甚或闭经。肝藏血，女子以血为

本，足厥阴肝经循小腹布胁肋，肝失条达，经脉不利，故见乳胀；腰为肾之府，肾虚则腰膝酸软，阴虚血少，清窍失养，血不养心，故头晕，耳鸣如蝉，失眠多梦；阴虚血热，灼伤阴液，故见口舌干燥；虚火损伤肠道津液，故见便秘；舌质淡，苔薄，脉细弦均为肝肾阴虚之象。

治则治法：补益肝肾。

常用经验方药：熟地黄 20g，酒萸肉 15g，当归 15g，白芍 12g，柴胡 12g，杜仲 15g，续断 15g，桑寄生 15g，枸杞子 15g，覆盆子 15g，甘草 6g。

邢教授方中以养精种玉汤滋养肾精，养精种玉汤即四物汤去川芎，加酒萸肉而成。方中熟地黄、酒萸肉、枸杞子、覆盆子皆为补肾填精之品，以补肾之阴，滋肾之水；当归、白芍以养血平肝，血旺则精旺，水旺则火消；加入杜仲、续断、桑寄生在于平补肾阳，阳中求阴；柴胡疏理肝郁之气；甘草调和诸药。此方之妙，妙在减去行气耗精之川芎，而易以山茱萸，以滋养肝肾，补血填精，使精充足，肝肾得养，冲任得资，则可受精成孕。

（2）湿热互结

临床表现：婚久不孕，月经周期前后不定期，经质黏稠，带下量多、色黄白，大便黏。舌苔白腻或黄腻，脉滑数。

证候分析：湿热之邪客于冲任，与气血相搏，损伤冲任，故婚久不孕；湿热邪气壅滞胞宫，导致胞宫不能按时满溢，故见月经周期前后不定；湿性黏腻，故见经质黏稠；湿热蕴结下焦，损伤任带二脉，则带下量多、色黄；湿热蕴结肠道，导致肠道传导失司，则见大便黏；舌红，苔黄腻，脉滑数均为湿热互结之征，多伴有盆腔炎病史和抗精子抗体阳性病史。

治则治法：清热解毒，利湿通络。

常用经验方药：金银花 15g，当归 15g，皂角刺 15g，乳香 15g，没药 15g，赤芍 12g，薏苡仁 12g，黄柏 12g，车前子 12g（包煎），鸡血藤 15g，鱼腥草 12g，甘草 6g。

邢教授治疗此症患者以仙方活命饮为主方进行加减治疗，仙方活命饮出自明代《校注妇人良方》，是治疗痈疡肿毒的经典方剂。方中金银花性寒味甘，最擅清热解毒，消痈散结，前人称之为“疮疡圣药”，用在这里，取其清热解毒之功效，然单用清热解毒药，则气滞血瘀难消，又以当归、赤芍、乳香、没药行气活血通络，配伍皂角刺、鸡血藤通经行络，薏苡仁、鱼腥草、黄柏、车前子、甘草清热解毒利湿，调和诸药。全方共奏清热解毒，利湿通络之功。湿热之毒解除，冲任二脉通畅，则可成功受孕。

（3）肾虚血瘀

临床表现：婚久不孕，下腹刺痛，痛有定处，经色暗，夹血块，痛经。舌质暗或有瘀点，脉细涩。

证候分析：瘀血既是病理产物，又是致病因素。肾主生殖，为先天之本，元气之根；胞络者，系于肾，肾乃冲任之本。生殖的根本在于肾，肾气充盛，天癸成熟，任通冲盛，两精相抟，合而成形，胎孕乃成；肾气不足，气的推动功能减弱，则气血运行不畅致瘀，最终形成肾虚血瘀不孕症。瘀血积聚下腹胞中，不通则痛，故经行腹痛，或下腹刺痛，痛有定处；瘀阻冲任，血不归经，则血色暗，有血块；舌质暗或有瘀点，脉细涩均为肾虚血瘀之征。

治则治法：补益肾气，活血养血化瘀。

常用经验方药：丹参 20g，当归 12g，杜仲 15g，续断 15g，巴戟天 15g，山药 12g，补骨脂 15g，菟丝子 15g，鸡血藤 15g，三七 9g，赤芍 12g，甘草 6g。

邢教授方中当归、丹参活血养血，三七、鸡血藤活血通络、止痛化瘀，赤芍等祛瘀凉血，邢教授临床上经常强调，在活血化瘀时不可妄用破血逐瘀之品，以免伤其肾气。续断、山药、菟丝子、杜仲、巴戟天、补骨脂温养肾气，健补脾胃；甘草调和诸药。全方既温养先天肾气以生精，又培补后天脾胃以生血，同时加入活血祛瘀之品，精血充足，血脉通畅，胎孕乃成。

2. 循月经周期用药治疗免疫性不孕症

邢教授在治疗免疫性不孕还强调要依据月经周期中阴阳消长的规律、月经各期的生理特点，循时用药。在月经期使用桃红四物汤活血理气通经，将实邪（湿热、瘀血）从胞宫祛除；经后期血海空虚，使用四物汤或左归饮等补肾填精养血以助孕卵发育；黄体期使用补肾壮阳之品以助阴生阳长，使黄体功能健全；经前期使用疏肝养血活血之品，以促气行血行。

另外，邢教授强调在治疗期间采取隔绝疗法，必须采用避孕套避孕。在治疗女方的同时，也要求男方进行检查，如果男方抗体阳性，需同时治疗。

三、临证案例

1. 案一

王某，女，31岁，已婚。

初诊：2012年11月13日。

主诉：未避孕未孕3年。

现病史：月经初潮12岁，既往月经规律，经期5天，周期28天，经量中等，经色鲜红，质稠，时有血块，经行下腹胀痛，LMP 2012年10月23日。平素带下量稍多，色黄，无臭气。舌红，苔黄腻，脉细数。患者于2010年患盆腔炎经治疗已经治愈。孕2产0，分别于2005年、2010年孕50天自然流产行清宫术。B超示子宫附件未见异常，监测见优势卵泡。子宫输卵管造影提示双侧输卵管通畅。实验室检查示抗精子抗体及抗子宫内膜抗体均为阳性。男方各项检查均正常。

西医诊断：免疫性不孕症。

中医诊断：不孕症。

证型：湿热瘀阻 。

治则治法：清热利湿，补肾活血。

方药：当归15g，茯苓12g，续断10g，桑寄生10g，菟丝子10g，黄柏10g，苍术10g，薏苡仁15g，赤芍10g，丹参10g，桃仁10g，金银花12g，甘草6g。

14剂，水煎服，日2次，早晚分服。

嘱患者连服半个月，经期不停药，采用避孕套避孕。

二诊：2012年12月10日。

LMP 2012年11月21日，患者服药后下腹胀痛有所缓解。舌暗红，脉细滑。2012年12月10日B超示子宫附件无异常，内膜厚0.9 cm。

证型：肾虚血瘀，湿热阻络。

治则治法：补肾活血，清热利湿。

方药：炒白术 15g，炒山药 15g，杜仲 15g，续断 15g，桑寄生 15g，菟丝子 15g，党参 12g，炒白芍 12g，鹿角霜 12g（先煎），丹参 10g，桃仁 10g，黄柏 12g，车前子 12g（包煎），薏苡仁 12g，甘草 6g。

20 剂，水煎服，日 2 次，早晚分服。

继续采用避孕套避孕。

三诊：2013 年 1 月 26 日。

LMP 2013 年 1 月 17 日。患者服药后无不适，带下量减少，色白，无异味。舌淡红，苔薄，脉细滑。

证型：肝肾阴虚，湿热内蕴。

治则治法：填补肝肾，清热利湿

方药：当归 12g，川芎 12g，酒萸肉 15g，枸杞子 15g，熟地黄 20g，女贞子 15g，墨旱莲 15g，车前子 12g（包煎），金银花 12g，黄柏 12g，苍术 12g，薏苡仁 12g，茵陈 10g，萆薢 10g，甘草 6g。

20 剂，水煎服，日 2 次，早晚分服。

继续采用避孕套避孕。

四诊：2013 年 3 月 14 日。

LMP 2013 年 2 月 15 日。患者自述近日心情不佳，舌淡，苔白，脉细滑。考虑可能月经即将来潮。复查抗精子抗体和抗子宫内膜抗体。

证型：肝郁气滞，瘀血阻滞。

方药：当归 15g，川芎 15g，川牛膝 12g，桃仁 10g，红花 10g，三棱 15g，莪术 15g，丹参 20g，赤芍 15g，柴胡 12g，郁金 12g，车前子 12g(包煎)，萆薢 12g，甘草 6g。

14 剂，水煎服，日 2 次，早晚分服。

复查抗精子抗体及抗子宫内膜抗体，均转为阴性。

五诊：2013 年 4 月 26 日。

LMP 2013 年 4 月 14 日。因患者抗精子抗体及抗子宫内膜抗体转为阴性，告知患者这个月可以受孕。此为月经第 13 天，属于排卵期，此时肾阳活跃，乃“的候”之时。舌质红，苔薄白，脉细滑。嘱患者监测卵泡。B 超监测卵泡示左侧有一优势卵泡，2.0 cm×2.2 cm 大小，告知患者可同房受孕。

证型：肝郁气滞，瘀血阻络。

治则治法：理气行血，化瘀通络。

方药：当归15g，川芎15g，川牛膝12g，桃仁10g，红花15g，三棱15g，莪术15g，柴胡12g，鸡血藤15g，路路通15g，夏枯草15g，皂角刺15g，车前子12g（包煎），薏苡仁12g，萆薢12g，桂枝10g，甘草6g。

3剂，水煎服，日2次，早晚分服。

六诊：2013年4月28日。

LMP 2013年4月14日。患者监测卵泡，已排卵。舌质红，苔薄白，脉细弱。

证型：肾阳亏虚，冲任失调。

治则治法：温肾暖宫，助孕安胎。

方药：炒白术15g，炒山药15g，杜仲15g，续断15g，桑寄生15g，菟丝子15g，巴戟天15g，淫羊藿15g，鹿角霜12g（先煎），党参12g，炒白芍12g，黄柏10g，炒苍术12g，车前子12g（包煎），甘草6g。

14剂，水煎服，日2次，早晚分服。

2014年随访，患者自然妊娠，并剖宫产一男婴，母子健康。

2. 案二

毛某，女，33岁，已婚。

初诊：2015年8月16日。

主诉：婚后2年未避孕未孕。

现病史：月经初潮12岁，平素月经规律，周期28～32天，经期5～7天，量中，轻度痛经。但近一年月经量逐渐减少，白带量多，色黄，伴腰膝神疲，纳可，二便调。舌淡红，苔薄，有齿印，脉细弱。LMP2015年8月10日。抗卵巢抗体阳性。B超示子宫附件未见异常；子宫、输卵管造影提示双侧输卵管通畅。女性激素检查各项指标正常。男方精液检查正常。

西医诊断：免疫性不孕症。

中医诊断：不孕症。

证型：肝肾阴虚，湿瘀互结。

治则治法：补益肝肾，活血利湿。

方药：熟地黄20g，杜仲15g，续断15g，酒萸肉15g，枸杞子15g，女贞子 15g，覆盆子 15g，当归 12g，白芍 12g，茯苓 12g，薏苡仁 12g，车前子 12g（包煎），萆薢 12g，甘草 6g。

14 剂，水煎服，日 2 次，早晚分服。

嘱患者服药期间使用避孕套隔绝避孕。

二诊：2015 年 9 月 2 日。

患者服药后，无明显不适，月经尚未来潮，因患者近一年月经量逐渐减少，邢教授考虑与其抗卵巢抗体阳性有关。

证型：湿瘀互结。

治则治法：活血化瘀，清利湿热。

方药：当归 15g，川芎 15g，川牛膝 12g，桃仁 10g，红花 10g，三棱 15g，莪术 15g，丹参 20g，赤芍 15g，薏苡仁 12g，车前子 12g（包煎），黄柏 12g，金银花 12g，茯苓 12g，甘草 6g。

14 剂，水煎服，日 2 次，早晚分服。

嘱患者服药期间使用避孕套隔绝避孕。

三诊：2015 年 9 月 20 日。

LMP 2015 年 9 月 12 日，此次来月经量较前增多，经期 6 天，无痛经，白带量少，色白。舌质淡红，苔薄白，脉细滑。

证型：肝肾阴虚，湿瘀互结。

治则治法：补益肝肾，活血利湿。

方药：熟地黄 20g，杜仲 15g，续断 15g，酒萸肉 15g，枸杞子 15g，女贞子 15g，覆盆子 15g，当归 12g，白芍 12g，茯苓 12g，薏苡仁 12g，车前子 12g（包煎），萆薢 12g，甘草 6g。

20 剂，水煎服，日 2 次，早晚分服。

服药期间继续使用避孕套隔绝避孕。

四诊：2015 年 10 月 9 日。

LMP 2015 年 9 月 12 日，月经未来潮。复查卵巢抗体，结果为弱阳性，余无不适。舌质红，苔薄白，脉细滑。

证型：肝肾阴虚，湿瘀互结。

治则治法：补益肝肾，活血利湿。

方药：熟地黄 20g，杜仲 15g，续断 15g，酒萸肉 15g，枸杞子 15g，女贞子 15g，覆盆子 15g，当归 12g，白芍 12g，茯苓 12g，薏苡仁 12g，车前子 12g（包煎），萆薢 12g，甘草 6g。

7 剂，水煎服，日 2 次，早晚分服。

建议患者取消避孕措施，此月经周期进行卵泡监测。

五诊：2015 年 10 月 25 日。

LMP 2019 年 10 月 14 日，月经量中等，经期 6 天，无痛经，白带量多，蛋清样。舌质红，苔薄白，脉细滑。此时正是患者排卵期，嘱其患者监测卵泡，B 超监测结果发现左侧有一大小约 1.5 cm×1.4 cm 大小卵泡。

证型：肝肾阴虚。

治则治法：补益肝肾。

方药：熟地黄 20g，杜仲 15g，续断 15g，酒萸肉 15g，枸杞子 15g，女贞子 15g，覆盆子 15g，当归 12g，白芍 12g，甘草 6g。

2 剂，水煎服，日 2 次，早晚分服。

六诊：2015 年 10 月 27 日。

LMP 2015 年 10 月 14 日，患者自述下腹憋胀不适。舌质红，苔薄白，脉细滑。今日再次监测卵泡，B 超未发现优势卵泡，邢教授考虑此患者卵泡发育较小，无成熟优势卵泡。

证型：肝肾阴虚。

治则治法：补益肝肾。

方药：熟地黄 20g，杜仲 15g，续断 15g，酒萸肉 15g，枸杞子 15g，女贞子 15g，覆盆子 15g，当归 12g，白芍 12g，甘草 6g。

30 剂，水煎服，日 2 次，早晚分服。

邢教授使用月经周期疗法调理月经 3 个周期，复查抗卵巢抗体转为阴性，停药后指导排卵期同房。2017 年电话随访，顺产一子，母子健康。

3. 案三

刘某，女，28 岁，已婚。

初诊：2015 年 11 月 29 日。

主诉：未避孕未孕 1 年。

现病史：月经初潮 11 岁，月经经期 5 ～ 7 天，周期 30 天，量中，无痛经。结婚 3 年，2012 年、2013 年分别行药流 + 清宫术，2014 年 4 月 7 日怀孕 60 余天发现胎停育行清宫术。自 2014 年 10 月份解除避孕后，至今

1年未孕。LMP2015年10月31日，现乳房胀痛，无腹痛，大便干，日1次，舌暗，脉细滑。2015年10月31日性激素检查示FSH 12.36 mIU/mL，LH 4.6 mIU/mL，E_2 27.2 pg/mL，PRL 9.37 ng/mL，P 5.3 pg/mL，T 0.38 ng/mL。2015年10月查抗子宫内膜抗体（+），丈夫精液检查正常。

西医诊断：免疫性不孕症。

中医诊断：不孕症。

证型：肾气亏虚，瘀血阻滞。

治法：补益肾气，活血化瘀。

方药：当归15g，川芎15g，川牛膝12g，桃仁10g，红花10g，三棱15g，莪术15g，丹参20g，赤芍15g，桂枝10g，续断15g，桑寄生15g，甘草6g。

14剂，水煎服，日2次，早晚分服。

嘱其患者使用避孕套隔离避孕。

二诊：2015年12月13日。

LMP 2015年11月30日。患者正值排卵期，舌质暗红，苔薄白，脉细滑数。

证型：气滞血瘀，湿热阻滞。

治则治法：理气活血，清利湿热。

方药：炒白术15g，炒苍术15g，薏苡仁12g，车前子12g（包煎），茯苓12g，当归12g，丹参20g，夏枯草15g，皂角刺15g，郁金9g，柴胡12g，甘草6g。

14剂，水煎服，日2次，早晚分服。

嘱其患者使用避孕套隔离避孕。

三诊：2015年12月30日。

LMP 2015年12月29日，月经量中等，无痛经，无乳房胀痛。舌质暗红，苔薄白，脉细滑。患者已服药一个周期，嘱患者继续采取避孕措施。

证型：肾虚血瘀，湿热阻滞。

治则治法：补肾活血，清利湿热。

方药：炒白术15g，炒苍术15g，薏苡仁12g，车前子12g（包煎），茯苓12g，杜仲15g，桑寄生15g，菟丝子15g，当归12g，丹参20g，党参12g，炒白芍12g，郁金9g，金银花12g，夏枯草15g，甘草6g。

20剂，水煎服，日2次，早晚分服。

四诊：2016年2月28日。

LMP 2016年2月28日。患者月经第一天来潮，量少，色红，无腹痛及乳房胀痛，复查抗子宫内膜抗体，为阴性。舌质红，苔薄白，脉细滑。嘱患者月经第10天开始监测卵泡，并指导排卵期同房，但未受孕。

五诊：2016年4月2日。

LMP 2016年3月27日，正值月经的6天。舌质红，苔薄白，脉细滑。邢教授决定配合月经周期疗法进行治疗。

证型：肝肾阴虚，湿热内蕴。

治则治法：滋补肝肾，清利湿热。

方药：当归15g，川芎15g，酒萸肉15g，枸杞子15g，熟地黄20g，柴胡12g，白芍12g，萆薢12g，杜仲15g，续断15g，桑寄生15g，茯苓12g，车前子12g（包煎），甘草6g。

7剂，水煎服，日2次，早晚分服。

六诊：2016年4月9日。

患者正值排卵期，监测卵泡，右侧有一大小约2.3 cm×2.2 cm卵泡，指导同房，2天后复诊并监测卵泡。

七诊：2016年4月11日。

患者监测卵泡，B超提示卵泡已排。舌质暗红，苔薄白，脉细缓。

证型：肾阳亏虚，冲任失调。

治则治法：温肾暖宫，助孕安胎。

方药：炒白术15g，炒山药15g，杜仲15g，续断15g，桑寄生15g，菟丝子15g，巴戟天15g，淫羊藿15g，鹿角霜12g（先煎），党参12g，炒白芍12g，茯苓12g，炒苍术12g，车前子12g（包煎），甘草6g。

14剂，水煎服，日2次，早晚分服。

2016年5月初电话告知已成功怀孕。

因患者有胎停育病史，后进行保胎治疗至妊娠12周，2017年随访顺产一女，母女健康。

四、小结

免疫性因素所引起的女性不孕症在临床中比较常见，通常指的是女性生殖功能虽然一切正常，但存在抗生育免疫证据，因此引起不孕症。女性免疫性不孕涉及诸多种类，比如抗精子抗体、抗子宫内膜抗体、抗心磷脂抗体、抗卵巢抗体等，其中抗精子抗体所致的不孕症在临床上比较多见。中医将肾—天癸—冲任—胞宫定为女性生殖轴，由于正邪相争引起脏腑阴阳气血失和、冲任胞宫失调，两精难以相抟致不孕。又“邪之所凑，其气必虚”，故邢教授认为本病倾向以肾虚为本，涉及肝、脾，夹湿、瘀多见。在治疗免疫性不孕症时邢教授根据辨证结果，化裁加减使用中药消除患者抗体阳性体征，并依据女性生理周期性变化，将辨病与辨证相结合，攻补兼施，培固正气，祛邪化瘀，使肾的阴阳消长转化和气血活动达到平衡，提高和改善机体的免疫功能。此外，邢教授还强调在治疗期间采用避孕套避孕，待抗体转阴后再受孕，则能孕而长久，顺利分娩。

临床药理研究发现，在邢教授治疗免疫性不孕症常用的药物中，山茱萸、山药、川芎、当归、白芍、丹参、党参、茯苓等中药存在消除免疫性抗体的内在作用，据此邢教授辨证用药，灵活化裁，发挥中医自身优势，联合西医，为免疫性不孕的治疗提供更好的经验。

（沈 华）

第十一节 胎漏、胎动不安

妊娠期阴道少量流血，时出时止，或淋漓不断，而无腰酸、腹痛、小腹坠胀者，称为胎漏；妊娠期间出现腰酸、腹痛、小腹下坠，或伴有阴道少量流血者，称为胎动不安。胎漏、胎动不安症状与西医自然流产中先兆流产阶段相符，先兆流产指妊娠 28 周前先出现少量阴道流血，常为暗红色或血性白带，无妊娠物排出，随后出现阵发性下腹痛或腰背痛；妇科检查宫颈口未开，胎膜未破，子宫大小与停经周数相符。先兆流产是自然流产发展过程中的第一个阶段，如病情进展，可发展为难免流产。除环境因素、父亲因素以及胚胎或胎儿染色体异常等胚胎因素外，母体因素是导致先兆流产的重要原因，包括内分泌异常、生殖解剖异常、免疫功能异常、全身性疾病以及不良习惯等。20% ～ 25% 的孕妇在早期妊娠时可能会出现先兆流产的症状，可能对母体的健康和胎儿的出生造成无法预估的危害。

西医对先兆流产治疗包括一般治疗、针对病因治疗。

一般治疗：卧床休息、注意营养均衡、小剂量的叶酸口服、禁忌性生活、避免不必要的妇科检查。

针对病因治疗：针对先兆流产不同原因采取药物治疗或手术治疗，对于染色体异常所致的先兆流产尚无有效的治疗方法。对于原因不明的先兆流产，西医的治疗存在局限性。

一、邢维萱教授对胎漏、胎动不安病因病机的认识

邢维萱教授认为受孕机制在于肾气充足而化生天癸，冲任二脉通盛，

男女两精相合而有子，后则脏腑之气血下注冲任以养胎元。若五脏失和，冲任损伤，气血不足以养胎而发生胎漏、胎动不安。根据中医文献和近年来众多医家对胎漏、胎动不安的关注以及研究的不断深入，中医对本病的病因病机做了诸多探索，各家意见不尽相同，临床辨证分型纷繁复杂，如肾虚、气血虚弱、血热、血瘀、湿热等。邢教授依据多年的临证经验，总结认为本病病机以脾肾亏虚为主导致的冲任气血失调、胎元不固。

1. 脾肾不足是胎漏、胎动不安的核心病机

邢教授依据先天之精藏于肾，精可化为肾气，表现为肾中之阴阳，肾气为女子维持生理活动的基本物质，肾中精气充足，天癸成熟，胞宫才有行经和胎育的功能等中医理论，提出肾气充盛，系胎有力，胎儿才能正常发育。根据精血同源理论，肾中所藏之精可化为血，直接为胎孕提供物质基础，女子生殖功能的盛衰，其根本在于肾气是否充足，肾为冲任之本，若肾气充足则天癸至，冲任旺盛，胎有所养而强壮。正如《女科经纶》言及："女子肾脏系于胎，是母之真气，子所系也，若肾气亏损，便不能固摄胎气。"邢教授认为胎元的稳固全赖于肾气的维系，若父母自身先天禀赋不足，或房劳多产，或大病久病后，伤及于肾，或怀孕之后，房事仍不节制，耗动肾中之精，致使肾虚而冲任损伤，胎无所系，进而发展为胎漏、胎动不安。邢教授强调胎儿的生长发育依靠母体气血的濡养，气以载胎，血以养胎，而气血之生化是根据脾胃运化功能所决定。脾胃虚弱会严重影响体内气血的生化，既无生化之源头，则胎儿无供养之资，而有坠堕的忧虑。脾胃之间相表里，若脾气有所亏虚，则胃失健运之功，使水谷精微无法更好地转化成气血，更加之母体素体脾胃虚弱，或受孕后忧思过度，劳倦损脾，以致脾胃虚弱，又或久病、大病耗费气血，皆使胎之气血化源不足，气亏血虚。然则气虚致胎无所载，血虚则胎无所养，必然出现胎堕之征象。因此，脾气不足，脾失健运，则气血生化乏源，乃胎漏、胎动不安发病之次因。

2. 血热、血瘀为胎漏、胎动不安的常见病机

邢教授认为孕后脏腑经络之血下注冲任以养胎元，母体常处于血易不足，气易偏胜的状态。素体阳盛，或因情志不畅，肝郁日久化火，或孕期

嗜食辛辣助阳之品，均可助阳化热，热扰冲任而致胎动不安，正如《景岳全书·妇人规》所云："凡胎热者，血易动，血动者，胎不安。故堕于内热而虚者。"邢教授认为除血热外，血瘀也是胎漏、胎动不安的常见病机，平素有癥瘕旧疾、瘀阻胞脉，或因跌仆闪挫导致气血紊乱，或气血不足、因虚致瘀而导致瘀血内结，瘀血不去，新血难生，胎失摄养而发生胎漏、胎动不安，如清代王清任在《医林改错》中指出"不知子宫内，先有瘀血占其地，胎至三月再长，其内无容身之地，胎病靠挤，血不能入胞胎，从旁流而下，故先见血，血既不入胞胎，胎无血养，故小产"。

二、邢维萱教授诊治胎漏、胎动不安的经验

1. 辨证论治

邢教授在临床治疗本病时，首先重视补先天之本，补益肾气，通过补肾以固胎元；其次补后天之本，补脾气健运化，令气血生化有源以养胎。注重肾脾同治，先后天双补，使肾中精气充盛，脾胃气血旺盛，以固肾健脾安胎为基本大法。

（1）肾虚证

临床表现：妊娠期腰膝酸软，腹痛下坠，或伴有阴道少量流血，色淡暗，或曾屡孕屡堕，或伴头晕耳鸣，小便频数，夜尿多。舌淡，苔白，脉沉滑尺弱。

证候分析：胞络系于肾，肾虚则骨髓不充，故腰膝酸软；筋脉失于温蕴，则腹痛下坠；气不摄血，则有阴道少量流血；血失阳化，故血色淡暗；肾虚，髓海不足，脑失所养，故头晕耳鸣；肾与膀胱相表里，肾虚则膀胱失约，故小便频数；舌淡，苔白，脉沉弱，均为肾虚之候。

治则治法：固肾安胎，佐以益气。

常用经验方药：菟丝子 30g，桑寄生 30g，续断 15g，杜仲 15g，阿胶 10g（烊化），党参 15g，白术 15g，炙甘草 6g。

邢教授指出先天之精藏于肾，精可化为肾气，表现为肾中之阴阳。肾气为女子维持生理活动的基本物质，肾中精气充足，天癸成熟，胞宫才有行经和胎育的功能。肾气充盛，系胎有力，胎儿才能正常发育。邢教授认为胎元的稳固全赖于肾气的维系，若父母自身先天禀赋不足，或房劳多

产，或大病久病后，伤及于肾，或怀孕之后，房事仍不节制，耗动肾中之精，致使肾虚而冲任损伤，胎无所系，进而发展为胎漏、胎动不安。方中菟丝子补肾益精，固摄冲任，肾旺自能荫胎，故重用菟丝子为君；桑寄生、续断补益肝肾，养血安胎为臣；阿胶补血为佐使。四药合用，共奏补肾养血、固摄安胎之效。加党参、白术健脾益气，是以后天养先天，生化气血以化精，先后天同补，加强安胎之功；杜仲补肾安胎；炙甘草和中，调和诸药。若小腹下坠明显，加黄芪 15g，升麻 6g，益气升提安胎；若大便秘结，加全瓜蒌 15g，熟地黄 15g，桑椹 15g，滋肾增液，润肠通便。临证时结合肾之阴阳的偏虚，选加温肾（如补骨脂 15g，狗脊 10g）或滋阴（如女贞子 15g，墨旱莲 15g）安胎之品。

（2）脾肾两虚证

临床表现：妊娠期，阴道少量流血，色淡或淡暗，质稀，腰酸痛、小腹隐痛、下坠，神疲乏力，夜尿频多，纳呆食少，头晕耳鸣，两膝酸软，腹胀，大便溏泄，或屡孕屡堕。舌质淡，苔薄白，脉细缓略滑。

证候分析：气虚冲任不固，提摄无力，故腰酸，小腹空坠而痛，阴道少量流血；气虚不化，则血色淡，质稀薄；气虚中阳不振，故神疲肢倦，气短懒言；舌淡，苔薄白，脉滑，均为气虚之象。

治则治法：益气养血，固冲安胎。

常用经验方药：党参 30g，黄芪 30g，菟丝子 30g，熟地黄 30g，枸杞子 6g，炙甘草 3g，杜仲 9g，桑寄生 15g，白术 30g，酒萸肉 15g，炒山药 15g。

邢维萱教授认为胎动不安主要发病机制是冲任气血失调，胎元不固。邢维萱教授认为肾主系胎，先天之本；脾主载胎，后天之本。若脾肾不足，无力系胎、载胎，导致冲任损伤、胎元不固，发为胎动不安，日久则发生堕胎或小产，故根据中医病因病机提出“脾肾两虚”是胎动不安的常见证型，并提出“健脾益气，补肾固冲安胎”之法治疗脾肾两虚型胎动不安。方中党参、白术、黄芪、山药、炙甘草甘温益气，健脾调中，以助生化之源，使气旺以载胎；菟丝子补肾益精，固摄冲任，肾旺自能荫胎；桑寄生、枸杞子、酒萸肉补益肝肾，养血安胎为臣；熟地黄补血养血安胎；杜仲补肾安胎。全方共奏补肾健脾，固冲安胎之功。若阴道流血明显者，偏寒者用棕榈炭 15g，艾叶炭 15g，荆芥炭 15g；偏热者用地榆炭 15g，贯仲炭 15g，侧柏炭 15g，仙鹤草 15g，苎麻根 15g；若腹痛明显者，加用芍药甘草汤、当归芍药散；若大便秘结者，加全瓜蒌 15g，火麻仁 15g；若恶心、呕吐明显者，加入生姜 6g，竹茹 9g，姜半夏 9g 等。

（3）血瘀证

临床表现：宿有癥积，孕后常有腰酸，下腹刺痛，阴道不时流血，色暗红，或妊娠期不慎跌仆闪挫，或劳力过度，或妊娠期手术创伤，继之腰酸腹痛，胎动下坠或阴道少量流血，大小便正常。舌暗红或有瘀斑，苔薄，脉弦滑或沉弦。

证候分析：癥积占据胞宫，或妊娠期跌仆闪挫，或妊娠期手术创伤致血离经，瘀血阻滞冲任胞脉，气血壅滞不通，故腰酸腹痛、胎动下坠；瘀血阻滞冲任胞脉，不通则痛，故见下腹刺痛；血不归经，故阴道不时下血，色暗红；因无寒热，大小便正常；舌暗红或有瘀斑，苔薄，脉沉滑或沉弦，为瘀血之征。

治则治法：活血化瘀，补肾安胎。

常用经验方药：菟丝子 30g，桑寄生 30g，续断 15g，阿胶 10g（烊化），桂枝 10g，芍药 12g，砂仁 6g（后下），牡丹皮 9g，茯苓 10g，炙甘草 6g。

邢教授在多年临床经验总结中发现，若患者平素有癥瘕旧疾、瘀阻胞脉，或因跌仆闪挫导致气血紊乱，或气血不足、因虚致瘀而导致瘀血内结，瘀血不去，新血难生，胎失摄养而发生胎漏、胎动不安。方中菟丝子、桑寄生、续断、阿胶补肾养血，固摄安胎。桂枝温经通阳，以促血脉运行而散瘀为君；白芍养肝和营，缓急止痛，或用赤芍活血化瘀消癥为臣；牡丹皮活血化瘀为佐；茯苓健脾益气，宁心安神，与桂枝同用，通阳开结，伐邪安胎为使。砂仁理气安胎，炙甘草和中，调和诸药。诸药合用，共奏活血化瘀、消癥散结之效，攻补兼施，邪去胎安。

2. 循期用药、加减用药辅助治疗胎漏、胎动不安

邢维萱教授治疗胎漏、胎动不安时，坚持中医辨证论治理论，临床工作中若患者为阴道出血、腰腹酸痛等流产先兆者，通过症状和舌苔脉象辨证其当属肾脾两亏、冲任虚损所致胎元不固，此证型为临床较为常见证型，予自拟经验方菟参安胎颗粒进行中医保胎治疗，并将杜仲改为炭剂以

增止血之功；同时结合中药穴位贴敷外治，内外治法相结合，以加强补肾健脾固胎的功效。

邢教授在临床应用过程中，若出现出血者酌加棕榈炭 15 ～ 30g，贯仲炭 15 ～ 30g，苎麻根 15 ～ 30g，藕节炭 15 ～ 30g，地榆炭 15 ～ 30g，侧柏炭 15 ～ 30g；腹痛者重用芍药甘草汤、当归芍药散、胶艾汤缓急止痛；腰酸痛者加杜仲 15g，续断 15g，覆盆子 15g，补肾安胎；肾阳虚明显者可选加狗脊 10g，巴戟天 10g，淫羊藿 10g，补骨脂 10g，鹿角片 10g 等；大便干者加全瓜蒌 15 ～ 30g，火麻仁 15 ～ 30g，郁李仁 15 ～ 30g，润肠通便，或予少量肉苁蓉 6g 以益精血润肠道，改善患者便秘问题；恶心呕吐早孕反应明显者，邢教授认为这是胎气壅阻，冲脉之气上逆犯胃所致，加入橘皮 12g，苏梗 12g，生姜 6g，降逆止呕，竹茹 9g，陈皮 9g，以醒脾止呕；宫内积血暗区者去当归（或改用当归炭 6g），加生地黄（炭）15g，藕节（炭）15g，仙鹤草 30g，墨旱莲 15g，海螵蛸 15g，白及粉 3g 等，亦可三七常与收敛止血的白及配伍使用，止血而不留瘀，临床处方与白及的比例为 1∶2 或 1∶3；子宫动脉阻力偏高者加用当归 3g，丹参 3g，三七 1 ～ 3g 等药，也取得了较好的效果，不仅限于孕 2 月以上，孕 40 天左右也可使用，每日 1.5 ～ 3g，并无出血或碍胎之虑；针对存在血瘀情况的特定病情，多用于自身抗体阳性、血栓前状态、不明原因复发性流产患者，常用药物有当归 3g，川芎 3g，赤芍 3g，牡丹皮 3g，丹参 3g，三七 3g 等；对于胎漏久不止者，加用大黄炭 6 ～ 9g，祛瘀生新，引血归经，清热解毒抗感染；若患者出现身微热有汗，口苦口干，夜寐多梦，查其舌脉，有虚热之征象，符合孕后阴血下聚养胎，致母体阴血偏虚，易有虚热的特点，故在自拟经验方菟参安胎颗粒的基础上添加黄芩 10g，生地黄 10g，女贞子 15g，墨旱莲 15g，四味药清热凉血、滋阴养胎，佐白芍与山药以敛汗。以上药物加减使用剂量，可根据患者具体情况进行调整。

据统计，邢教授一年诊治的胎漏、胎动不安患者 175 例，其中治愈 154 例，未愈 21 例，总有效率 88.00%，其中胎漏患者 42 例，胎动不安患者 133 例。在辨证分型中，脾肾两虚型 123 例（70.28%），肾虚型 35 例（20.00%），血热型 10 例（5.71%），外伤血瘀型 7 例（4.00%）。早期流产 129 例（73.71%），晚期流产 46 例（26.28%）。保胎治疗成功的患者通过随访得知子嗣健康。

三、临证案例

1. 案一

钱某，女，29岁，已婚。

初诊：2013年5月10日。

主诉：停经45天，阴道少量出血，伴腰酸腹痛5天。

现病史：该患平素月经规律，月经周期为28～32天，经期6天，LMP 2013年3月26日，月经量色质可。停经34天时，纳欠佳，测尿HCG（+）。5天前无明显诱因出现阴道少量出血，色红，小腹隐痛，腰酸，伴小腹下坠，神疲乏力，纳呆食少，夜寐可，二便常，遂来就诊。舌淡暗，苔薄白，脉沉滑无力、尺脉弱。孕3产0，人工流产1次，胎停育一次。妇科彩超示子宫大小6.9 cm×5.8 cm×4.5 cm，前位，宫内可见1.25 cm×1.02 cm的妊囊，位置正常，未见胎心、胎芽，可见卵黄囊，双附件未见异常回声；宫腔内可见少量液性暗区。超声诊断为宫内早孕；宫腔积液。查激素（当日）示血HCG 32548.48 IU/L，E_2 352.78 pg/mL，P 25.74 ng/mL。

西医诊断：先兆流产。

中医诊断：胎动不安。

证型：脾肾两虚证。

治则治法：补肾健脾，固胎止血。

方药：菟丝子30g，槲寄生30g，续断15g，阿胶10g（烊化），杜仲炭15g，党参15g，黄芪20g，白术15g，山茱萸15g，砂仁6g（后下），炙甘草6g，血余炭15g，地榆炭15g。

7剂，水煎服，日1剂，分三次内服。

同时予叶酸0.4mg，日1次，口服；维生素E 100mg，日1次，口服。

配合中药穴位贴敷疗法，选用双侧肾俞、神阙穴位。

具体做法：胶艾散（阿胶、艾叶各等分，研为细末），每次取10g，加适量蜂蜜调匀，每日1次，持续2小时，共7天。

邢教授嘱患者：①应卧床休息，静心休养，取舒适体位，避风寒，慎起居，防止外感等病发生。②病室环境宜清洁整齐，空气流通，创造良好的休息环境。加强生活护理，将常用物品放置患者随手可及的地方。③衣服宜宽大、轻松、柔软，勿紧束胸腰。④观察患者阴道流血的色、质、量及血块的大小等情况，并做好记录。阴道出血止后，仍需卧床休息，避免过度疲劳，以免再次伤胎。⑤严禁房事，避免灌肠及阴道检查，防止再度流血。⑥保持大便通畅，宜多吃蔬菜及水果，若大便秘结者，每日早晚服蜂蜜 1 匙，以利润肠通便，减少腹压，防止再度出血。

二诊：2013 年 5 月 17 日。

自诉服上药无不适，现停经 52 天，阴道出血止，腹痛腰酸缓解，轻微小腹下坠感。近两日有恶心呕吐，大便稍干，小便正常，纳欠佳，寐尚可。舌暗红，苔薄白，脉沉滑、尺脉弱。复查激素示血 HCG 85645.32 IU/L，E_2 602.3 pg/mL，P 34.1 ng/mL。

证型：脾肾两虚证。

治则治法：补肾健脾，益气固胎，降逆止呕。

方药：菟丝子 25g，槲寄生 20g，续断 15g，阿胶 15g（烊化），党参 15g，黄芪 20g，山茱萸 15g，砂仁 10g（后下），炙甘草 10g，竹茹 15g，陈皮 15g，肉苁蓉 10g。

7 剂，水煎服，日 1 剂，分三次内服。

继续同时予叶酸 0.4 mg，日 1 次，口服；维生素 E100 mg，日 1 次，口服。

配合中药穴位贴敷疗法，选用双侧肾俞、神阙穴位。

具体做法：胶艾散（阿胶、艾叶各等分，研为细末），每次取 10g，加适量蜂蜜调匀，每日 1 次，持续 2 小时，共 7 天。

邢教授嘱患者：①卧床休息，静心休养，取舒适体位，避风寒，慎起居，防止外感等病发生。②观察患者阴道流血的色、质、量及血块的大小等情况，并做好记录。③保持大便通畅，宜多吃蔬菜及水果。

三诊：2013 年 5 月 24 日。

服药后无明显不适，现停经 59 天，无阴道流血及腹痛，腰酸较前明显缓解，恶心呕吐症状减轻，偶有小腹部下坠感，二便调，纳寐尚可。舌淡红，苔薄白，脉沉滑有力。复查激素示血 HCG 87411.48 IU/L，E_2 878.23 pg/mL，P 37.17 ng/mL。胎儿及附属物彩超示子宫大小 7.3 cm×6.8 cm×5.3 cm，宫腔内可见 3.4 cm×3.1 cm 妊囊，囊内可见胎芽及原始心血管搏动，胎芽长约 2.1 cm，超声诊断为宫内早孕 8+ 周。

证型：脾肾两虚证。

治则治法：补肾健脾，益气固胎，降逆止呕。

方药：升麻 6g，菟丝子 30g，槲寄生 30g，续断 15g，阿胶 10g（烊化），党参 15g，黄芪 20g，山茱萸 15g，砂仁 6g（后下），炙甘草 10g，竹茹 15g，陈皮 15g，肉苁蓉 10g。

7 剂，水煎服，日 1 剂，分三次内服。

继续同时予叶酸 0.4mg，日 1 次，口服。

配合中药穴位贴敷疗法，因患者皮肤发红，伴有贴敷处皮肤轻微瘙痒，故另选用双侧三阴交、关元穴位。

具体做法：胶艾散（阿胶、艾叶各等分，研为细末），每次取 10g，加适量蜂蜜调匀，每日 1 次，持续 2 小时，共 7 天。

邢教授嘱患者卧床休息，静心休养，取舒适体位，避风寒，慎起居，防止外感等病发生。保持大便通畅，宜多吃蔬菜及水果。

四诊：2013 年 5 月 31 日。

患者现停经 66 天，无阴道流血，无腹痛及腰酸，小腹部下坠感消失，身有微热出汗，口苦口干，夜寐多梦，二便正常。舌质淡红、舌尖红，苔薄黄，脉沉滑有力。查激素示血 HCG 150213.8 IU/L，E_2 953.2 pg/mL，P ＞ 40 ng/mL。

证型：脾肾两虚证。

治则治法：补肾健脾，益气固胎。

方药：菟丝子 15g，槲寄生 15g，续断 10g，阿胶 10g（烊化），杜仲 15g，党参 15g，山茱萸 15g，山药 15g，白芍 20g，炙甘草 10g，黄芩 10g，生地黄 10g，女贞子 15g，墨旱莲 15g。

10 剂，水煎服，日 1 剂，分三次内服。

继续同时予叶酸 0.4 mg，日 1 次，口服。

配合中药穴位贴敷疗法，选用双侧三阴交、关元穴位。

具体做法：胶艾散（阿胶、艾叶各等分，研为细末），每次取 10g，加适量蜂蜜调匀，每日 1 次，持续 2 小时，共 7 天。

邢教授嘱患者卧床休息，静心休养，取舒适体位，避风寒，慎起居，防止外感等病发生。保持大便通畅，宜多吃蔬菜及水果。

五诊：2013年6月15日。

患者按时来诊，现已停经81天，无明显不适症状，身热症状消失，夜寐可，二便调。复查彩超示子宫外形增大，宫腔内可见一胚胎，头臀径约2.3 cm，胎儿颈后透明层厚度（NT）0.15 cm，胎心142次/分。超声诊断为宫内单活胎。

邢教授嘱患者暂停药观察，病变随诊，嘱其按时产检，继续服用叶酸片0.4mg，日1次，口服。

后随访患者，妊娠期一直情况平稳，后足月产子，胎儿发育良好。

2. 案二

徐某，女，27岁，已婚。

初诊：2015年10月23日。

主诉：停经51天，阴道少量流血8天，下腹坠痛1天。

现病史：平素月经规律，17岁初潮，经期5～6天，周期27～30天，夹有血块，有痛经。LMP 2018年9月2日。1周前测尿HCG阳性。8天前下夜班后见阴道少量流血，色暗红，未重视。1天前无明显诱因出现小腹坠胀隐痛，时感头晕，白带量多，稠鼻涕样，有异味，尿频，眠差。既往孕2产0，2013年自然流产一次。查体示T 37.2℃，心肺腹部未见异常。舌淡，苔白，脉沉滑。实验室检查示衣原体阳性，对头孢呋辛钠敏感。B超示孕囊2.3 cm×2.0 cm，囊内可见一大小约0.5 cm×0.2 cm胚芽组织，未见原始心管搏动。检查示P 18.1 mg/L，血HCG 637.04 IU/L。

西医诊断：先兆流产。

中医诊断：胎动不安。

证型：肾虚证。

治则治法：健脾补肾，固冲止血安胎。

方药：菟丝子30g，桑寄生30g，川续断10g，白术15g，黄芪15g，炒地榆10g，山茱萸10g，侧柏炭15g，地榆炭15g，炙甘草6g。

7剂，水煎服，日2次，早晚分服。

同时予叶酸0.4 mg，日1次，口服；维生素E 100 mg，日1次，口服；肌内注射黄体酮注射液40 mg，每日1次。

抗感染治疗：低热，出血时间长，衣原体阳性，静脉滴注0.9%氯化钠液 100 mL、头孢呋辛钠 1.5g，每日 1 次，体温正常后停药。

配合中药穴位贴敷疗法，选用双侧肾俞、神阙穴位。

具体做法：胶艾散（阿胶、艾叶各等分，研为细末），每次取 10g，加适量蜂蜜调匀，每日 1 次，持续 2 小时，共 7 天。

邢教授嘱患者：①应卧床休息，静心休养，取舒适体位，避风寒，慎起居，防止外感等病发生。②病室环境宜清洁整齐，空气流通，创造良好的休息环境。加强生活护理，将常用物品放置患者随手可及的地方。③衣服宜宽大、轻松、柔软，勿紧束胸腰。④观察患者阴道流血的色、质、量及血块的大小等情况，并做好记录。阴道出血止后，仍需卧床休息，避免过度疲劳，以免再次伤胎。⑤严禁房事，避免灌肠及阴道检查，防止再度流血。⑥保持大便通畅，宜多吃蔬菜及水果，若大便秘结者，每日早晚服蜂蜜 1 匙，以利润肠通便，减少腹压，防止再度出血。

二诊：2015 年 10 月 30 日。

患者停经 58 天，诉无发热、腹痛、阴道流血，感恶心，呕吐，乏力，失眠，T 36.3℃。舌淡，苔白，脉滑。血 HCG 3678.0 IU/L；P 28.6 mg/L；复查衣原体阴性。

证型：肾虚证。

治则治法：健脾补肾，固冲安胎，降逆止呕。

方药：菟丝子 30g，桑寄生 10g，白术 10g，太子参 10g，黄芪 10g，姜半夏 10g。

7 剂，水煎服，日 2 次，早晚分服。

继续予叶酸 0.4 mg，日 1 次，口服；维生素 E 100 mg，日一次，口服；肌内注射黄体酮注射液 40 mg，每日 1 次。停用抗感染治疗。

配合中药穴位贴敷疗法。为防止贴敷处皮肤红肿及瘙痒等过敏反应，另选用双侧三阴交、关元穴位，增加内关、中脘穴，加强降逆止呕之效。

具体做法：保胎依然选用胶艾散（阿胶、艾叶各等分，研为细末），每次取 10g，加适量蜂蜜调匀，每日 1 次，持续 2 小时，共 7 天。恶心、呕吐，选用生姜、公丁香等份，研为细末，每次取 10g，加适量蜂蜜调匀，每日 1 次，持续 2 小时，共 7 天。

邢教授嘱患者：①应卧床休息，静心休养，取舒适体位，避风寒，慎起居，防止外感等病发生。②病室环境宜清洁整齐、空气流通、创造良好的休息环境。加强生活护理，将常用物品放置患者随手可及的地方。③衣服宜宽大、轻松、柔软，勿紧束胸腰。④观察患者阴道流血的色、质、量及血块的大小等情况，并做好记录。阴道出血止后，仍需卧床休息，避免过度疲劳，以免再次伤胎。⑤严禁房事，避免灌肠及阴道检查，防止再度流血。⑥保持大便通畅，宜多吃蔬菜及水果，若大便秘结者，每日早晚服蜂蜜 1 匙，以利润肠通便，减少腹压，防止再度出血。

三诊：2015 年 11 月 6 日。

患者停经 65 天，病情稳定，偶感恶心，无呕吐，睡眠可。舌淡红，苔白，脉滑。血 β – HCG 5623.12 IU/L；血清 P ＞ 40 mg/L；B 超可见原始心管搏动。

后进行随访，未复发。于次年 6 月 5 日自娩一男活婴，母子健康。

四、小结

自然流产中的先兆流产是育龄期妇女的常见疾病之一，现代医学认为先兆流产的病因复杂，主要与遗传、解剖异常、感染、内分泌、免疫等因素有关，黄体功能不全占内分泌因素的 20% ～ 60%。近年来先兆流产的发病率有升高的趋势，先兆流产发展为自然流产占妊娠总数的 10% ～ 15%。对于先兆流产，西医治疗方法较为单一，疗效尚欠佳。

总结 50 余年的临床经验，邢教授发现自己门诊中先兆流产患者的证型以脾肾亏虚为主，故拟定“固肾健脾安胎”为胎漏、胎动不安治疗大法。同时配合穴位贴敷方法，获效颇丰。邢维萱教授认为首先肾为先天之本，主人体生长发育和生殖，且冲任之本在于肾，胞络者系于肾，肾气充则胎元固。其次，胎居母腹需气载血养，而气血的化生来源于脾之运化，脾气健运则气血生化有源，胎元得以气血濡养而安然无恙。若禀赋不足，或屡孕屡堕，或孕后不节房事均可损伤肾气，肾虚则使冲任亏损，无力系胎，胎元不固而胎失所系；素体虚弱或饮食劳倦损伤脾气，脾虚则失于健运，气血生化乏源而胎失所养。肾藏精，主生殖，胞络者系于肾，肾气以载胎，肾气不固，则封藏失职，然而肾气之滋长，又赖于后天脾胃水谷之精气的滋养，脾虚生化乏源肾气难固，则胎元难保。胎动不安的病位在脾肾两脏，脾肾失养、气血不足是其主要原因，脾肾虚弱，冲任损伤，胎元不固则为病机所在，故治疗过程中提出“健脾益气，补肾固冲安胎”是治疗脾肾两虚型胎动不安的主要原则。邢教授指出治疗本病重在补肾健脾，临证处方中常以党参、白术、黄芪、山药、炙甘草甘温益气，健脾调中，以助生化之源，使气旺以载胎；菟丝子补肾益精，固摄冲任，肾旺自能荫胎；桑寄生、枸杞子、山茱萸补益肝肾，养血安胎为臣；熟地黄补血养血安胎；杜仲补肾安胎。

邢教授治疗胎漏、胎动不安患者时，有目的地针对病人特点，以中医辨证论治为主，根据患者的不同情况，必要时也中药配伍西药补充激素治疗，形成了特色鲜明的用药特点，并取得确切满意的疗效。

（蒋 芸）

第十二节 滑胎

凡堕胎或小产连续发生3次或以上者，称为“滑胎”，亦称“数堕胎”。本病的临床表现与西医复发性流产相似，故复发性流产中医治疗可参照滑胎诊治。

复发性流产是指与同一性伴侣自然流产连续发生2次及2次以上者。临床研究发现，对于每次流产时间基本为同一个妊娠月份的患者来说，再妊娠流产的风险高达70%～80%。该病严重影响患者身心健康。其病因可归纳为染色体异常、免疫因素、内分泌因素、感染因素、生殖器畸形、不明原因等。根据多项流行病学调查结果显示，复发性流产的发病率已明显上升，已占据已婚育龄期妇女的10%左右，复发性流产造成的不良生育是育龄期及高龄产妇面临的严峻问题，所以寻求安全有效的治疗方法是目前生殖医学科及妇产科所亟待解决的，同时也是众多医家研究的热点课题。

西医对复发性流产的治疗包括免疫调节治疗、宫腔镜手术、内分泌替代疗法、经阴道宫颈环扎术、超声技术、抗凝治疗。

免疫调节治疗：现代医学多采用主动免疫治疗和被动免疫治疗两种疗法，前者通过使用患者配偶或健康无关第三者的淋巴细胞进行主动免疫治疗，后者则对机体使用丙种球蛋白。

宫腔镜手术：对于先天性生殖器官发育畸形者，可行宫腔镜下矫形术。

内分泌替代疗法：对黄体功能不足者，可通过药物替代疗法提高黄体功能以维持妊娠。

经阴道宫颈环扎术：对于先天性或后天获得性宫颈功能不全者可选择

预防性宫颈环扎。

超声技术：超声检查技术在应用于诊断自然流产方面不断成熟。

抗凝治疗：有文献表明，部分患者在妊娠期间凝血功能亢进，易致胎盘血栓形成。对于这类患者，可予抗凝药物治疗，如小剂量阿司匹林、低分子肝素钠。抗凝药物可改善患者高凝状态，预防胎盘梗死，提高妊娠率和胎儿的活产率，增加新生儿体质量。

一、邢维萱教授对滑胎病因病机的认识

历代医家认为，滑胎的主要病因有母体冲任损伤，情志不畅，劳累，素禀异常，孕后房室不节，跌仆，饮食异常，胎元不健。《妇科玉尺·卷二·胎前》提出“或冲任脉虚而协热，轻则胎动不安，重则三、五、七月即堕，更加外感六淫，内伤七情，或饮食伤脾胃，或淫欲损真元，皆致疾之由也”。《女科正宗·广嗣总论》提到“男精壮而女经调，有子之道也”，这说明男女双方生殖功能正常，是构成胎孕的第一要素。邢教授认为胎儿居于母体之内，全赖肾以系之，气以载之，血以养之，冲任以固之，妊娠是胎儿在母体子宫内生长发育和成熟的过程，母体和胎儿必须相适应，否则易发生流产，若流产多次发生，则发展为滑胎。古人曰“胞脉者系于肾”“肾藏精，主生殖”，妇女先天肾气不足，或房劳伤肾，或久病及肾，或孕后不节房事，导致肾精、肾气匮乏，以致冲任虚衰，胎失所养，胎结不实，从而发生堕胎、小产，发展为滑胎。滑胎病因与病机是不可分割的，对于滑胎的病机，历代医家也有论述。《诸病源候论·妊娠数堕胎候》提出“凡胎孕不固，无非气血损伤之病，盖气虚则提摄不固，血虚则灌溉不周，所以多致小产”，认为堕胎、小产多因妇人气虚升提无力，血虚荣润不足而致。邢教授依据多年的临证经验总结，指出母体冲任损伤，情志不畅，劳累，素禀异常，孕后房室不节，跌仆，饮食异常等为滑胎发病的病因所在，而脾肾亏虚、气血两虚是滑胎的主要病因病机。

1. 脾肾亏虚是滑胎病机核心

邢教授认为孕育离不开脾肾二脏。肾藏精，为先天之本，主生殖、生长发育，主系胎元。女子二七天癸至，任脉通，太冲脉盛，阴阳和，故能

有子。胎孕之成，源于肾精，胎孕之固，赖于肾气。肾气乃肾精所化之气，肾气的盛衰与天癸的至与竭，直接关系到妊娠。傅青主认为，“大凡妇人之怀妊也，赖肾水以荫胎，水源不足，则火易沸腾……水火两病，胎不能固而堕矣”，亦提出肾的重要性。《女科集略》道“女子肾藏系于胎，是母之真气，子之所赖，若肾气亏损，便不能固摄胎元”，亦表明胎孕与肾关系密切，当肾中真阳受损，命门火衰，冲任失于温养，则宫寒胎元不固，屡孕屡堕而致滑胎；或肾精匮乏，冲任精血不足，胎失濡养而致滑胎。肾藏精主生殖，精血互生且精可生气，肾精充则肾气旺，胞脉系于肾，肾气盛则孕后胞脉有力举固胎元。脾为后天之本，脾虚胎元不摄，如《傅青主女科》又云“脾胃之气虽充于脾胃之中，实生于两肾之内。无肾中之水气，则胃之气不能腾；无肾中之火气，则脾之气不能化。唯有肾之水火二气，而脾胃之气始能升腾而不降也。然则补脾胃之气，可不急补肾中水火之气乎！治法必以补肾气为主，但补肾而不兼脾胃之品，则肾之水火二气，不能提于至阳之上也”。邢教授认为肾精的充盛依赖脾化生之水谷精微而充养，脾的运化功能靠命门之火的温煦而完成，脾虚气血生化乏源，肾脏精气不得充，肾中阴阳亏虚，冲任不固，胎失所养，故会屡孕屡堕。如傅青主所云：“夫胞胎虽系于带脉，而带脉实关于脾肾，脾肾亏损则带脉无力，胞胎即无以胜任矣…脾肾亏则带脉急，胞胎所以有下坠之状也。”由此可见，滑胎与脾肾亏虚关系密切。

2. 气血两虚是滑胎又一重要病因病机

邢教授认为气血亏虚是造成滑胎又一重要病机，气血充足则可育胎养胎，气血不足则无以养胎。母体脾虚，或者劳倦、饮食所伤，过度忧思致脾气损伤，气血生化无源，气以养胎，血以载胎，母体气血虚弱，则无以营养胎元，如《诸病源候论·妊娠数堕胎候》提出“若血气虚损者，子脏为风冷所居，则血气不足，故不能养胎，所以致胎数堕”。又有《妇科玉尺·卷二·胎前》云“凡有胎者，贵冲任脉旺，元气充足，则饮食如常。身体壮健，色泽不衰，而无病患相侵。血气充实，可保十月满足，分娩无虞，母子坚牢，何疾之有。若血气不充，冲任脉虚，则经水愆期。岂能受孕，纵得孕而胞门子户虚寒，亦受胎不实”，说明气血充盛与胚胎发育有重要关系。气血虚弱，滋养不足，必然导致母体气血不足，无以养胎，如

《格致余论·胎自堕论》曰“气血虚损，不足养荣，其胎自堕”。

二、邢维萱教授诊治滑胎经验

1.辨证论治

邢教授认为本病病机为脾肾不足、气血亏虚，故将滑胎分为脾肾亏虚型和气血两虚型两大证型，临证提出健脾补肾、益气养血为滑胎治疗大法。

（1）脾肾亏虚型

临床表现：屡孕屡堕，甚或应期而堕。腰膝酸软，精神萎靡，不思饮食，头晕耳鸣，面色暗淡。舌质淡，苔白，脉沉弱。

证候分析：肾气亏虚，冲任不固，胎元失养，胎失所养，故屡孕屡堕；肾藏精，主生殖，为天癸之源，冲任之本，气血之根，主人体的生长发育与生殖，肾主骨生髓，肾虚则腰膝酸软，头晕耳鸣；脾虚气血运化功能不足，则纳呆不欲饮食，精神萎靡；血脉不盈则致面色暗淡；舌质淡，苔白，脉沉弱为脾失健运、肾精不足之征。

治则治法：健脾补肾、益精固冲。

常用经验方药：党参 25g，炒山药 15g，炒白术 10g，熟地黄 20g，杜仲 10g，枸杞子 15g，女贞子 15g，炒扁豆 10g，砂仁 6g（后下），炒六神曲 12g，山茱萸 15g，甘草 6g。

邢教授在此方中以傅氏安奠二天汤为基础，方中党参甘、平，补中益气、生津养血；炒山药味甘可补益脾胃；炒白术味甘温，可益气健脾；熟地黄味甘，山茱萸味酸可滋补肝肾；杜仲甘温，可补肝肾，强筋骨；枸杞子味甘、女贞子味甘，两药可滋补肝肾；炒扁豆味甘，可健脾化湿。再加砂仁、炒六神曲以健运脾胃；甘草调和诸药。此方以诸药合用共奏健脾补肾、益精固冲之效。

（2）气血亏虚型

临床表现：屡孕屡堕。头晕眼花，神疲乏力，心悸气短，面色苍白。舌质淡，苔薄，脉细弱。

证候分析：气血亏虚，冲任不足，不能养胎载胎，故屡孕屡堕；气血亏虚，上不荣清窍，则头晕眼花，外不荣肌肤，则面色苍白，内不荣脏腑，则神疲发力，心悸气短；舌质淡，苔薄，脉细弱为气血亏虚之征。

治则治法：益气养血固冲。

常用经验方药：党参30g，黄芪30g，当归15g，白芍15g。

黄芪甘、微温，重用可大补中气；党参甘、平，加用党参可益气生血，气能摄血，气旺则气的固摄作用亦强，使血液能在脉内正常循行而不会逸出脉外；当归甘温质润，长于补血，有补血圣品之称，能补血和血，白芍补血养血，血旺则气有所养、所载，不失固摄。黄芪配当归气血双补，气血调和，冲任精血旺盛，则胎可安。全方补气、补血，药物剂量悬殊的配合体现了“善补气者，必血中求气，则气得血助而功能不衰，生息不止；善补血者必气中求血，则血得气生，而源泉不断，周流不休”的原理，气血同补，冲任可固，胎则安。方中以诸药同用以达益气养血、调经固冲之功。《傅青主女科·畏寒腹疼小产》曰：“胎成于气，亦摄于气，气旺则胎牢，气衰则胎堕。”气虚化生血的动力减弱，血海不足，气虚任不固，胎失所载，血虚则冲任空虚，胎无以所养，则胎动不安；气虚日久，损伤阳气，阳损及阴，阴阳俱虚，胎堕无疑。

2. 临床用药加减

邢教授临证加减：大便干结者加火麻仁15g，延胡索15g，以润肠通便；失眠多梦者加茯神12g，以养心安神；阴虚有热者加黄芩12g，沙参15g，麦冬15g，以清热养阴。小腹冷感，畏寒者加艾叶15g，以暖宫安胎；恶心呕吐者加砂仁6g（后下），陈皮12g，以和胃安胎；腹痛者可加白芍30g，甘草10g，缓急止痛。

三、临证案例

1. 案一

李某，女，35岁，已婚。

初诊：2020年11月25日。

主诉：停经40余天，阴道流血伴腹痛2天。

现病史：患者平素月经规律，28天一行，经量少，3～4日净，经色暗红。末次流产2020年10月，具体时间不详。自测尿HCG（+），2天前患者无明显诱因出现阴道流血，色暗红，伴有腹痛，既往5次流产，今日B超显示宫内可见妊娠囊及液性暗区。舌淡暗，苔薄白，边有齿印，脉细滑。

西医诊断：复发性流产。

中医诊断：滑胎。

证型：脾肾亏虚，肾气不固。

治则治法：健脾补肾，固冲安胎。

方药：党参25g，山药15g，炒白术10g，熟地黄20g，杜仲10g，枸杞子15g，菟丝子15g，桑寄生20g，砂仁6g（后下），苎麻根15g，山茱萸15g，甘草6g。

5剂，水煎服，日2次，早晚分服。

二诊：2020年11月30日。

患者近日觉胸闷、腹痛缓解，阴道仍有出血。舌淡暗，脉沉滑。

证型：脾肾亏虚，肾气不固。

治则治法：健脾补肾，固冲安胎。

方药：党参25g，山药15g，炒白术10g，枸杞子15g，菟丝子15g，桑寄生20g，砂仁6g（后下），苎麻根15g，山茱萸15g，木香9g，棕榈炭15g，甘草6g。

5剂，水煎服，日2次，早晚分服。

三诊：2020年12月5日。

患者腹痛胸闷缓解，阴道出血止，复查彩超宫内早孕，液性暗区范围缩小。舌淡，苔薄，脉沉滑。

证型：脾肾亏虚，肾气不固。

治则治法：健脾补肾，固冲安胎。

方药：党参25g，山药15g，炒白术10g，白芍30g，菟丝子15g，桑寄生20g，苎麻根15g，山茱萸15g，木香9g，枸杞子15g，甘草6g。

5剂，水煎服，日2次，早晚分服。

四诊：2020年12月10日。

患者有轻微恶心呕吐早孕反应，无腹痛及阴道出血。舌淡，苔薄，脉沉滑。

证型：脾肾亏虚，肾气不固。

治则治法：健脾补肾，固冲安胎。

方药：党参25g，山药15g，炒白术10g，白芍15g，菟丝子15g，桑寄生20g，砂仁6g（后下），木香9g，枸杞子15g，甘草6g。

5剂，水煎服，日2次，早晚分服。

患者依邢教授嘱咐禁同房，勿剧烈运动，定期产前检查。1个月后复查彩超宫内妊娠单活胎，NT值正常。

2. 案二

王某，30岁，已婚。

初诊：2016年8月12日。

主诉：生化妊娠2次，自然流产1次，欲孕前调理。

现病史：2014年2月、9月生化妊娠史2次，2015年6月自然流产1次。平素月经周期规律，28～30天一行，6天净，量中，无痛经，LMP 2016年8月3日，量色同前。经检查，患者生殖激素水平正常，输卵管造影下显示双侧输卵管基本通畅，无生殖道感染和畸形，甲状腺功能正常，自身免疫性疾病及同种免疫因素排查均未见异常。否认其他病史。刻下偶感腰酸。舌红，苔薄，脉细。

西医诊断：复发性流产。

中医诊断：滑胎。

证型：肾气亏虚。

治则治法：补肾益气。

方药：当归15g，炒白芍、淫羊藿各10g，肉苁蓉15g，菟丝子12g，制香附10g，郁金6g，泽兰9g，陈皮5g，桑寄生30g，续断9g，鹿角霜10g（先煎），覆盆子15g。

循周调理3个月，水煎服，日2次，早晚分服。

二诊：2016年11月12日。

当月行卵泡监测，鼓励试孕。

三诊：2017年1月4日。

LMP 2016年12月2日，于2017年1月3日自测尿妊娠试验阳性，遂至我院查血HCG 525 IU/L。自诉偶感腰酸有下坠感，胃纳差，夜寐安，便溏稀。舌淡红，苔薄白，脉细尺弱。

西医诊断：复发性流产。

中医诊断：滑胎。

证型：脾肾亏虚，肾气不固。

治则治法：健脾补肾，固冲安胎。

方药：党参、炒白术各 15g，黄芩 9g，菟丝子 12g，桑寄生 30g，续断 9g，阿胶珠 9g（烊化），当归 9g，生白芍 10g，覆盆子 12g，杜仲 15g，砂仁 3g（后下）。

7 剂，水煎服，日 2 次，早晚分服。

四诊：2017 年 1 月 11 日

患者于我院查血 HCG 18871 IU/L，E_2 637 pg/mL，P 14.1 ng/mL，自诉阴道少量出血，色红，偶感腰酸。舌淡红，苔薄白，脉细尺弱。

证型：肾气亏虚。

治则治法：健脾补肾，固冲安胎。

方药：党参 30g，黄芪 30g，桑寄生 30g，续断 9g，菟丝子 12g，阿胶珠 9g（烊化），炒白术 15g，覆盆子 12g，生白芍 15g，当归炭 9g，杜仲 15g，藕节炭 15g，生牡蛎 15g（先煎），生龙骨 15g（先煎）。

7 剂，水煎服，日 2 次，早晚分服。

五诊：2017 年 1 月 18 日。

患者自诉近期精神焦虑紧张，夜寐不安，阴道少量出血较浅，褐色，腰酸稍减。舌淡红，苔薄白，脉细滑。

证型：脾肾亏虚，肾气不固。

治则治法：健脾补肾，固冲安胎。

方药：党参 30g，黄芪 30g，桑寄生 30g，续断 9g，菟丝子 12g，阿胶珠 9g（烊化），炒白术 15g，覆盆子 12g，生白芍 15g，当归炭 9g，杜仲 15g，藕节炭 15g，生牡蛎 15g（先煎），生龙骨 15g（先煎），首乌藤 10g，白及粉 3g。

5 剂，水煎服，日 2 次，早晚分服。

六诊：2017 年 1 月 23 日。

患者自述服药 5 天阴道出血减少，色淡，无明显腰酸腹痛，寐纳可。舌淡红，苔薄白，脉细滑。

证型：脾肾亏虚，肾气不固。

治则治法：健脾补肾，固冲安胎。

方药：党参 30g，黄芩 9g，炒白术 10g，桑寄生 15g，苎麻根 20g，菟丝子 20g，阿胶珠 9g（烊化），杜仲 10g，当归 10g，川芎 9g，太子参 15g，山药 15g，生白芍 20g，枸杞子 15g，炙甘草 5g。

15 剂，水煎服，日 2 次，早晚分服。

患者依邢教授嘱咐卧床休息，避免剧烈运动，腰酸症状明显好转，阴道无出血，胚胎发育良好，后于 2017 年 9 月 3 日顺产 1 女。

3. 案三

石某，女，28 岁。

初诊：2018 年 11 月 24 日。

主诉：停经 44 天，阴道出血伴腰酸 1 天。

现病史：自然流产 4 次。诉 15 岁初潮，月经 30 天一行，3 天净，量少，色偏暗，伴腰酸，无痛经。孕 4 产 0，自然流产 4 次，均发生在孕 50+ 天。LMP2018 年 10 月 11 日。近 1 天出现少量阴道流血，色暗红，伴腰酸，无明显腰痛，自测尿 HCG（+），查 HCG 5357 IU/L，P 36 nmol/L。舌暗红，脉细滑、尺弱。要求保胎治疗。

西医诊断：复发性流产。

中医诊断：滑胎。

证型：肾气亏虚，冲任不固。

治则治法：补肾健脾，固冲安胎。

方药：党参 10g，黄芪 10g，当归 10g，白芍 10g，生地黄 10g，白术 10g，黄芩 10g，菟丝子 10g，川续断 10g，桑寄生 10g，狗脊 10g，苎麻根 10g，杜仲 10g，墨旱莲 10g。

21 剂，水煎服，日 2 次，早晚分服。

邢教授同时嘱咐患者：黄体酮 20mg 肌内注射，每天 2 次；黄体酮 20 mg 口服，每天 1 次。叮嘱患者注意卧床休息，清淡饮食，加强营养，调畅情志，禁性生活。

二诊：2018 年 12 月 25 日。

患者现停经 75 天，无腹痛，无腰酸，无阴道流血。查 HCG 97321 IU/L，

P 103 nmol/L。B 超示宫内早孕，未见明显液性暗区显示。

证型：肾气亏虚，冲任不固。

治则治法：补肾健脾，固冲安胎。

方药：党参 10g，黄芪 10g，当归 10g，白芍 10g，生地黄 10g，白术 10g，黄芩 10g，菟丝子 10g，川续断 10g，桑寄生 10g，狗脊 10g，苎麻根 10g，杜仲 10g。

21 剂，水煎服，日 2 次，早晚分服。

邢教授同时嘱咐患者：黄体酮 20mg 口服，每天 1 次。叮嘱患者注意卧床休息，清淡饮食，加强营养，调畅情志，禁性生活。

患者依邢教授嘱咐卧床休息，避免剧烈运动，腰酸症状明显好转，阴道无出血，胚胎发育良好，后于 2020 年 7 月 9 日行剖宫产，产一健康男胎。

四、小结

复发性流产是临床上常见的妊娠并发症，其在育龄妇女中的发病率为 1% ～ 5%。引起复发性流产的因素很多，遗传因素、子宫病变、内分泌失调、自身免疫性疾病等是较确定的原因，复发性流产的病因主要有：①染色体和单基因异常。染色体异常有数量及结构上的异常，数量上的异常可分为非整倍体及多倍体，结构上的异常有缺失、易位、倒置及重叠 4 类，其中易位及倒置在流产物的染色体结构异常中最为常见。②子宫解剖结构异常，最常见的畸形依次为纵隔子宫、双角子宫和双子宫。纵隔子宫患者可受益于宫腔镜下子宫成形术。③感染性疾病。阴道生态失调可能导致感染、前列腺素的释放、胎膜早破、晚期流产或者早产的概率增高。因此，复发性流产患者应该进行阴道感染的筛查，并且进行日常阴道 pH 的检测。④生殖内分泌功能紊乱。研究发现高泌乳素血症会导致复发性流产，而抑制垂体前叶泌乳素的分泌能显著减少流产的发生率。另外，黄体期子宫内膜泌乳素的表达下降也与复发性流产有关。⑤环境因素及其他。环境中的不良因素，如接触过多的有毒有害化学物质及放射线，严重的噪声，以及吸烟、酗酒等不良嗜好都可导致自然流产。

总结 50 余年的临床经验，邢教授认为本病病机以脾肾亏虚、气血两虚为主，拟定了健脾补肾、益气养血的治则治法。邢教授治疗本病除坚持中医的辨证论治，还始终贯彻整体观念，把患者看成一个统一的有机整体。以上 3 例患者辨证均属脾肾亏虚、气血两虚型。患者虽天癸已至，但因房劳多产损伤肾气或湿邪伤脾，痰湿阻滞，饮食不适、水谷精微摄取不足导致精血亏少，血海空虚，气血虚弱发为本病。故邢教授治疗滑胎时在辨证基础上，顺应女性生理上的气血阴阳消长过程，给予补肾健脾之剂以充血之源后，再给予补气养血之品以调整月经周期，使之恢复正常。对于脾肾亏虚者，应用安奠二天汤加减。邢教授在此方中以傅氏安奠二天汤为基础，方中党参、白术、熟地黄重用为君以大补脾肾，山药、山茱萸、扁豆为臣以健固脾胃，枸杞子、炒杜仲为佐以补养肾气，炙甘草为使。全方主次分明，配伍有序，另加血肉有情之品阿胶，具有补血止血、滋阴润燥、安胎的作用，能够加强补虚安胎的作用。安奠二天汤组方药物平和，无不良反应，能够调节内分泌，促进胚胎发育，降低子宫肌层的兴奋性，使孕妇先后天之脾肾得以旺盛，全身气血调和，冲任协调，胎元安固。

邢教授治疗滑胎患者时，有目的地针对病人特点，以中医辨证论治为主，根据患者的不同情况，必要时也中药配伍西药促排卵治疗，形成了特色鲜明的用药特点，并取得确切满意的疗效。

（韩竹林）

第十三节　妊娠恶阻

妊娠早期出现严重的恶心呕吐，头晕厌食，甚则食入即吐者，称为妊娠恶阻，又称为妊娠呕吐。本病临床表现和西医学妊娠剧吐相似，故妊娠剧吐中医治疗可参照妊娠恶阻诊治。

妊娠恶心呕吐是妊娠早期出现的常见症状，恶心发生率为50%～80%，呕吐发生率约为50%，通常孕4周时开始出现，孕9周左右症状达到高峰，60%孕妇在孕早期恶心呕吐症状会自行缓解消失，而约10%的孕妇症状会持续整个孕期。恶心呕吐持续加重，出现脱水、酮症甚至酸中毒，需要住院治疗，称为妊娠剧吐。妊娠剧吐的病因迄今未明，多数学者更倾向于体内激素作用机制和精神状态的平衡失调。研究发现在妊娠早期当妊娠呕吐最严重时，体内人绒毛膜促性腺激素（HCG）水平最高；双胎妊娠或水泡状胎块患者血HCG浓度明显增高，发生剧吐者数量也显著增加，均提示本症与HCG的关系密切。此外，肾上腺皮质功能低下则其皮质激素分泌不足，使体内水及糖类代谢紊乱，也可出现恶心、呕吐等消化道症状，而且应用促肾上腺皮质激素或皮质激素治疗时，症状可明显改善，故亦认为肾上腺皮质功能降低与妊娠剧吐有一定关系。妊娠剧吐不仅会降低孕期生活质量，造成心理障碍，同时影响孕妇健康，导致脱水、营养不良、胃肠道损伤、电解质紊乱、神经损伤，引起临床并发症如韦尼克脑病、甲状腺功能亢进、胎龄小、出生体重低、早产等。

西医对妊娠剧吐的治疗包括药物治疗和非药物治疗。

药物治疗：①抗幽门螺杆菌治疗。近年来，越来越多的报道证实了幽门螺杆菌与妊娠剧吐的发生具有密切的相关性。幽门螺杆菌引起的妊娠反应，可以通过抗幽门螺杆菌治疗联合质子泵抑制剂可以有效地改善呕吐等症状。②甲氧氯普胺、昂丹司琼治疗。③氟哌利多联合苯海拉明治疗。④锌硒片联合维生素 B6 治疗。⑤全胃肠外营养治疗。⑥普鲁卡因联合维生素 B6 治疗。⑦间苯三酚治疗。

非药物治疗：①心理疗法。②行为干预。

虽然目前临床上很多种方法来治疗妊娠剧吐，但效果差强人意，且症状容易反复发生，更多的通过中医辨证求因，因人而异，通过四诊合参、辨证论治，达到不错的疗效，邢教授多年的临床经验在治疗妊娠剧吐方面更是效果突出。

一、邢维萱教授对妊娠恶阻病因病机的认识

历代众多医家对妊娠恶阻的病因病机做了诸多探索，各家意见不尽相同。妊娠恶阻临床辨证分型纷繁复杂，如脾胃虚弱型、肝胃不和型、痰湿阻滞型、肝气上逆型等。邢教授依据其长期的临证经验，总结认为本病总以脾胃失和、肝气上逆为主要病机。

如《素问·玉机真脏论》曰“脾者土也，孤脏，以灌四旁者也”，邢教授指出脾胃为后天之本，气血生化之源。女子妊娠之后，气血下聚以养胎，复盗脾胃之气，令脾胃自弱，且冲脉隶属阳明，冲气上逆犯胃，则为呕逆之症。妇女妊娠后冲脉气盛，冲脉附肝，肝脉夹胃，冲气上犯于胃，胃失和降以致恶心呕吐。据五行制化与胜复理论，病起之初，机体尚可通过胜复调节机制，在局部不平衡的情况下，自行调节以维持整体的协调平衡。此时则着重表现出肝胃不和的症状。随病情进展或在患者情志过极等其他因素影响下，机体自身已不能维持平衡的状态，则发生“木旺乘土”，病将及脾胃，引起脾胃不足，发为脾胃虚弱证。邢教授汲取历代医家有关脾胃虚弱、痰浊内停的论述，认为本病多因素体脾胃虚弱，精血化生不足，加之受孕后阴血下输以养胞胎，复伤中焦阳气，运化水液的功能下降，痰湿之邪不化，浊阴之气不降则发为呕吐。

同时邢教授指出肝之疏泄功能的异常与妊娠恶阻有关，若肝气上犯于胃，则肝胃不和；肝木乘脾土，则脾胃虚弱。若影响脾胃的升清降浊，则发为呕逆嗳气；若致脾气虚，则不思饮食，困倦乏力；若致胃气虚则食入

即吐，大便不行。

因此，邢教授指出妊娠恶阻之病机根本为脾胃失和、肝气上逆。如《素问·宝命全形论》有言“土得木而达”，《血证论》也说“木之性主于疏泄，食气入胃，全赖肝木之气以疏泄之，而水谷乃化；设肝之清阳不升，则不能疏泄水谷，渗泻中满之症，在所不免”。

二、邢维萱教授诊治妊娠恶阻经验

1.健脾和胃，平肝降逆为妊娠恶阻治疗大法

邢教授认为，本病由脾胃虚弱、肝气上逆所致，故应健脾和胃、平肝降逆，临证提出健脾和胃、平肝降逆为妊娠恶阻治疗大法。

临床表现：恶心、呕吐，胸胁胀满，善太息，食欲差，痞满，伴乏力，头晕，纳差，或伴胃脘隐痛。舌淡，苔薄白，脉细滑。

证候分析：肝主疏泄，主调达情志，助饮食水谷的消化吸收；脾为后天之本，胃为水谷之海，气血生化之源，为人体生长发育提供营养精微物质。肝失疏泄，气机疏泄不利，则胸胁胀满，善太息；影响脾胃的升清降浊，脾胃失和，健运失常，精血化生不足，加之运化水液的功能下降，痰湿之邪不化，浊阴之气不降而上逆则发为恶心、呕吐；脾失健运，胃不能受纳、腐熟水谷，则食欲差、痞满；水谷精微不能濡养则表现为乏力、头晕、纳差；气血不荣则痛，则或伴胃脘隐痛；舌淡，苔薄白，脉细滑均为脾胃虚弱、肝气上逆之征。

治则治法：健脾和胃，平肝降逆。

常用经验方药：人参 6g，炒白术 12g，茯苓 12g，当归 12g，熟地黄 9g，白芍 12g，苏子 9g，姜半夏 6g，陈皮 12g，砂仁 6g（后下），炒六神曲 12g，麦冬 9g，甘草 6g。

人参、白术、茯苓、甘草为四君子汤，益气健脾安胎；当归、熟地黄、白芍以补血柔肝；苏子辛、温，降气消痰；陈皮苦、辛，理气健脾，燥湿化痰；姜半夏气微香，味淡，燥湿化痰，降逆止呕；砂仁味辛，性温，芳香行散，和胃醒脾调中；炒六神曲甘温，消食化滞除胀，治食欲不振；麦冬生津解渴、润肺止咳以和胃降逆。全方共奏健脾和胃、平肝降逆之效。

2. 循期用药、加减用药辅助治疗妊娠恶阻

邢教授治疗妊娠恶阻时坚持中医辨证论治，在辨证基础上顺应冲任气血阴阳消长过程，诊疗中利用现代诊疗技术，在辨证基础上结合B超情况，协助判断阴阳变化，循期用药。先给予补肾健脾疏肝剂使孕卵发育成熟、胞脉充盛、血海充盈，再予化痰祛瘀通经之品，使冲任顺畅，阴阳平衡而减少恶阻的发生。

常结合月经周期加减用药：月经期活血通经，加桃仁、红花各9g，丹参、鸡血藤各15g；经后期补肾滋阴，加枸杞子、女贞子、墨旱莲各15g；经间期补肾通络、促排卵，加王不留行、夏枯草各10g，丝瓜络、路路通各12g；经前期补肾温阳，加淫羊藿15g，肉苁蓉6g，肉桂3g。

3. 中医外治法

妊娠剧吐的发病机制尚不明确，邢教授认为可能与患者妊娠早期绒毛膜促性腺激素水平的急剧增高有关，亦可能与其体液代谢紊乱、体内维生素缺乏以及患者的心理因素如情绪波动、紧张、恐惧、厌烦等有关，也有相关假设认为妊娠恶心呕吐是一种进化适应，为了避免孕妇在妊娠期间受到有毒食物的危害。邢教授根据对本病因病机的认识，认为主要是由于妊娠时期阴血聚下养胎，导致冲气上逆，胃失和降，其发病与肝、脾、胃三者的功能密切相关。且妊娠恶阻的病患往往因妊娠呕吐剧烈，无法饮下中药汤剂，往往中医外治法更能取得奇效，故邢教授总结出穴位贴敷治疗妊娠恶阻的方法。

穴位贴敷疗法使药物作用于穴位，并通过皮肤吸收，达到降逆止呕的功效，且外用药物用药安全，避免了中药苦涩之味对患者的刺激，如果在治疗过程中出现皮肤过敏等情况，亦可及时终止治疗。

邢教授临床上常用穴位贴敷疗法药物组成：半夏、丁香各6g，以生姜汁调和成糊状。半夏、丁香治以降逆止呕，而姜汁为佐助药，既可止呕，又可解半夏之毒性，如此配伍，可以达到降逆止呕、理气健脾之功效。

用法：药物贴敷于双侧内关穴、双侧足三里穴，日一次，每次贴敷4小时，连用1周为1个疗程。

注意事项：穴位贴敷过程中注意是否有皮肤红斑、皮疹、溃疡等过敏反应。一旦出现，立即停止治疗。

该疗法疗效明确，且操作简便、经济、安全，患者对于该治疗易于接受，对于孕妇尤为适宜，故而适合临床推广。

三、临证案例

1.案一

李某，女，35岁，已婚。

初诊：2020年8月8日。

主诉：停经56天，恶心呕吐1周。

现病史：患者平素月经规律，经期5～7天，周期为28天，量中，色红，血块（–），痛经（–）。LMP 2020年6月13日，量色质同前。停经30天查尿早孕试验阳性。6月13日于我院门诊查血HCG 3350 m IU/L，P 18.9 ng/mL。一周前无明显诱因开始出现早孕反应，间断性恶心、呕吐，症状轻微，可进食，食欲差，孕期无阴道出血等其他不适症状。遂于2020年8月1日就诊，查尿液分析未见明显异常。妇科彩超示子宫前位，大小约6.3 cm×4.6 cm×5.1 cm，切面形态规则，肌层回声均匀，宫内可见一大小约2.4 cm×1.2 cm妊囊，其内可见卵黄囊、胎芽及原始心管搏动，双侧附件区未见明显异常，提示宫内早孕。现症见停经56天，恶心呕吐，脘腹胀满，肢体困重，伴乏力、头晕，纳差，眠可，无阴道出血。舌淡，苔薄白，脉细略滑。

西医诊断：妊娠剧吐。

中医诊断：妊娠恶阻。

证型：脾胃虚弱，肝气上逆。

治则治法：健运脾胃，平肝降逆。

方药：人参6g，炒白术12g，茯苓12g，当归12g，熟地黄9g，白芍12g，苏子9g，姜半夏9g，陈皮12g，砂仁6g（后下），炒六神曲12g，甘草6g。

4剂，水煎服，少量多次频服，早晚分服。

配合穴位贴敷治疗，半夏、丁香各6g，以生姜汁调和成糊状，贴敷于双侧足三里穴、双侧内关穴，日1次。

嘱患者调畅情志，清淡易消化饮食。

二诊：2020 年 8 月 29 日。

患者恶心症状有所缓解，仍觉乏力，脘腹胀满，肢体困重，白带量减少，无异味，便溏。舌淡，苔白腻，脉沉无力。

证型：脾虚痰湿。

治则治法：益气健脾，除湿化痰。

方药：原方基础上加黄芪 20g，炒苍术 20g，薏苡仁 20g。

4 剂，水煎服，少量多次频服，日 2 次，早晚分服。

仍嘱患者继续穴位贴敷治疗，药物组成及选穴同前。

嘱其生活规律，节制肥甘之品，适当活动。

三诊：2020 年 9 月 15 日。

患者乏力不适症状有所缓解，但仍有脘腹胀满，肢体困重。舌淡，苔白腻，脉沉无力。

证型：湿阻中焦。

治则治法：调和中焦，除湿化痰。

方药：二诊方剂基础上加紫苏梗 12g，姜半夏 6g。

5 剂，水煎服，日 2 次，早晚分服。

配合穴位贴敷治疗同前。

患者依邢教授嘱咐禁生冷辛辣之品，慎食肥甘厚味，三诊后随访患者恶心呕吐症状基本消失。

2. 案二

王某某，女，28 岁，已婚。

初诊：2018 年 3 月 26 日。

主诉：停经 45 天，恶心呕吐 1 周。

现病史：LMP 2018 年 2 月 9 日，量、色、质同前。患者于 1 周前出现恶心、呕吐胃内容物，量少，1 ～ 2 次 / 天，偶有头晕，乏力，无下腹痛、阴道流血等不适，未行专科诊治。3 月 20 日患者呕吐次数较前增加，4 ～ 5 次 / 天，纳差，眠可，大便稀烂，每日 2 ～ 3 次，小便调。舌质淡，苔薄白，脉细滑。行性激素检查，结果如下，人绒毛膜促性腺激素（β–HCG）25005 U/L，E_2 803.6 pmol/L，P 25.34 ng/mL。子宫附件彩超结果示宫内妊娠 6+ 周，隐约可见心管搏动；尿组合分析结果示尿蛋白（–），尿酮体（+）。

西医诊断：妊娠剧吐。

中医诊断：妊娠恶阻。

证型：脾胃虚弱，肝气上逆。

治则治法：益气健脾和胃，平肝降逆止呕。

方药：人参6g，炒白术12g，茯苓12g，当归12g，熟地黄9g，白芍12g，苏子9g，姜半夏6g，陈皮12g，砂仁6g（后下），炒六神曲12g，甘草6g。

5剂，水煎服，日2次，早晚分服。

配合穴位贴敷治疗，贴敷于双侧足三里穴、双侧内关穴，日1次。

嘱患者若呕吐频作时，则少量频服汤剂，避免一次大量口服，拒药呕吐达不到治疗目的。

二诊：2018年4月10日。

患者自诉仍有恶心欲呕，较服药前缓解，呕吐酸水，1～2次/天，偶有胸闷、口干、口苦，无阴道流血，无腰酸，无肛门坠胀感，纳一般，眠可，大便干结，小便调。舌红，苔微黄腻，脉弦。

证型：肝胃不和。

治则治法：疏肝泻火，和胃止呕。

方药：原方加黄芩9g，柴胡6g。

7剂，水煎服，日1剂，早晚分服。

配合穴位贴敷治疗同前。

三诊：2018年5月15日。

患者自诉稍有恶心，无呕吐，偶有腰酸痛、口淡，无下腹痛、肛门坠胀感、口干口苦等不适。舌稍红，苔白，脉弦。2018年5月14日复查子宫附件彩超，结果示宫内妊娠，单活胎。

证型：肝胃不和。

治则治法：健脾益气，滋阴润燥。

方药：守二诊方，去姜半夏，加桑椹子15g，山药12g，枸杞子15g，山茱萸肉15g。

7剂，水煎服，日2次，早晚分服。

经治疗患者症状消失，饮食二便均正常。

3. 案三

高某，女，36 岁，职员，已婚。

初诊：2017 年 4 月 2 日。

主诉：停经 10 周，恶心呕吐 6 天。

现病史：患者停经 9 周左右开始出现进食后恶心、呕吐，食欲减退，见油腻食物即呕，尚能进食，随后症状逐渐加重，甚则食入即吐，自行休息后未见明显好转，故前来就诊。现症见胃脘部隐痛不适，进食则吐，口中多痰涎，反酸，精神萎靡，大便干结，约 2 天 1 次，夜寐不安。舌淡红，苔白，脉滑数。

西医诊断：妊娠剧吐。

中医诊断：妊娠恶阻。

证型：脾胃虚弱，肝气上逆。

治则治法：益气健脾和胃，平肝降逆止呕。

方药：人参 6g，炒白术 12g，茯苓 12g，当归 12g，熟地黄 9g，白芍 12g，苏子 9g，姜半夏 6g，陈皮 12g，砂仁 6g（后下），炒六神曲 12g，甘草 6g。

5 剂，水煎服，日 2 次，早晚分服。

配合穴位贴敷治疗，贴敷于双侧足三里穴、双侧内关穴，日 1 次。

二诊：2017 年 4 月 15 日。

患者仍有恶心呕吐，口咸，胃脘仍觉不适，无明显疼痛，食之无味，夜寐欠安，大便欠畅。舌淡红，苔薄黄，脉滑数。

证型：脾胃虚弱，饮食积滞。

治则治法：补益脾胃，消食化积。

方药：原方去当归、熟地黄，加竹茹 10g，紫苏梗 10g，炒麦芽 9g，乌梅 6g。

5 剂，水煎服，日 2 次，早晚分服。

配合穴位贴敷治疗同前。

服用 2 次汤剂后恶心呕吐缓解，症状好转。

四、小结

妊娠剧吐属中医学妊娠恶阻范畴。妊娠恶阻者常因呕吐剧烈而致精神萎靡，郁郁寡欢，甚者伴有胃痛、咽疼等不适，无法耐受者则选择终止妊娠，因此对于妊娠恶阻者需加以重视，及时采取有效措施，改善妊娠不良反应。现代医学对本病病因认识尚不明，但大多认为本病与妊娠相关激素如 HCG 急剧升高有关，主要采用补液、营养对症等支持治疗，明显有效治疗方法，患者甚至因此终止妊娠，且易反复。邢教授治疗该病选用中药内服以及外治法。因恶阻患者对气味敏感，吐剧者甚至食入即吐，有患者对中药内服治疗依从性差，或因食入即吐而影响中药疗效的发挥，邢教授提出配合中医外治法针对妊娠恶阻病进行治疗，且目前技术已较为成熟，随着中医适宜技术的发展，中医外治法在妊娠恶阻病中的运用形式越发多样性，且操作简便，经济、安全，邢教授以自己的经验方治疗本病，疗效确切，患者接受度高。

经过 50 余年的临床经验，邢教授认为本病病机以脾胃虚弱、肝气上逆为主，拟定了补益气血、平肝降逆的治则治法。邢教授治疗本病除坚持中医的辨证论治，还始终贯彻整体观念，把患者看成一个统一的有机整体。以上 3 例病案辨证均属脾胃虚弱、肝气上逆型，患者因肝气郁滞、气机疏泄不利，则胸胁胀满，善太息，影响脾胃的升清降浊，脾胃失和，健运失常，精血化生不足，加之运化水液的功能下降，痰湿之邪不化，浊阴之气不降而上逆则发为恶心、呕吐而发为本病。故邢教授治疗妊娠恶阻时总结多年的临床经验，在辨证基础上注重女性生理上的气血阴阳消长过程，对于脾胃虚弱、肝气上逆者，疏肝理气、健脾安胎，以四物汤加减以补血柔肝，佐以降逆化痰，和胃醒神之品，共奏健脾和胃、平肝降逆之效。

邢教授治疗妊娠恶阻患者时，有目的地针对病人特点，以中医辨证论治为主，根据患者的不同情况，配合中医外治法，形成了特色鲜明的用药特点，并取得确切满意的疗效。

（韩竹林）

第十四节　异位妊娠

异位妊娠是指受精卵在子宫体腔外着床发育，占妊娠的0.5%～1.0%，是妇科常见病、多发病，也是妇科常见的急腹症之一。异位妊娠可发生于输卵管、卵巢、腹腔、宫角、子宫肌壁间和宫颈等处，其中输卵管异位妊娠最为常见，所占的比例高达95%，而输卵管妊娠中又以壶腹部妊娠为主，占78%，其次为峡部、间质部。临床表现为停经、腹痛、不规则的阴道流血，甚至因妊娠破损导致的腹腔内出血，出血量多可致血压下降或不稳定、晕厥、休克等症状。文献报道异位妊娠导致孕产妇死亡占孕产妇死亡的10%，是孕产妇死亡的原因之一。其主要发病机制较为明确，盆腔炎性疾病为该病的主要原因，盆腔炎主要导致输卵管周围组织炎，使输卵管扭转、管腔狭窄、管壁蠕动减弱，从而使受精卵运行缓慢，在输卵管中被阻滞，并发育着床，导致异位妊娠；其次为输卵管妊娠史或手术史、盆腔肿物、输卵管发育异常或功能异常、避孕失败及辅助生殖技术的应用。

西医对异位妊娠的治疗包括一般治疗、药物保守治疗和手术治疗。

一般治疗：妊娠破裂导致腹腔内出血量过多而出现的贫血、休克、晕厥等症状，应立即给予输血、抗休克、手术等治疗。

药物保守治疗：主要适用于早期异位妊娠，患者要求保留生育能力。有其适应证，但在治疗中要严密注意病情变化及药物不良反应，做好随时手术的准备。

手术治疗：手术治疗是治疗异位妊娠的主要手段之一，手术治疗根据是否保留患侧输卵管分为保守手术和根治手术。

一、邢维萱教授对异位妊娠病因病机的认识

根据中医文献和历代医家对本病的认识，此病发生总体病机为少腹血瘀。邢教授亦同意这一观点，她认为胞宫是孕育胎儿的器官，胞宫又通过胞脉与脏腑、气血、经络相联系。当脏腑失司、气血不调、经络不畅时就会导致胞脉受阻，孕囊不能顺利抵达胞宫，故而发生异位妊娠，与脉道不通而血溢脉外同一道理。因此，本症的病因病机有以下两种：一因虚致瘀，二因阻致瘀，孕卵不能送达胞宫，而居于胞脉，久而胞脉破损，血溢妄行，离经之血瘀积少腹，气机阻滞，不通则痛，形成少腹血瘀证。

1. 气虚血瘀

邢教授认为先天禀赋不足或后天房劳伤肾以及堕胎损伤肾气以致肾气虚弱；或素体脾虚，加之饮食劳倦重伤脾气，导致中气不足，气血运行无力，血瘀形成，致胞脉阻滞、冲任失养，推动无力，导致孕卵不能及时移行胞宫而孕于胞脉。如《医林改错》曰："元气既虚，必不能达于血管，血管无气，必停留而瘀。"邢教授认为本病在未破裂之前为少腹血瘀实证，病情发展，孕卵胀破脉络，血溢于少腹，可迅速发展为阴血暴亡，气随血脱的厥脱证。少腹本有瘀滞，冲脉、任脉、胞脉或胞络不畅，导致孕卵运行受阻，或是先天即有肾气不足，加之后天脾气虚弱，孕卵运送无力，均致孕卵不能按时到达子宫腔，而在输卵管内种植生长，发为本病。

2. 气滞血瘀

邢教授认为素性抑郁，或忿怒过度，肝气郁滞，血行不畅致瘀；或经行产后，血室正虚，寒湿、热毒等外邪乘虚而入，经脉受阻，气机不畅，致气滞血瘀。《金匮要略》曰"血寒积结，胞门寒伤，经络凝坚""妇人有漏下者，有半产后因续下血都不绝者，有妊娠下血者，假令妊娠腹中痛，为胞阻"，王清任谓"血受热则煎熬成块"，可见瘀血、寒湿、热毒之邪阻滞冲任胞脉，使胞脉失畅，孕卵受阻，不能运达胞宫，则胎孕异位而发为本病。

二、邢维萱教授诊治异位妊娠经验

1. 消癥杀胚、活血化瘀为异位妊娠治疗大法

邢教授认为，异位妊娠发生的本质为孕囊着床于胞宫以外，破裂出血，瘀于少腹形成包块，因此其治疗根本为消癥杀胚、活血化瘀。

虽然西医药物保守治疗已经在临床得到广泛的应用，且疗效肯定，但保守治疗失败概率较大，并且在改善症状方面作用较小，甚至在对输卵管妊娠患者治疗时不能使其输卵管功能方面得以很好恢复。众多中医学者在临床研究中证实，活血化瘀、消癥杀胚中药与西药联合治疗异位妊娠，可协同作用进一步提升治疗效果，并且大大缩短了患者异位妊娠包块消失时间、阴道流血停止时间及血 HCG 转阴时间，治疗效果优于单一西药的保守治疗，有利于提高异位妊娠保守治疗成功率及以后正常妊娠成功率。

2. 分期、分型论治，因证加减用药

邢教授认为，应用具有活血化瘀、散结消癥作用的中药，既促进了包块的吸收，又防止感染，减少盆腔粘连，提高了临床疗效，缩短疗程，且能最大程度恢复输卵管功能，满足其生育要求，有很好的远期疗效，但临证应明确患者病情、分清病症缓急，切不可盲目施治，以免贻误病情，致内出血多而危及生命。因此，邢教授提出，临证应分期、分型施治。

在药物保守治疗过程中应严密观察患者腹痛及阴道流血等情况，并行盆腔彩超监测附件区包块有无原始心血管搏动及其大小变化，以及血 HCG 水平的变化，进行动态观察治疗，同时需在有抢救设施的情况下用药，病情变化时可尽快施行手术治疗。

邢教授根据异位妊娠包块已破及未破将其分为已破损期和未破损期，并将已破损期分为气阴虚脱型、气虚血瘀型、瘀阻胞脉型。

（1）已破损期

①气阴虚脱型

临床表现：有停经史，或早孕反应，出现突发性下腹剧痛，面色苍白，四肢厥逆，或冷汗淋漓、恶心、呕吐，血压下降或不稳定，烦躁不安。舌质淡，脉微欲绝或细数无力。血 HCG 或尿 HCG 阳性，彩超提示盆腔及腹腔有积液。盆腔检查后穹隆饱满，有触痛及子宫颈举痛、摇摆

痛，子宫正常大小或稍大，宫旁可触及软性包块，触痛明显，后穹隆穿刺抽出不凝褐色血液。

证候分析：胎元停于宫外，脉络破损，致突发性下腹剧痛；脉络破损，则阴血暴亡，气随血脱，见面色苍白，四肢厥逆或冷汗淋漓；亡血则心神失养，见烦躁不安；舌质淡，脉微欲绝或细数无力为气阴虚脱之征。

治则治法：益气养阴固脱。

常用经验方药：党参 30g，黄芪 30g，麦冬 10g，生地黄 12g，当归 12g，熟地黄 15g，白芍 10g，川芎 9g。

此方由四物汤合生脉散组成，予以滋阴、补气、补血之效，加用足量黄芪、党参加强补气生血之力。

邢教授认为此证患者为输卵管妊娠破裂引起急性大出血，临床已有休克体征，应立即手术治疗抢救，待手术后予以中医药治疗促进恢复。

②气虚血瘀型

临床表现：腹痛拒按，但逐渐减轻，或有少量阴道出血，色暗褐，血压较平稳，头晕乏力。舌淡暗，苔白，脉细涩。血 HCG 或尿 HCG 阳性，彩超提示盆腔有少量积液及一侧附件区包块。盆腔检查可触到子宫一侧有边界不清之包块。

证候分析：异位妊娠破裂，血溢脉外成瘀，胎元与血瘀互结形成包块；胞脉瘀阻，不通则通，见腹痛拒按；血溢脉外则不能循经而行，见阴道出血，色暗褐；血溢脉外则血虚不能上荣于脑窍，见头晕不适；气随血脱，致气虚形成，故见乏力；舌淡暗，苔白，脉细涩为气虚血瘀之征。

治则治法：益气活血，化瘀杀胚。

常用经验方药：丹参 12g，赤芍 10g，桃仁 10g，党参 15g，黄芪 15g，全蝎 6g，蜈蚣 2 条，天花粉 30g，紫草根 30g，炙甘草 6g。

上方为邢教授在宫外孕Ⅰ号方基础上加减组成，重在活血化瘀，加入紫草根活血凉血，研究表明紫草根对滋养细胞有抑制作用，从而能够杀胚；天花粉杀胚散结，研究表明天花粉蛋白能够作用于胎盘合体滋养层细胞，与紫草根合用达到治疗异位妊娠的作用；全蝎、蜈蚣加强杀胚作用，加入黄芪、党参补气生血，攻补兼施。方中全蝎、蜈蚣为有毒之品，临床应用时应定期监测血常规及肝功能，邢教授总结经验，曾有一例病人发生白细胞、红细胞及血小板下降情况。

此类患者为输卵管妊娠破裂或流产后时间不长，已有内出血，血HCG仍未正常，病情不稳定，有再次发生内出血的可能。在治疗过程中应严密监测生命体征、腹痛情况，并动态监测血HCG及盆腔包块，积液情况，病情变化时及时行手术治疗。

③瘀阻胞脉型

临床表现：下腹坠胀，阴道出血逐渐停止，血HCG已转为阴性。彩超提示一侧附件区包块，盆腔检查可触及不规则包块，与周围组织粘连。舌暗，苔白，脉弦涩。

证候分析：异位妊娠破裂，血溢脉外成瘀，日久瘀而成瘕，故见盆腔包块；瘀阻气机不畅，则下腹坠胀；舌暗，苔白，脉弦涩为瘀阻胞脉之征。

治则治法：活血化瘀，消癥散结 。

常用经验方药：丹参15g，赤芍12g，桃仁12g，三棱15g，莪术15g，夏枯草15g，皂角刺15g，生山楂15g，乳香10g，没药10g。

上方为邢教授在宫外孕II号方基础上加减组成，重在活血化瘀消癥。方中赤芍、丹参、桃仁、三棱、莪术几味药配伍破血逐瘀，乳香、没药具有软坚散结、祛瘀止痛的功效，三棱、莪术、生山楂活血化瘀，夏枯草、皂角刺散结消癥。

本证患者为输卵管妊娠破裂时间较长，腹腔内血液已形成血肿包块，但其血HCG已转阴，即陈旧性宫外孕。此期患者胚胎已死，病情稳定，血HCG多下降或接近正常，盆腔彩超可见形状欠规则的不均质包块。此时患者若不及时消除包块，可致包块机化变硬并与周围组织粘连，引起不孕症或盆腔炎。此期正确运用中医药治疗，能够有效促进包块吸收及输卵管疏通，恢复输卵管的功能，对于有生育要求的患者至关重要，还能预防远期病证，例如慢性盆腔痛、盆腔肿物及不孕症等。

邢教授提出，此期除应用口服中药外，保留灌肠是更为有效的治疗手段之一。中药保留灌肠治疗异位妊娠有较大优势。其优点：一是药物透过肠黏膜及肠壁直接作用于病变部位，增加输卵管药物浓度，易于吸收扩散。二为药物经肠黏膜直接吸收进入大循环，避免了肝脏的首过效应而降低药效。三是灌肠用药不经过肠胃，避免了行气活血消癥药物对脾胃的刺激。四为灌肠还能发挥局部热敷、理疗的作用，使血管扩张，促进药物的吸收，从而加速炎症消散、吸收，提高疗效。

邢教授自拟灌肠方，方药如下：三棱 15g，莪术 30g，丹参 30g，大黄 20g，延胡索 50g，败酱草 15g，红藤 50g。水煎 50 ～ 100mL，每晚保留灌肠，经期停用，20 天为 1 个疗程。

此方中三棱、丹参、莪术、大黄活血化瘀，延胡索理气止痛，败酱草、红藤清热利湿。全方共奏活血止痛、化瘀消癥的作用，同时运用清热利湿之品预防盆腔粘连形成。

（2）未破损期—胎元阻络型

临床表现：有停经史，可有早孕反应，或有阴道淋漓出血，一侧下腹隐痛，尿妊娠试验和血 HCG 为阳性，B 超检查宫内无妊娠囊，附件有不均质包块；盆腔检查一侧附件可有软性包块，有触痛。舌暗，苔白，脉弦滑。

证候分析：胞脉受阻，胎元停于胞宫之外使冲任瘀阻，气机阻滞，则见下腹隐痛；血瘀则脉道不通，血溢于脉外则见阴道淋漓出血。妊娠试验和血 HCG 为阳性，B 超检查宫内无妊娠囊，附件有不均质包块；盆腔检查一侧附件可有软性包块为异位妊娠表现。舌暗，苔白，脉弦滑为胎元阻络之证。

治则治法：活血化瘀，消癥杀胚。

常用经验方药：丹参 12g，赤芍 10g，桃仁 10g，全蝎 6g，蜈蚣 2 条，紫草 30g，天花粉 30g，炙甘草 6g。大便干者加全瓜蒌 15g，火麻仁 10g，莱菔子 10g；口干者加麦冬 12g，元参 10g。

上方同已破损期气虚血瘀型，祛除党参、黄芪益气之品。

三、临证案例

1. 案一

李某某，女，35 岁。

初诊：2018 年 9 月 14 日。

主诉：停经 49 天，阴道少量出血伴下腹隐痛 10 天，加重 1 天。

现病史：平素月经正常，周期 5 天，周期 30 天，量中，色红，痛经（–）。LMP 2018 年 7 月 27 日，量色质正常。9 月 1 日出现阴道少量出血，伴下腹隐痛。9 月 14 日见下腹疼痛加重，遂来我院妇科就诊。化验尿妊娠试验阳性，血 HCG 1138 mIU/mL。B 超显示右附件区见不均质包块约 2.5 cm×1.3 cm，宫腔未见异常，内膜厚约 1.1 cm，考虑异位妊娠。现症见阴道仍有出血，色暗红，右侧下腹隐痛不适，乳房及两侧胁部胀痛，睡眠差，大便尚可。舌质暗红，苔薄白，脉沉滑。未行妇科检查。

西医诊断：异位妊娠。

中医诊断：异位妊娠。

证型：未破损期—胎元阻络型 。

治则治法：杀胚消癥，活血化瘀。

方药：桃仁 10g，赤芍 10g，丹参 12g，全蝎 6g，蜈蚣 2 条，紫草 30g，天花粉 30g，炙甘草 6g，炙黄芪 30g，桂枝 30g，茯苓 15g，生牡蛎 30g（先煎），夏枯草 12g，仙鹤草 30g，海藻 10g，红藤 30g，茜草炭 15g，酸枣仁 15g。

7 剂，水煎服，日 2 次，早晚分服。

二诊：2018 年 9 月 21 日。

服药后腹部隐痛好转，阴道仍有出血，睡眠好转。舌质暗红，苔薄白，脉沉滑。查血常规正常，血 HCG 130.4 mIU/mL，彩超示右侧附件区包块未见明显增大，约 2.3 cm×1.3 cm。

证型：未破损期—胎元阻络型。

治则治法：杀胚消癥，活血化瘀。

方药：桃仁 10g，赤芍 10g，丹参 12g，全蝎 6g，蜈蚣 2 条，紫草 30g，天花粉 30g，炙甘草 6g，炙黄芪 30g，桂枝 30g，茯苓 15g，生牡蛎 30g（先煎），夏枯草 12g，仙鹤草 30g，海藻 10g，红藤 30g，茜草炭 15g，酸枣仁 15g。

7 剂，水煎服，日 2 次，早晚分服。

三诊：2018 年 9 月 28 日。

服药 7 剂后，出血减少，腹部隐痛好转，B 超显示右附件包块减小为 1.8 cm×1.0 cm，血 HCG 60 mIU/mL，血常规及肝功未见明显异常。舌质暗红，苔薄黄，脉沉滑。

证型：未破损期—胎元阻络型。

治则治法：杀胚消癥，活血化瘀。

方药：桃仁 10g，赤芍 10g，丹参 12g，全蝎 6g，蜈蚣 2 条，紫草 30g，天花粉 30g，炙甘草 6g，炙黄芪 30g，桂枝 30g，茯苓 15g，生牡蛎 30g（先煎），夏枯草 12g，仙鹤草 30g，海藻 10g，红藤 30g，茜草炭 15g。

7 剂，水煎服，日 2 次，早晚分服。

四诊：2018 年 10 月 5 日。

服药后阴道出血已明显减少，腹部仍有不适，外阴瘙痒，大便干，B 超显示右附件包块为 1.0 cm×0.6 cm，血 HCG 21 mIU/mL，血常规及肝功正常。舌质暗红，苔薄白，脉沉滑。

证型：未破损期—胎元阻络型。

治则治法：杀胚消癥，活血化瘀。

方药：桃仁 10g，赤芍 10g，丹参 12g，天花粉 30g，炙甘草 6g，炙黄芪 30g，桂枝 30g，茯苓 15g，生牡蛎 30g（先煎），夏枯草 12g，仙鹤草 30g，海藻 10g，红藤 30g，茜草炭 15g，瓜蒌 10g，苦参 15g，黄柏 15g。

7 剂，水煎服，日 2 次，早晚分服。

五诊：2018 年 10 月 12 日。

服药后阴道无出血，腹部无不适，血 HCG 9.5 mIU/mL，大便正常，无外阴瘙痒。舌质暗红，苔薄白，脉沉滑。

证型：未破损期—胎元阻络型。

治则治法：杀胚消癥，活血化瘀。

方药：桃仁 10g，赤芍 10g，丹参 12g，天花粉 30g，炙甘草 6g，炙黄芪 30g，桂枝 30g，茯苓 15g，生牡蛎 30g（先煎），夏枯草 12g，仙鹤草 30g，海藻 10g，红藤 30g，茜草炭 15g，瓜蒌 10g，苦参 15g，黄柏 15g。

7 剂，水煎服，日 2 次，早晚分服。

六诊：2018 年 10 月 19 日。

患者诸症消失，B 超显示子宫及双附件未见异常，血 HCG＜2.5 mIU/mL。

2. 案二

苏某，女，29 岁。

初诊：2015 年 5 月 9 日。

主诉：异位妊娠药物保守治疗后一周，左下腹隐痛伴腰困 3 天。

现病史：患者平素月经规律，经期 5 ～ 7 天，周期 32 天，量少，经行腰酸甚，下腹坠。一月前发现左侧输卵管妊娠行药物保守治疗。现血HCG已转阴，5月7日复查妇科彩超示左侧卵巢外侧探及一混合性回声，大小约3.5 cm×2.5 cm，形态不规则，与左侧卵巢粘连，分界不清，包块内未探及明显血流信号。因患者有生育要求，故就诊于门诊要求中医治疗。现患者偶觉左下腹隐痛，腰困，小便调，大便干，饮食可。舌暗红，苔白，脉弦涩。

婚育史：已婚，孕4产0。2012年因计划外妊娠行药物流产，2013年生化妊娠，2013年、2014年各异位妊娠1次，均行保守治疗。

西医诊断：异位妊娠（陈旧性）。

中医诊断：异位妊娠。

证型：已破损期—瘀阻胞脉型。

治则治法：活血化瘀，消癥散结。

方药：丹参15g，赤芍12g，桃仁12g，三棱15g，莪术15g，夏枯草15g，皂角刺15g，生山楂15g，乳香10g，没药10g，鸡内金9g，桑寄生15g，续断12g，瓜蒌10g，延胡索10g。

7剂，水煎服，日2次，早晚分服。

并加用经验方行中药保留灌肠治疗。

中药保留灌肠方药：丹参15g，赤芍15g，牡丹皮12g，延胡索15g，薏苡仁30g，红藤30，蒲公英30g，败酱草30g，椿根皮15g，三棱9g，莪术9g，皂角刺9g，浙贝母9g。

14剂，将药物浓煎备用，每次取药液50～100mL，温度38～40℃保留灌肠，每晚1次，每个月经周期连用20天（行经期停用）。

同时用以上灌肠方药渣外敷下腹部。

二诊：2015年5月16日。

患者诉无下腹疼痛，腰困减轻，大便正常。舌暗红，苔白，脉弦涩。

证型：已破损期—瘀阻胞脉型。

治则治法：活血化瘀，消癥散结。

方药：丹参15g，赤芍12g，桃仁12g，三棱15g，莪术15g，夏枯草15g，皂角刺15g，生山楂15g，乳香10g，没药10g，鸡内金9g，桑寄生15g，续断12g。

7剂，水煎服，日2次，早晚分服。

继续保留灌肠同前。

三诊：2015年5月23日。

患者无不适主诉，复查妇科彩超示左侧卵巢外侧探及1.2 cm×1.0 cm非均质性包块，分界尚清，包块内未探及血流信号。继续治疗1周，后行妇科彩超示双附件区未见明显异常。

患者坚持每月中药灌肠治疗，半年后随访，患者已孕，为宫内妊娠。

3. 案三

宁某某，女，30岁。

初诊：2017年10月17日。

主诉：停经47天，下腹隐痛3天，阴道少量出血1天。

现病史：自诉既往月经规律，经期6天，周期28天，LMP 2017年9月1日，量、色质同前。10月5日（停经35天）因月经未行，自测尿HCG阳性，未行彩超检查。10月14日患者见下腹隐痛，未予重视，于今日见阴道少量出血，血暗红，遂就诊。化验血HCG 1450 mIU/mL，P 7.0 ng/mL。妇科彩超示子宫腺肌症；子宫内膜增厚1.6 cm；左附件不均质包块（3.5 cm×2.5 cm），盆腔积液（约1.0 cm）。考虑"异位妊娠"，收住入院。现症见阴道少量出血，色暗红，伴下腹隐痛，纳差，寐可，大便干1～2日1行，小便正常。查体示血压105/65 mmHg，脉搏67次/min，体温36.5℃，呼吸20次/min，心肺（–），腹部平坦，腹肌无紧张，左下腹压痛阳性，反跳痛阳性，右下腹压痛阴性，反跳痛阴性，移动性浊音阴性。未行妇科检查。舌淡暗，苔白，脉沉滑涩。既往体健。患者2012年5月无痛人流1次，2016年9月胎停育1次。

西医诊断：异位妊娠；子宫腺肌症。

中医诊断：异位妊娠；癥瘕。

证型：已破损期—气虚血瘀型。

治则治法：益气活血，化瘀杀胚。

方药：丹参12g，赤芍10g，桃仁10g，党参15g，黄芪15g，全蝎6g，蜈蚣2条，天花粉30g，紫草30g，炙甘草6g，全瓜蒌15g，火麻仁9g，当归12g，白芍15g。

7剂，水煎服，日2次，早晚分服。

用药期间嘱患者严格卧床休息，保持大便通畅，严密监测生命体征，必要时行剖腹探查。

服药后第4天，下腹隐痛减轻，仍见阴道出血，复查血 HCG 1280 mIU/mL，P 6.0 ng/mL，血常规正常。

继续服用上方。

二诊：2017年10月24日。

患者素阴道出血减少，偶觉腹痛，大便正常。查体示生命体征平稳，心肺（-），腹部平坦，腹肌无紧张，左下腹压痛阳性，反跳痛阴性。复查血 HCG 856 mIU/mL，P 4.6 ng/mL。彩超示子宫内膜增厚 1.4 cm，回声不均匀，左附件低回声区大小约 3.0 cm×2.0 cm，盆腔积液 0.8 cm。舌淡暗，苔白，脉沉滑涩。

证型：已破损期—气虚血瘀型。

治则治法：益气活血，化瘀杀胚。

方药：丹参 12g，赤芍 10g，桃仁 10g，党参 15g，黄芪 15g，全蝎 6g，蜈蚣 2 条，天花粉 30g，紫草根 30g，炙甘草 6g，全瓜蒌 15g，当归 12g，白芍 15g。

7剂，水煎服，日2次，早晚分服。

继续严密观察患者生命体征，必要时行剖腹探查，注意事项同上。

三诊：2017年10月31日。

患者素阴道出血减少，无腹痛，大便正常。查体系生命体征平稳，心肺（-），体格检查阴性，复查血 HCG 534 mIU/mL，P 3 ng/mL。彩超示子宫内膜增厚 1.0 cm，回声不均匀，左附件低回声区大小约 2.0 cm×1.8 cm，盆腔积液 0.5 cm。舌淡暗，苔白，脉沉滑涩。

证型：已破损期—气虚血瘀型。

治则治法：益气活血，化瘀杀胚。

方药：丹参 12g，赤芍 10g，桃仁 10g，党参 15g，黄芪 15g，全蝎 6g，蜈蚣 2 条，天花粉 30g，紫草 30g，炙甘草 6g，全瓜蒌 15g，当归 12g，白芍 15g。

7剂，水煎服，日二次，早晚分服。

继续严密观察患者生命体征，必要时行剖腹探查，注意事项同上。

四诊：2017 年 10 月 31 日。

患者无不适主诉，复查血 HCG 20 IU/mL，P 0.3 ng/mL，彩超示左附件区包块 1.5 cm×1.0 cm，无盆腔积液。

证型：已破损期—气虚血瘀型。

治则治法：益气活血，化瘀杀胚。

方药：丹参 12g，赤芍 10g，桃仁 10g，党参 15g，黄芪 15g，三棱 10g，莪术 10g，炙甘草 6g，全瓜蒌 15g，当归 12g，白芍 15g，红藤 15g，败酱草 15g，红花 15g 。

7 剂，水煎服，日二次，分早晚分服。

嘱患者出院后门诊继续口服中药加中药灌肠，促进盆腔包块吸收，治疗两周后包块消失。

四、小结

异位妊娠在为西医病名，中医古籍中虽无记载，但依据临床症状表现，可在“妊娠腹痛”“停经腹痛”“少腹瘀血”“经漏”“癥瘕”等病名之中见到类似描述。如宋代的《圣济总录·妇人血积气痛》中用没药丸治“妇人血气血积，坚癖血瘕发歇攻刺疼痛，呕逆噎塞，迷闷及血蛊胀满，经水不行”。明代《普济方·月水不通·腹为症块》中“用桂枝桃仁汤治气郁乘血，经候顿然下行，脐腹痛”所描述症状与异位妊娠相似。中医古籍中认为本病为血瘀形成，妇女冲任气血调和，则胎孕正常；如冲任不和、气血失调、孕卵不能移行胞宫，则胎孕异位。因此，邢教授认为此病发生总体病机为少腹血瘀，总不离虚实两端，一因虚致瘀，二因阻致瘀，孕卵不能送达胞宫，而居于胞脉，久而胞脉破损，血溢妄行，离经之血瘀积少腹，气机阻滞，不通则痛，形成少腹血瘀证。

邢教授将消癥杀胚、活血化瘀作为治疗异位妊娠的基本治则，提出应当分期、分型论治，根据病情缓急进行手术治疗及药物保守治疗，并严格掌握保守治疗指征，治疗中严密观察患者生命体征及相关检查指标，一旦病情加重，随时进行手术治疗。在此基础上将异位妊娠分为已破损期、未破损期，已破损期分为气阴虚脱型、气虚血瘀型、瘀阻胞脉型。在宫外孕 I 号方及宫外孕 II 号方的基础上加入活血止痛、化瘀消癥中药进行辨证论治。邢教授在对中医药配合西药保守治疗异位妊娠的研究中发现，两者结合用药可协同作用进一步提升治疗效果，并且大大缩短了患者包块消失时间、阴道流血停止时间及血 β–HCG 转阴时间，治疗效果优于单一西药的保守治疗。有利于提高异位妊娠保守治疗成功率。随着医学技术的发展，通过彩超、血 HCG，孕酮等检测技术使得早期异位妊娠的诊断率大大提高，使异位妊娠的药物保守治疗比重逐渐增大，邢教授的经验在异位妊娠保守治疗中发挥了更加举足轻重的作用。

（李小叶）

第十五节　产后缺乳

产后缺乳是指产后乳汁分泌不足，甚至全无，不能满足婴儿的需要，甚至影响婴儿的生长发育。产妇除了以上表现外，经常伴随其他不适症状，如乳房胀满疼痛，食欲不振，胸闷心烦，精神抑郁，或自觉发热等。产后缺乳一是通过下丘脑—垂体—催乳素轴紊乱引起催乳素分泌减少，从而使乳汁分泌减少；二是通过影响泌乳的神经反射，使乳汁分泌减少；三是缺乏营养物质等原因导致乳汁来源不足。产后缺乳的发病率约占产妇的22.2%，且仍有上升趋势。产后缺乳不利于母婴健康，而且未哺乳或哺乳过少也是女性乳腺癌发病的一个高危因素。

西医对产后缺乳的治疗包括一般治疗、药物治疗和物理疗法。

一般治疗：对于产后缺乳的患者，建议进行健康教育，注意补充营养，必要时可进行心理干预。

药物治疗：西医对本病无针对性治疗，主要以服用大量维生素 B、维生素 E 类药物，补充营养治疗。

物理疗法：可通过超声波、红外线等进行乳房治疗，但由于仪器稳定性、安全性、有效性等原因，目前仍没有业内较为认可的治疗方案。

一、邢维萱教授对产后缺乳的病因病机的认识

邢维萱教授在临床工作过程中，不断根据中医古籍记载及现代医家记述进行总结，而且对本病病因病机进行了诸多研究。总结其复杂的病因，归纳为以下四点：一是后天因素，如饮食不节，使脾胃运化受纳失司，气血生化不足，或因节食、减肥等，营养摄入不足，亦可使脾胃

化生气血不足等而导致乳房失养，产后泌乳不足；二是劳倦损伤，“劳则气耗”，劳力过度，损耗元气，影响乳汁分泌，导致缺乳；三是情志损伤，若产后妇女出现过激情志，易导致肝失疏泄，肝郁气滞，气机不畅，致乳络不通，乳汁运行不行，继而出现乳汁分泌不足甚至无乳；四是继发于痰湿、瘀血之后，痰湿瘀血阻络，乳络不通；五是先天乳房发育不良，如乳头凹陷、乳腺不通等继而发生缺乳。证型则主要分虚实两端，虚证主要为气血亏虚，劳倦损伤引起；实证则又分为肝郁气滞、痰浊壅滞、瘀血阻滞等证型。

1. 气血不足是缺乳的病机核心

邢教授认为乳汁的生成与气、血有非常密切的关系。邢教授认为，血是乳汁生成的物质基础，气是血变乳汁的动力，因而产后津血亏虚，元气受损，是导致缺乳的重要原因，如《傅青主女科·卷下·产后》云：“妇人产后绝无点滴之乳，人以为乳管之闭也，谁知是气与血之两涸乎！人乳乃气血之所化而成也。无血固不能生乳汁，无气亦不能生乳汁。然二者之中，血之化乳，又不若气之所化为尤速。新产之妇，血已大亏，血本自顾不暇，又何能以化乳？乳全赖气之力以行血而化之也。今产后数日，而乳不下点滴之汁，其血少气衰可知，气旺则乳汁旺，气衰则乳汁衰，气涸则乳汁亦涸，必然之势也。”邢教授指出若妇女素体虚弱，或患疾而孕，或营养不足，或劳伤气血，均会导致气血亏虚；此外，脾胃所化生的水谷精微是气血生化之源，脾胃壮则气血有所化源，乳汁自然充盈而质佳；反之，若脾胃虚弱，则气血生化不足，乳汁后天化源不足而形成缺乳。如《冯氏锦囊秘录·女科精要》中所言：“产妇冲任血旺，脾胃气壮，饮食调匀，则乳足而浓，以生化之源旺也。若脾胃气弱，饮食少进，冲任素亏，则乳少而薄，所乳之子，亦怯弱而多病，其乳以浓白光彩，入盏中上而莹然如玉为上，黄色清薄为下，不可哺儿。”邢教授认为脾胃不足者亦可是因饮食失节，过食荤腻之食，反使脾胃呆滞，气血化源受阻，乃至产后缺乳。邢教授通过古籍对缺乳症状及病机的论述，结合自己的临床体会，认为缺乳之虚证病机可有气血虚弱、脾胃虚弱等，但其均是以气血不足为病机核心，在此基础上影响乳汁化生而导致缺乳。

2. 肝郁气滞、痰湿中阻乃缺乳的常见病机

邢教授提出乳汁靠后天脾胃、气血化生，但又靠肝来疏泄。由于肝主疏泄，性喜条达，若素体抑郁，或产后情志不遂，经脉壅滞，肝失条达，气机不畅，均可导致乳脉不通，乳汁运行不畅而出现乳汁甚少或全无，如《儒门事亲·卷五》云："妇人本生无乳者不治，或因啼哭悲怒郁结，气溢闭塞，以致乳脉不行。"胃主受纳，脾主运化，饮食入胃，必赖于脾之运化转输，方可将水谷精微布散全身，二者同属中焦而为"后天之本"，乃生成乳汁的源泉。但"饮食自倍，肠胃仍伤"，若饮食不节，则损伤脾胃功能。素体肥胖痰湿内盛或产后膏粱厚味，内伤脾胃，导致脾输布津液、化散精气的功能障碍。一旦水谷精微化生受阻，津液代谢相对失调，乳汁无法顺利化生，反变浊为痰。同时，痰湿壅阻经脉，导致气机失畅，阻滞于乳络则乳汁不行。正如《景岳全书·妇人规》云："肥胖妇人痰气壅盛，乳滞不来。"邢教授指出了本证的病因是由肥胖痰盛所致，又说明乳汁不行是宿体痰湿壅阻气机的结果。痰湿壅阻常见于肥胖之人。体内多痰多湿，脾阳不振，痰湿内生，滞于冲任，壅阻乳络而见乳汁不下。总之，不论后天恣食导致脾胃失运，湿浊壅滞，还是宿体痰湿壅阻经脉，均会导致气机失畅，阻滞于乳腺、乳络而致产后无乳。

二、邢维萱教授诊治缺乳经验

邢教授认为，缺乳的辨证首分虚实两端，在临证时应着重查乳汁的多少，查乳房的软硬，是否胀痛，辨乳汁质地稀稠，再结合其他症状与舌脉情况辨其虚实。治疗时本着"勿拘于产后，亦勿忘于产后"的原则，结合产后亡血伤津、元气受损、肝郁气滞、痰湿中阻、多虚多瘀的特点，以"调理气血，通络下乳"为主，根据不同病因采用不同治疗方法。

1. 辨证论治

（1）气血虚弱证

临床表现：产后乳少，甚或全无，乳汁清稀，乳房柔软，无胀感；面色少华，倦怠乏力，神疲食少，舌质淡，舌苔白，脉细弱。

证候分析：由于脾胃素虚，或因分娩失血过多，气随血耗，乳汁化源

不足，无乳可下，故乳汁少或全无，乳汁稀薄；乳汁不充，乳腺空虚，故乳房柔软无胀感；气虚血少，不能上荣头面四肢，故面色少华，倦怠无力；舌淡苔薄，脉细弱，表现为气血虚弱之证。

治则治法：补气养血，佐以通乳

常用经验方药：党参15g，黄芪15g，当归15g，熟地黄15g，白芍15g，麦冬10g，通草3g，桔梗15g，白术15g，甘草15g。

邢教授此方由《傅青主女科》中通乳丹加减化裁而来，通乳丹主治产后气血两虚，乳汁不下。方中当归、麦冬养血滋阴增液；熟地黄、白芍相伍，滋补产妇大亏之阴血；党参、黄芪补气，血为气之母，血虚者，气亦往往化生不足，产时多大量出血，气亦随血伤而脱之，“有形之血不能速生，无形之气需当速固”，故常以补气药配伍补血药治疗产后因气血虚弱、乳汁生化无源所致缺乳，在益气摄血的同时，又能补气生血，气血得以充养，乳汁方能有所化之；白术、甘草补气健脾，脾胃为气血生化之源，脾气得以健运，血气充足方能化乳，此外，加用桔梗、通草利气通络。全方共奏补气养血、通络下乳之效。

（2）肝郁气滞证

临床表现：产后乳少，甚或全无，乳汁浓稠，乳房胀硬、疼痛；胸胁胀满，情志抑郁，食欲不振。舌质正常，苔薄黄，脉弦或弦数。

证候分析：产后情志不舒，肝气郁结，气机不畅，乳络受阻，故乳汁涩少；乳汁壅滞，运行受阻，故乳房胀满而痛，乳汁浓稠；胸胁为肝经所布，肝气郁结，疏泄不利，气机不达，故胸胁胀满，肝经气滞，脾胃受累，故食欲不振；舌质正常，苔薄黄，脉弦或弦滑，表现为肝郁气滞，郁而化热之象。

治则治法：疏肝解郁，通络下乳。

常用经验方药：柴胡9g，青皮9g，当归12g，白芍12g，川芎10g，党参15g，黄芪15g，白术15g，白芷9g，王不留行9g，漏芦9g，通草3g，桔梗9g，甘草6g。

邢教授认为肝性喜条达而恶抑郁，“司疏泄者肝也”，肝能疏畅、宣通全身的气血津液运行，故而肝气郁结不舒者理应顺应肝木之性，疏肝顺气，畅通全身之气机，多选用行气解郁之类。邢教授在临床中多使用疏肝通络下乳之漏芦、桔梗。此外，邢教授认为平素性情抑郁，加之产时失血，肝失所养，肝郁更甚，肝失疏泄，肝木克脾土，进而影响脾的运化功能，导致水谷精微生化输布失常，气血不足，继而出现乳汁不足，故在治疗当中，除用疏肝之外，又可加入健脾之党参、黄芪，加强脾胃之功。方中柴胡、青皮疏肝解郁；当归、白芍、川芎养血行血；白芷入阳明，气芳香以散风通窍；王不留行、漏芦通络下乳；桔梗、通草理气通络；党参、黄芪健脾益气；白术调理脾胃；甘草调和诸药。全方共奏疏肝理气、健脾养血、通络行乳之效。

（3）痰浊阻滞证

临床表现：产后乳少，甚或全无，乳汁不稠，乳房柔软，无胀感；形体肥胖，胸闷痰多，纳少便溏，或食多乳少。舌淡胖，苔腻，脉沉细。

证候分析：素体痰湿困脾，或肥甘厚味伤脾，脾失健运而生痰浊，痰阻乳络，或脾虚气弱行乳无力而致乳汁甚少或全无，乳房不胀满，乳汁不稠；形体肥胖，胸闷痰多，纳少便溏，或食多乳少，舌淡胖，苔腻，脉沉细表现为痰浊阻滞之象。

治则治法：健脾化痰，通络下乳。

常用经验方药：漏芦10g，瓜蒌10g，桔梗9g，皂角刺6g，竹茹9g，白术15g，陈皮9g，砂仁6g（后下），苍术10g，藿香6g，甘草6g。

邢教授认为产妇进补无度，过食肥甘味厚之品，困遏脾胃之气，中运不健，则水湿不运，津凝为痰；或是产妇本肥胖，体内多有痰湿，乳络为痰湿所阻，乳自下之无门。《景岳全书》中就有“产妇乳汁不来……因肥胖妇人痰气壅盛”的记载，痰湿滞之不化亦会影响气机的正常运行，而气机不畅又会加重津液的凝聚，故而以化痰药化痰通乳，同时配伍理气药行气通乳。方中瓜蒌、苍术、竹茹祛痰利湿；白术、砂仁、陈皮健脾行气；藿香气芳香以散风通窍；桔梗、皂角刺、漏芦理气通络下乳；甘草调和诸药。全方共奏祛痰利湿，通络行乳之效。若乳房胀痛甚者，酌加橘络9g，丝瓜络9g，香附9g，以增加理气通络，行气止痛之效；乳房胀硬疼痛，局部有热感，触之有块者，加蒲公英15g，夏枯草15g，赤芍9g，路路通9g，以清热散结通络。

2. 其他治疗方法

邢教授在治疗缺乳时，坚持中医辨证论治，同时结合食疗、针灸推拿等疗法，对此积累了大量经验并且效果显著。

对于药膳食疗，邢教授推荐猪蹄与鲫鱼，二者均可补气养血，补益脾胃，通脉下乳，适合于气血虚弱导致乳汁不足的妇女食用，可在熬汤时加入适量通草以通肺胃之气而助下乳汁；痰湿阻滞之缺乳者，则应注意节制饮食，少食肥甘厚腻。

对于针灸治疗以膻中、少泽为主要穴位，常配足三里、期门、太冲、乳根等穴。膻中为八会穴之气穴，具有宽胸理气、通络催乳作用，其经过乳部，可以调畅乳部的气血。乳根是足阳明胃经穴，其经过乳部，可以调畅乳部的气血，用来疏通阳明之经气达到催乳的作用。少泽是通乳之效穴，其诸穴配伍而能达补益脾胃、通络下乳、条达肝气的作用，使乳汁增多。足三里为胃经合穴，阳明经是多气多血之经，太冲是足厥阴肝经的合穴，期门是肝的募穴，与足三里相配达到了疏肝理气、宽胸开郁的作用，情志不畅者可用之。

三、临证案例

1. 案一

李某，女，28 岁，已婚。

初诊：2015 年 12 月 27 日。

主诉：产后 18 天，乳汁分泌不足。

现病史：患者于 2015 年 12 月 9 日剖宫产得一女婴，产后乳汁分泌量少，不能满足婴儿需求，需加大量奶粉。诊见乳房柔软，稍有胀感，触之无包块，乳汁量少，质地较清稀，面色少华，腰酸背痛，平素急躁易怒，夜寐可，纳差。舌淡，苔白稍厚，脉弦细。

西医诊断：产后缺乳。

中医诊断：产后缺乳。

证型：肝郁，气血亏虚。

治则治法：疏肝解郁，补气养血，通络下乳。

方药：黄芪 20g，当归 10g，益母草 15g，麦冬 15g，桔梗 10g，柴胡 10g，王不留行 15g，通草 3g，路路通 10g，漏芦 10g，天花粉 15g，鹿角霜 20g（先煎），郁金 10g，香附 10g。

7剂，水煎服，日2次，早晚分服。

同时，邢教授嘱其加服食疗方：猪蹄2只，通草2g，炒王不留行20g，花生、黄豆各20g，炖汤食肉，以流质类饮食为主。

配合针灸治疗：以膻中、少泽为主要穴位，常配足三里、期门、太冲、乳根等穴，每日1次，平泻平补手法，每次留针半小时，以达补益脾胃、通络下乳、条达肝气的作用，使乳汁增多，乳房充盈。

二诊：2016年1月7日。

患者乳汁量增多，仅需加少量奶粉，但仍感腰酸背痛，急躁易怒明显好转，夜寐欠佳，纳食增加。舌淡红，苔白稍厚，脉弦滑。

证型：肝郁，气血亏虚。

治则治法：疏肝解郁，补气养血，通络下乳。

方药：黄芪20g，当归10g，麦冬15g，桔梗10g，柴胡10g，王不留行15g，通草3g，路路通10g，漏芦10g，菟丝子30g，合欢皮15g，首乌藤15g，甘草6g。

10剂，水煎服，日2次，早晚分服。

邢教授嘱其加服食疗方：猪蹄2只，通草2g，炒王不留行20g，花生、黄豆各20g，炖汤食肉，以流质类饮食为主，或与鲫鱼豆腐汤交替服用，服法亦为炖汤食肉用。

三诊：2016年1月20日。

患者乳汁量多，乳房胀满，无须添加奶粉，上述症状消失，纳食增加，睡眠改善。舌淡红，苔白，脉滑。

证型：肝郁，气血亏虚。

治则治法：疏肝解郁，补气养血，通络下乳。

方药：同1月7日方。

效不更方，复开上方5剂，加强巩固治疗，后改为食疗方法，嘱其勤喂养，保持泌乳。

后患者未再就诊，通过随访得知患者乳汁渐充盈，足够喂养婴儿，婴儿满月时体重增加1.5kg。

2. 案二

刘某，女，27岁，已婚。

初诊：2017年8月6日。

主诉：产后18日，哺乳乳汁量少。

现病史：患者于2017年7月19日孕40周顺产一女婴，哺乳时乳汁较少，服用催乳素5天无效而诊。察其乳房柔软无胀感，乳汁经按摩后用吸奶器吸出大约45mL，质稀。患者神疲乏力，面色苍白，身倦乏力，动则出汗，夜寐易醒，纳差，大便稀溏，每日3次，恶露量少。舌质淡红，苔薄白，脉细缓。

西医诊断：产后缺乳。

中医诊断：产后缺乳。

证型：气血亏虚。

治则治法：健脾益气，补气养血。

方药：炙黄芪30g，党参15g，当归身20g，阿胶珠9g（烊化），桔梗12g，炒王不留行10g，桔梗10g，白术10g，陈皮12g，防风9g，通草3g，甘草6g。

7剂，水煎服，日2次，早晚分服。

邢教授嘱患者自备猪蹄熬汤，在服中药后服用，并嘱患者注意休息，多食红枣、牛奶等补养气血食物，多饮粥汤，忌食黏腻、寒凉及辛辣。

配合针灸治疗：以膻中、少泽为主要穴位，常配足三里、期门、太冲、乳根等穴，每日1次，平泻平补手法，每次留针半小时，以达补益脾胃、通络下乳、条达肝气的作用，使乳汁增多，乳房充盈。

二诊：2017年8月12日。

患者乳汁分泌较前稍增多，质稍稀，乳房已有胀满感，孩子已不加食奶粉，神疲乏力、身倦乏力好转，稍感腰困不适，出汗减少，夜休改善，纳食增加，大便每日1次。舌质淡红，苔薄白，脉细缓。

证型：气血亏虚证。

治则治法：健脾益气，补气养血。

方药：炙黄芪30g，党参15g，当归身20g，阿胶珠9g（烊化），菟丝子30g，炒王不留行10g，桔梗10g，白术10g，陈皮12g，防风9g，通草3g，甘草6g。

10剂，水煎服，日2次，早晚分服。

邢教授嘱其加服食疗方：猪蹄2只，通草2g，炒王不留行20g，花生、黄豆各20g，炖汤食肉，以流质类饮食为主，或与鲫鱼豆腐汤交替服用，服法亦为炖汤食肉用。

三诊：2017年8月22日。

患者乳汁量多，乳房胀满，无添加奶粉，上述症状消失，纳食增加，睡眠改善。舌淡红，苔白，脉滑。

证型：气血亏虚。

治则治法：健脾益气，补气养血。

方药：同8月12日方。

效不更方，复开上方5剂，加强巩固治疗，后改为食疗方法，嘱其勤喂养，保持泌乳。

后患者未再就诊，通过随访得知患者乳汁渐充盈，足够哺育婴儿。

3. 案三

张某，女，29岁，已婚。

初诊：2018年2月24日。

主诉：产后12日，哺乳乳汁量少。

现病史：患者于12日前足月顺娩一男活婴，因新生儿体重偏低，重2250g，转新生儿科病房3天，不许探视，以致情志抑郁，不思饮食，待哺乳时无乳汁分泌。诊见胸胁胀闷时欲太息，乳房胀痛，下腹疼痛，恶露量少，色暗，纳眠差，大小便正常。舌质暗红，苔薄白，脉弦细。

西医诊断：产后缺乳。

中医诊断：产后缺乳。

证型：肝郁气滞。

治则治法：疏肝解郁，化瘀通乳。

方药：柴胡12g，白芍15g，当归15g，川芎10g，茯苓15g，白术15g，益母草30g，炮姜3g，漏芦12g，通草3g，王不留行12g，陈皮10g。

7剂，水煎服，日2次，早晚分服。

邢教授嘱患者自制鲫鱼豆腐汤，其内加入通草2g，炒王不留行20g，花生、黄豆各20g，炖汤食肉，以流质类饮食为主。在服中药后服用，并嘱患者注意休息，多食红枣、牛奶等补养气血食物，多饮粥汤，忌食黏腻、寒凉及辛辣。

配合针灸治疗：以膻中、少泽为主要穴位，常配足三里、期门、太冲、乳根等穴，每日 1 次，平泻平补手法，每次留针半小时，以达补脾胃、通乳络、达肝气的作用，使乳汁增多，乳房充盈。

二诊：2018 年 3 月 10 日。

服上药后，乳汁较前稍多，质稀，乳房仍松软，纳可。舌质淡红，苔薄白，脉细。

证型：肝郁气滞。

治则治法：疏肝解郁，化瘀通乳。

处方：黄芪 30g，太子参 15g，茯苓 15g，鹿茸 9g，白术 12g，白芍药 12g，生、熟地黄各 10g，当归 10g，王不留行 12g，桔梗 12g，通草 3g。

7 剂，水煎服，日 2 次，早晚分服

嘱其注意饮食调理，加强营养。继续食用鲫鱼豆腐汤，其内加入通草 2g，炒王不留行 20g，花生、黄豆各 20g，炖汤食肉，以流质类饮食为主。在服中药后服用，多食红枣、牛奶等补养气血食物，多饮粥汤，忌食黏腻、寒凉及辛辣。

三诊：2018 年 3 月 20 日。

患者乳汁量多充足，乳房胀满，无须添加奶粉，纳食增加，睡眠改善，纳眠可。舌淡红，脉平和。

证型：肝郁气滞。

治则治法：疏肝解郁，化瘀通乳。

效不更方，复开上方 5 剂，加强巩固治疗，后改为食疗方法，嘱其勤喂养，保持泌乳。

后患者未再就诊，通过随访得知患者乳汁渐充盈，足够哺育婴儿。

4. 案四

江某，女，29 岁，已婚。

初诊：2020 年 5 月 16 日。

主诉：产后 12 日，哺乳乳汁量少。

现病史：患者于 12 天前顺产后一直乳汁量少，质地清稀，乳房柔软，恶露已尽，形体消瘦，神疲乏力，食少纳差，夜寐不安，大便稀溏。舌体胖大，苔白厚腻，脉沉细濡。

西医诊断：产后缺乳。

中医诊断：产后缺乳。

证型：脾虚湿盛。

治则治法：健脾益气化湿，佐以通络下乳。

处方：党参20g，黄芪20g，白术20g，当归20g，茯苓15g，陈皮12g，麦冬10g，木香10g，砂仁5g（后下），半夏6g，大枣10g，甘草6g，王不留行15g，路路通15g，鸡内金12g，茯神15g，首乌藤15g。

7剂，水煎服，日2次，早晚分服。

邢教授嘱患者自制鲫鱼豆腐汤，其内加入通草2g，炒王不留行20g，花生、黄豆各20g，炖汤食肉，以流质类饮食为主。在服中药后服用，并嘱患者注意休息，多食红枣、牛奶等补养气血食物，多饮粥汤，忌食黏腻、寒凉及辛辣。

配合针灸治疗：以膻中、少泽为主要穴位，常配足三里、期门、太冲、乳根等穴，每日1次，平泻平补手法，每次留针半小时，以达补脾胃、通乳络、疏肝气的作用，使乳汁增多，乳房充盈。

二诊：2020年5月23日。

患者诉乳汁量较前增多，质地增稠，食纳尚可，夜寐可，大便正常。舌淡红，苔白，脉沉细。

证型：脾虚湿盛。

治则治法：健脾益气化湿，佐以通络下乳。

处方：党参20g，黄芪20g，白术20g，当归15g，茯苓15g，陈皮12g，麦冬10g，木香10g，砂仁5g（后下），大枣10g，甘草6g，王不留行10g，路路通10g，鸡内金10g。

7剂，水煎服，日2次，早晚分服。

后电话随访，患者诉乳汁已充盈，足够喂养所需。

四、小结

缺乳是一种临床常见的产后疾病，指处于哺乳期内的产妇乳汁甚少或无乳可下，该病大多发生在产后 2 ～ 3 日至半个月内，严重者也可发生于整个哺乳期，又称“乳汁不足”“乳汁不行”。新生儿的生长发育与所采取的喂养方式密切相关，母乳营养丰富，促进新生儿生长发育，增强免疫力，哺乳过程能增进母婴情感，刺激子宫收缩，加速子宫复旧，减少乳腺癌和卵巢癌的发病。在生命的最初半年缺少纯母乳喂养是婴儿发病甚至死亡的重要危险因素，一个月内以及往后母乳喂养失败因乳量不足者约占 42.1%。产后保持充足泌乳是成功进行母乳喂养的关键，而如何防治产后缺乳是促进和保持乳母乳汁分泌、提高母乳喂养率的核心问题。山西省名中医邢维萱教授潜心研究产后疾病，总结 50 余年的临床经验，认为本病病机分虚实两端，虚者以气血亏虚为主，实者则以肝郁气滞、痰湿中阻为主，从而拟定补气养血、疏肝健脾，佐以通乳的治则治法。邢教授治疗本病除坚持中医的辨证论治，还始终贯彻整体观念，把患者看成一个统一的有机整体。临床所见患者纯虚证或纯实证者较少，多为虚实夹杂，同时在辨证基础上还应结合产后多虚、多瘀的特点，补泻并用，注意补虚不滞邪、攻邪不伤正，选方用药兼顾气血；同时“勿拘于产后，勿忘于产后”，结合病情进行辨证论治，适度用药；在临证处方中常以当归、熟地黄、白芍、人参、党参、黄芪、白术、麦冬补虚，王不留行、川芎、漏芦、通草、木通疏通乳络，根据证型适当选用香附、柴胡、陈皮、青皮、茯苓、瓜蒌、桔梗等。

邢维萱教授治疗缺乳患者时，有目的地针对病人特点，以中医辨证论治为主，根据患者的不同情况，配合食疗、针灸等，形成了特色鲜明的用药特点，并取得确切满意的疗效。

（蒋 芸）

第十六节　产后自汗

产后自汗是妇产科临床常见并发症，主要发生于产妇产后及产褥期，多表现为白天长时间流汗不止，西医并未将其作为一种疾病来讲授，只是认为产妇产后自汗的发病机制与自主神经功能紊乱有关。其虽不作病论，但长此以往，会影响产后恢复，甚至易患他疾。

西医对产后自汗的治疗多为一般治疗和药物治疗。

一般治疗：注意休息，加强营养，合理膳食。

药物治疗：目前尚无治疗特效药物，只以维生素、谷维素等对症治疗，治疗效果并不理想。

一、邢维萱教授对产后自汗病因病机的认识

产后自汗早在我国古代便有记载。《金匮要略》中曾记载“新产血虚，多汗出”，《妇人大全良方》也提及“虚汗不止者，由阴气虚而阳气加之，里虚表实。阳气独发于外，故汗出也。血为阴，产则伤血，是为阴气虚也；气为阳，其气实者，阳加于阴，故冷汗出。而阴气虚弱不复者，则汗出不止也”，《校注妇人良方·产后门》中更是明确提出“产后自汗”之名。产后自汗是指产妇于产后涔涔汗出，持续不止，动则益甚者。

产后汗出常发于妇人新产之后，历代医家对其病因病机进行了描述。清代陶本学《孕育玄机》载曰“产后汗出不止，由劳伤脾，惊伤心，恐伤肝也，此气血俱虚”，言产后汗出为脾、心、肝之伤，而气血俱虚所致。《黄帝内经》云：“阳之汗，以天地之雨名之。饮食饱甚，汗出于胃，惊而

夺精，汗出于心，持重远行，汗出于肾，疾走恐惧，汗出于肝，摇体劳倦，汗出于脾”，又曰“津脱者，腠理开，汗大泄。肺病者，肩背痛，汗出。肾病者，寝汗出，憎风”，五脏六腑皆可致汗出。故可知历代医家对产后汗证病因病机的论述认识不一，整理历代医家著作，可概括为阳虚自汗、阴虚盗汗、血虚汗出、亡阳脱汗等四类。

邢教授总结自己多年的临床经验认为，虽历代医家认为汗证发生与营卫不和、阴阳失调导致腠理开阖不利有关，但产后自汗有其特殊生理特性。妇人生产致耗气伤血，气虚则卫阳不固，腠理空疏；血为阴，产后伤血是为阴气虚，阴虚则阳易浮，营卫不能相互守用而失和，汗出不止。因此，产后自汗可归于“虚汗”范畴，认为气血虚弱、营卫不和为其核心病因病机。产妇由于分娩胎儿时屏气用力，或产程太长耗精伤气，以及分娩时出血、产伤、出汗等，造成其产后元气耗损、耗气失血、阴血骤虚、百脉空虚，进而引发气血不足、气弱血虚，气虚则致机体卫阳不固、阳不敛阴、阴津妄泄，从而表现为自汗。

二、邢维萱教授诊治产后自汗经验

1. 益气养血，调和营卫，固表止汗为产后自汗的治疗大法

邢教授认为，产后自汗总由产时耗伤气血所致，因此其治疗原则应以补虚为主，而其发病病机为气血亏虚，营卫不和，故以益气养血，调和营卫，固表止汗为产后自汗的治疗大法。

临床表现：产后汗出过多，不能自止，动则加剧；时有恶风身冷，气短懒言，面色㿠白，倦怠乏力。舌质淡，苔薄白，脉细弱。

证候分析：素体气虚，或产时耗气，以及产后伤血，气随血耗，腠理不密，卫阳不固，故自汗，恶风；动则耗气，故动则汗出加剧；气虚则气短懒言，面色㿠白，倦怠乏力；舌质淡，苔薄白，脉细弱，均为气虚之征。

治则治法：益气补血，固表止汗。

常用经验方药：黄芪 20g，党参 15g，白术 15g，防风 10g，熟地黄 12g，当归 10g，白芍 10g，煅牡蛎 30g（先煎），茯苓 15g，大枣 3 枚，川芎 9g，甘草 6g，五味子 10g。

邢教授此方以八珍汤为基础方化裁而来。此方有益气补血之功，黄芪益气固表为君；白术、茯苓、甘草健脾补气为臣；熟地黄、大枣益气养血，煅牡蛎、五味子固涩敛汗，防风走表，助黄芪、白术以益气御风，共为佐药。全方共奏益气补血，固表止汗之效。若汗出过多，可加浮小麦30g，麻黄根12g，固涩敛汗；若头晕心悸，唇甲苍白者，加阿胶9g（烊化），益气养血；失眠者，加酸枣仁15g，远志10g。

邢教授指出须知临证变化不可拘泥，明代张介宾《景岳全书》言“然以余观之，则自汗亦有阴虚……如遇烦劳大热之类，最多自汗”，其或以饮食之火起于胃，或以劳倦之火起于脾，或以酒色之火起于肾，皆能令人自汗，即为阴虚自汗，故产后自汗亦可能会有阴虚者，不可不察。阴虚者可加入麦冬10g，生地黄15g，太子参15g，滋阴养血。

2. 注重调理五脏，调和气血

邢教授临证重视“整体观”，它是中医理论的核心部分，不仅体现在人与自然，更体现在人是以五脏为中心的统一整体，因此在疏调气血阴液的作用中，五脏亦是统一协作的，所谓“脏腑和则气血和”。心主血，汗为心之液，心血足则阴液旺；肝藏血，肝血足则脾胃气机舒畅；脾胃为气血生化之源，脾胃健旺则气血充盛；肺主皮毛，朝百脉，通调水道，促进津液的运行与散布；肾者藏精而主水，司调五液。因此，邢教授提出在治疗产后自汗时应注重调理五脏，使五脏和畅，气血调和，则阴液自会疏调而不外泄。

临证治疗时，邢教授辨证施治，调和脏腑。对于脾虚者用四君子汤加减；肝血不足者，用四物汤加减；肾虚者，可加山药12g，山茱萸10g，生地黄12g，使脏腑功能正常，气机调畅，水液运行正常，而汗自止。

3. 中医综合治疗，提高疗效

（1）耳穴贴压法

选穴：肾上腺、肾、内分泌、肺、交感、三焦。

将粘有王不留行籽的医用胶布贴敷于患者相应穴位，按压，当耳部出现热、胀、痛、红现象则停止。每次按压3分钟左右，每天5次，3天更换医用胶布，两耳交替贴敷。

（2）穴位贴敷法

药物：白术 15g，黄芪 15g，防风 9g，五倍子 10g，茯苓 10g。

选穴：神阙穴、关元穴、足三里穴。

方法：细研成粉末状，蜂蜜调和成药糊状或药饼状，敷贴于所选穴位，使用医用胶布固定，1 次 / 天，一次维持 4 ～ 6 小时，坚持敷贴 15 天。

（3）针灸法

选穴：足三里、合谷、关元、大椎、肾俞、脾俞。

方法：补法针刺。同时将艾炷放置于患者制定穴位，艾灸 5 分钟左右，每天 1 次，两周为 1 个疗程。

三、临证案例

1. 案一

张某某，女，35 岁，已婚。

初诊：2011 年 4 月 8 日。

主诉：产后汗出伴乏力 1 月，加重 10 天。

现病史：产后 1 月，生产时间长，既往易乏困，产后见易汗出，近 10 天加重，以白天为主，动则汗出增多，伴倦怠乏力、眩晕。纳差，眠差，二便调。舌淡，苔白，脉细缓。

中医诊断：产后自汗。

证型：气虚型。

治则治法：益气健脾，固表止汗。

方药：党参 15g，生黄芪 20g，炒白术 10g，炙甘草 6g，陈皮 6g，当归 10g，大枣 15g，熟地黄 12g，白芍 10g，煅牡蛎 30g（先煎），茯苓 15g，木香 6g，砂仁 6g（后下），远志 10g。

7 剂，水煎服，分早晚温服。

加用穴位贴敷法。

药物：白术 15g，黄芪 15g，防风 9g，五倍子 10g，茯苓 10g，酸枣仁 15g。

选穴：神阙穴、关元穴、足三里穴。

方法：细研成粉末状，蜂蜜调和成药糊状或药饼状，敷贴于所选穴位，使用医用胶布固定，1次/天，一次维持4～6小时，坚持敷贴15天。

二诊：2011年4月15日。

汗出仍多，动则汗出，易外感，仍觉乏力、眩晕，纳眠好转。舌淡，苔白腻，脉细缓。

证型：气虚型 。

治则治法：益气健脾，固表止汗。

方药：党参20g，生黄芪25g，炒白术10g，炙甘草6g，陈皮6g，当归10g，大枣15g，熟地黄12g，白芍10g，煅牡蛎30g（先煎），茯苓15g，木香6g，砂仁6g（后下），远志10g，防风10g，龙骨30g（先煎）。

7剂，水煎服，分早晚温服。

三诊：2011年4月22日。

白天汗出多好转，易外感，精神好转，饮食可，眠好转。舌苔薄白，脉缓。

证型：气虚型。

治则治法：益气健脾，固表止汗。

方药：党参20g，生黄芪25g，炒白术10g，炙甘草6g，陈皮6g，当归10g，大枣15g，熟地黄12g，白芍10g，煅牡蛎10g（先煎），茯苓15g，远志10g，防风10g，浮小麦30g。

7剂，水煎服，分早晚温服。

四诊：2011年4月29日。

近来未外感，汗出明显减少，精神好转，无头晕，饮食可，眠佳。舌苔薄白，脉缓。

证型：气虚型。

治则治法：益气健脾，固表止汗。

方药：党参10g，生黄芪15g，炒白术10g，炙甘草6g，陈皮6g，当归10g，大枣15g，熟地黄12g，白芍10g，煅牡蛎10g（先煎），茯苓15g。

10剂，水煎服，分早晚温服。

五诊：2011年5月9日。

汗出正常，舌苔薄白，脉缓。

上方7剂巩固治疗。

2. 案二

原某，女，28岁，已婚。

初诊：2012年10月5日。

主诉：产后自汗6周。

现病史：患者产后6周，生产时因胎儿偏大，产程时间较长，且产后出血较多，后见涔涔汗出，不分昼夜，周身酸楚，恶风寒，易感冒，气短乏力，头晕。曾予以纠正贫血、补充维生素等治疗，现仍见汗出多，不分昼夜，但白天更甚，伴乏力、易困，无头晕，饮食可，易醒，乳汁少。舌淡苔白，脉细弱。血常规正常，甲功未见明显异常。

中医诊断：产后自汗。

证型：气血亏虚，腠理不固。

治则治法：益气补血，固表止汗。

方药：党参20g，生黄芪25g，炒白术15g，当归10g，生地黄12g，白芍10g，川芎9g，煅牡蛎30g（先煎），茯神15g，炙甘草6g，麦冬10g，五味子10g，防风10g，桑寄生15g，路路通10g，王不留行15g。

7剂，水煎服，分早晚温服。

二诊：2012年10月12日。

汗出明显减少，其他症状好转，乳汁增加。

证型：气血两虚。

治则治法：益气补血，固表止汗。

方药：继服上方。

7剂，水煎服，分早晚温服。

三诊：2012年10月19日。

所有症状消失，无明显不适，1月后随访未复发。

3. 案三

杨某，31岁，已婚。

初诊：2015年8月10日。

主诉：产后自汗3月余。

现病史：患者产后自汗3月余。既往月经规则，月经初潮12岁，经期5～7天，周期30～90天，量少，体型肥胖。结婚3年未避孕未孕，检查确诊为多囊卵巢综合征，经多方调治后于2015年4月剖宫产下一女，产后恶露40天，口服中药后方净，现月经未来潮，为哺乳期，乳汁少。自产后动辄汗出，劳累后加重，时有腰酸，饮食差，二便调，夜寐欠安。舌淡，苔白腻，脉细滑。

中医诊断：产后自汗。

证型：气虚痰阻型。

治则治法：健脾化痰，益气止汗。

方药：党参20g，生黄芪25g，炒白术15g，茯苓15g，陈皮12g，姜半夏6g，炙甘草6g，当归10g，生地黄12g，白芍10g，川芎9g，浮小麦15g，桑寄生15g，酸枣仁12g，砂仁6g（后下），路路通10g，王不留行15g。

7剂，水煎服，分早晚温服。

二诊：2015年8月17日。

出汗稍减少，腰酸明显减轻，饮食可，夜寐仍欠安，舌淡，苔白腻，脉细滑。

证型：气虚痰阻型。

治则治法：健脾化痰，益气止汗。

方药：党参20g，生黄芪25g，炒白术15g，茯苓15g，陈皮12g，姜半夏6g，炙甘草6g，当归10g，生地黄12g，白芍10g，川芎9g，浮小麦15g，桑寄生15g，酸枣仁12g，路路通10g，王不留行15g，远志10g。

7剂，水煎服，分早晚温服。

服药后未再就诊，电话随访患者诸证皆平。

四、小结

产后自汗为产后汗症的一种，属于产后较为常见的疾病类型之一，主要临床表现为白昼出汗过多，持续不止者。轻症患者身体偶感黏滞不适，出汗时或有烦躁、热感，重症者则出汗频繁，活动则出汗更为严重，且持续不止，严重影响产妇的恢复。一般轻症患者通常可自愈，重症患者则必须及时采取治疗。西医认为其发病机制与自主神经功能紊乱有关，并且并没有特效的药物及治疗方法，而中医则根据辨证论治的理论基础在治疗产后自汗中发挥了显著的优势。

邢教授认为产后自汗可归于“虚汗”范畴，气血虚弱、营卫不和为其核心病因病机。以益气养血，调和营卫，固表止汗为产后自汗的治疗大法，同时注重调理五脏，调和气血，气血和则汗自止，配合中医外治法提高疗效，发挥中医优势。

（李小叶）

第十七节　产后恶露不绝

西医学中无产后恶露不绝的论述，根据病史及其临床表现，子宫复旧不良、胎盘胎膜残留、中期妊娠引产、人工流产、药物流产后表现出恶露不尽可参考本病辨证治疗。子宫复旧是指胎儿及其附属物娩出后，子宫肌纤维的收缩与缩复作用，使子宫逐渐恢复到非孕状态，以及子宫内膜再生的过程，若子宫恢复及子宫内膜再生出现障碍则称为子宫复旧不全，子宫复旧不良时宫体肌纤维不能如期缩复和子宫内膜再生障碍，临床表现主要为血性恶露持续淋漓不净或反复间歇性血性恶露，在此基础上继发感染。产后恶露不绝是产后常见病、多发病之一，若迁延日久可直接影响到产妇的身心健康。据资料统计我国每年有 2000 余万产妇，在产后自然恢复的过程中，约有 70% 的妇女程度存在着子宫复旧不良的情况。

目前西医治疗产后恶露不绝主要包括保守治疗和手术治疗。

保守治疗包括止血、促宫缩、抗感染等，其中最主要的手段是给予缩宫素治疗加强子宫收缩，促进宫体复原，但研究表明，单纯缩宫素治疗有效率为 70%左右，治疗效果欠佳。

手术治疗即刮宫术，疑有妊娠组织物残留或胎盘附着部位复旧不全者，药物治疗无效及病情严重者采用刮宫术治疗，刮宫前做好备血、建立静脉通道及开腹手术准备，刮出物送病理检查，以明确诊断。刮宫后继续给予抗生素及子宫收缩剂。但刮宫术易对子宫内膜尚未修复的宫腔造成二次伤害，扩大创面，且操作不当易引起宫腔感染，严重者可导致子宫穿孔，加重患者的病情，临床应用受限。

一、邢维萱教授对产后恶露不绝病因病机的认识

产后血性恶露持续2周以上，仍淋漓不尽者，称“产后恶露不绝”。中医学认为，本病的发生有情志所伤、起居不慎或六淫为害等不同病因，并与患者素体及妊娠、分娩、产后的特殊生理环境有关。其病机历代医家多有论述，当代医家多以恶露之量、色、质、臭气辨别寒、热、虚、实，将本病分为气虚、血热、血瘀等不同证型。邢教授依据临证经验，总结认为本病的主要病机是由脾肾亏虚，冲任失固，气血运行失常所致。本病的病机为冲任为病，气血运行失常，主要病因可分为气虚、血瘀、血热三方面。临床上三者并不是单一存在，常相互影响、互为因果，产后气虚则无力运血，致血行不畅，瘀血滞留胞宫，形成气虚血瘀证；瘀血久留，瘀阻胞宫，蕴结化热或者产后失血伤阴，阴虚生内热，则为血热证。本病为本虚标实，虚实夹杂之证，本虚即为脾肾虚，标实即为血瘀，脾肾虚为本病的根源，血瘀即为病理基础。

1. 冲任为病，气血运行失常是本病发生的主要机制

邢教授认为冲脉起于胞中，参与五脏六腑、十二经脉气血的调匀与蓄溢，而产后妇人大伤气血，损及冲脉，冲脉受损又致气血失调，加重产后恶露不绝。任脉同起于胞中，与冲脉相会于腹部，与诸阴经相连，为“阴脉之海”。精、血、津液皆为任脉所主，产后恶露为胞宫秽血，亦由任脉所主。任脉功能紊乱，不能固摄以致新血不生，秽血越于胞外。因此，冲任失调贯穿本病的发生、发展和预后。该病主要病机为冲任受损，气血运行失常，主要病理因素为虚、瘀、热。邢教授认为冲为血海，任主胞宫，恶露为血所生，而血源于脏腑，注之于冲任，若脏腑受损，冲任不固，则导致恶露不绝。由于产后体质虚弱，正气不足，加之产时耗气失血，正气愈虚，以致冲任不固，不能摄血，或因产后胞脉空虚，寒邪乘虚入，与血相搏，瘀血内阻或胞衣残留，影响冲任，血不归经。同时气为血之帅，气虚则血瘀，故见恶露淋漓不断，或夹有血块。如《诸病源候论》指出恶露不绝由“血瘀”“虚损”所致。万全《万氏妇人科·产后恶露不止》载“产后冲任损伤，气血虚惫，旧血未尽，新血不敛，相并而下，日久不止”，亦指出本病病位在胞宫、胞脉，病机为冲任为病，气血失调。刑教

授认为，妇人妊养胞胎，需消耗阴血；分娩时用力、出汗、产伤失血及产后哺乳又加重气血之损耗。气血亏虚，冲任不固，此既为妇人产后的特殊生理状态，也是产后病多虚之病因，故世人皆曰“产后百节空虚”。若产妇肾气足则精可化气生血，脾健运则气血生化不竭，气血渐旺，血海渐充，任脉通盛而胞宫自荣，缩宫摄血而恶露可绝。若妇人平素脾胃虚弱或元气素虚，复伤于妊娠、分娩，气损血耗则脾肾之虚更甚。脾失健运则气血生化匮乏，统摄无权；肾虚则精亏血少无以化生气血濡养冲任，命门火衰，不能温煦胞宫；产妇耗伤之气血不能得到及时补养，冲任不固而致恶露不止。故本病病位虽在冲任、胞宫，变化在气血，但本在于脾肾亏虚。

2. 血瘀是产后恶露不绝的核心病机

邢教授指出产时妇人耗伤元气，气不足以行血，以致血行不畅成瘀，或产后由于体内激素水平的波动，引起情绪敏感，易肝郁气滞，影响周身气血运行而成瘀，冲任二脉气血无以运行。邢教授临证时常说标实即为血瘀。本病的临床特点为产后恶露不断，其过期不止，淋漓而出就说明离经之血内瘀胞宫。离经之血即为瘀血，是血瘀的病理产物，在瘀血形成之后，又可瘀阻胞脉而转化为致病因素。《诸病源候论·妇人产后病诸候·产后血露不尽候》云“……或新产而取风凉，皆令风冷搏于血，致使血不宣消，蓄积在内，则有时血露淋沥下不尽”。邢教授认为产后胞宫空虚，寒邪乘虚入胞，血为寒凝，瘀血内阻，冲任失畅，或胞衣残留，影响冲任，血不归经，以致恶露淋漓日久不净。《血证论》云“凡系离经之血，与荣养周身之血睽绝不合……此血在身，不能加于好血，而反阻新血之化机”，邢教授指出产后胞衣残留，瘀血停积，阻碍新血，影响冲任，血不归经，则恶露淋漓。唐容川《血证论》“凡离经之血与荣养周身之血，已睽绝而不合，此血在身，不能加于好血，而反阻新血之化机，瘀不去，则血不止，旧血不去，新血不生”，因此，产后必有瘀血内停。

二、邢维萱教授诊治产后恶露不绝经验

1. 辨证论治

调摄冲任气血，虚者补之，瘀者攻之，热者清之是产后恶露不绝治疗

原则。邢教授在总结多年经验基础上，结合妇人产后的生理、病理特点，认为本病病机离不开虚、热、瘀三方面，在立法上认为养血益气是基础，活血化瘀是关键，清热是防止本病的手段。邢教授拟定了在调摄冲任气血的基础上，虚者补之，瘀者攻之，热者清之的治疗原则，认为临床中产后恶露不绝的主要中医证型为血瘀型、气虚血瘀及血热型，其中以血瘀型最为多见。

（1）血瘀型

临床表现：产后恶露过期不止，淋漓量少，或突然量多，色暗有块，或伴小腹疼痛拒按，块下痛减。舌紫暗，或有瘀点，苔薄，脉弦涩。

证候分析：瘀血阻滞冲任，新血不得归经，则恶露过期不止，淋漓量少，或突然量多，色暗有块；瘀血内阻，"不通则痛"，故小腹疼痛拒按；块下瘀滞稍通，故使痛减；舌紫暗，或有瘀点，脉弦涩，苔薄，为瘀血阻滞之象。

治则治法：活血化瘀。

常用经验方药：当归 24g，川芎 9g，桃仁 12g，炮姜 9g，炙甘草 6g，炒蒲黄 15g（包煎），五灵脂 15g（包煎），益母草 30g。

邢教授此方以生化汤合失笑散组成。清代妇科大师傅青主治产后病多以生化汤为主，取其祛瘀生新之性，邢教授其方行中有补，能生能化。方中重用当归为君，取其辛香走窜、甘温而润之长，既能活血祛瘀，又可生化新血。川芎辛温行血中之气，入活血队中能行血散瘀，入补血剂内使补而不滞，配入本方重在活血逐瘀；桃仁苦平，能逐瘀镇痛，三味合用，以通为主，取其活血行气，祛瘀生新。另加炮姜入血分温经散寒以止痛，用于产后温化以扶正，温阳以通脉，温经有助行血；益母草具有活血化瘀、调经、收缩子宫之功效，辛开苦降，入心、肝经，被称为"妇科经产要药"，为产后良药。使以甘草调和诸药，缓急补中。失笑散中的蒲黄和五灵脂可行瘀散结、止痛止血。两组方剂并用，可促进子宫排泄和对于异物的吸收，修复子宫损伤，同时可养血、活血、化瘀止痛、补血扶正，全方直入血分，有通有补，以通为主；有生有化，以化为要；用于血瘀型产后恶露不绝，最为相宜。

邢教授治疗血瘀型产后恶露不绝喜化瘀生新，分期论治。如《妇人大全良方》云："产后以去败血为先。血滞不快，乃成诸病。夫产后元气既亏，营运失度，不免瘀血停留，治法必先逐瘀，瘀消然后进补。”体现了先祛瘀、后进补，分期论治的思想。针对此类病人，邢教授分瘀停期和复原期分期论治。瘀停期即超声提示宫腔残留组织阶段，此期予血竭 10g，三七 3g（冲服），蒲黄 15g（包煎），五灵脂 15g（包煎），没药 10g 等，以消瘀止痛之品，荡涤胞宫。

（2）气虚血瘀型

临床表现：产后恶露过期不止，量时多时少，色暗红或淡红，偶夹小血块，无臭味，伴小腹隐痛，面色㿠白，气短懒言，神疲乏力，失眠多梦。舌暗淡，苔白，脉沉涩。

证候分析：产后气虚统摄无权，瘀血阻滞冲任，冲任不固，则恶露过期不止，血量时多时少；血不养心，心失所养则失眠多梦；气虚中阳不振，则神疲乏力，气短懒言；中气不足，则小腹隐痛，气虚清阳不升，则面色㿠白；舌暗淡，苔白，脉沉涩，均为气虚血瘀之象。

治则治法：补气活血，化瘀止血。

常用经验方药：党参 20g，黄芪 20g，益母草 30g，当归 10g，桃仁 10g，炙甘草 6g，白术 15g，升麻 10g，川芎 10g，炮姜 10g，马齿苋 30g。

邢教授此方予生化汤合补中益气汤为基本方化裁治疗。生化汤是家喻户晓的产后代表方，《成方便读》张秉承曰“夫产后气血大虚，固当培补，然有败血不去，则新血亦无由而生……生化汤方中当归养血，甘草补中，川芎理血中之气，桃仁行血中之瘀，炮姜色黑入营，助归草以生新，佐芎桃而化旧”。补中益气汤为李东垣《脾胃论》的代表方剂，脾胃为后天之本，气血化生之源，而人之五脏六腑、四肢百骸皆赖精血濡养，历代医家都非常重视脾胃在人体的作用，李东垣认为“内伤脾胃，百病由生”。补中益气汤中人参、黄芪益气，白术、甘草健脾，当归补血，陈皮理气，升麻、柴胡升阳，治疗产后恶露不绝，就是顺脾之特性，补脾益气，升阳调中，摄血归经，使脾气健运，升降有序，恶露自出而血止。二方合用化裁共奏益气养血、化瘀止血之效，使祛瘀而不伤血，补血而不留瘀。

（3）血热型

临床表现：产后恶露过期不止，量较多，色鲜红，质黏稠，口燥咽干，面色潮红，舌红，苔少，脉细数无力。

证候分析：产后营阴耗损，虚热内生，或气郁化热，或感热邪，热扰冲任，迫血妄行，故恶露过期不止，量较多；阴虚热灼，则血色鲜红，质黏稠；虚热上浮，故面色潮红；阴液不足，则口燥咽干；舌红，苔少，脉细数无力，为阴虚内热之征。

治则治法：养阴清热，凉血止血。

常用经验方药：生地黄 20g，熟地黄 20g，黄芩 10g，黄柏 6g，白芍 10g，炒山药 10g，续断 10g，甘草 6g，炒蒲黄 10g（包煎），五灵脂 10g（包煎），益母草 15g，女贞子 10g，墨旱莲 10g，马齿苋 30g。

邢教授认为产后恶露不止，若因血热者，宜保阴煎。血热证型产后恶露不绝者，虽因热迫血行，但又因产后阴血耗伤，均易致阴血偏虚，阳气偏亢，不宜过用寒凉，治疗予保阴煎养阴清热，凉血止血。保阴煎中黄芩、黄柏、生地黄清热凉血，熟地黄、白芍养血敛阴，山药、续断补肾固冲，甘草调和诸药。全方共奏清热凉血、固冲止血之效。在此方基础上加入炒蒲黄、益母草、五灵脂，可以起到祛瘀生新、活血止血的作用。经现代药理研究证实，此三味药能使子宫紧张度与收缩力增强，收缩频率加快，促使宫腔残留物排出，其中蒲黄还可缩短凝血时间。女贞子、墨旱莲滋补肝肾之阴，配伍马齿苋可清热解毒，凉血止血。三药既可凉血止血，又能清瘀久所化之热。

2. 补肾健脾，益气固冲

邢教授认为冲任之本在于肾，肾气亏虚，封藏失职；脾为后天之本，主中气而统血，脾气虚弱，统摄无权，均可致冲任不固，恶露不绝。《景岳全书》论："有形之血不能速生，无形之气需当速固。"对于气虚型产后恶露不绝，邢老治以补肾健脾，益气固冲，重用党参、黄芪补中益气，参芪每用至 30g 或更多；熟地黄 15g，枸杞子 10g，狗脊 10g，续断 10g，以补肾养血；阳春砂 6g，行气调中；白芍 15g，养血止血；仙鹤草 15g，以补虚止血。对于合并产后出血等导致气虚较重的产妇，邢教授喜用小野山参 3g，隔日 1 次，隔水炖服（小野山参指重量不足 5g，年份不满 20 年的野山参，价廉效佳）。

3. 以人为本，顾护周全，衷中参西，融会贯通

邢老临证以人为本，常告诫吾辈，因产妇处于产后这一特殊的生理阶段，在治疗恶露不绝的同时，应望闻问切、明察秋毫。邢老在接诊产后恶露不绝的病人时，强调完整、规范的体格检查，根据病人情况，完善HCG，血常规、血C反应蛋白、凝血功能、宫颈分泌物培养、子宫附件B超等检查。如果发现切口愈合不良、宫颈疾病、妊娠滋养细胞疾病等，及时转诊至妇产科病房，中西医结合治疗，以免贻误病机。

4. 根据临床症状不同，邢教授常随症加减

产后缺乳者，常在方中加入鹿角片10g，通草6g，路路通10g，王不留行10g；产后腹痛者，常在方中加入没药、延胡索各15g；产后夜寐不安者，常在方中加入合欢皮15g，酸枣仁30g；产后汗出者，常在方中加入浮小麦、麻黄根各10g。邢老遣方用药的同时，也密切关注产妇精神状态、居室环境、家庭氛围、饮食搭配、户外活动等，指导产妇健康、科学地调养作息。

三、临证案例

1. 案一

丁某，女，27岁，已婚。

初诊：2017年2月8日。

主诉：药物流产后阴道出血淋漓不尽20+天。

现病史：患者1月11日妇科彩超示胚胎停育，遵医嘱口服米非司酮加米索前列醇，见绒毛组织排出，药物流产后20+天，症见阴道出血淋漓不尽，量时多时少，血色暗而红，伴血块，小腹疼痛拒按，块下而痛减，舌边有瘀点，脉涩而弦。彩超示宫腔探及1.8 cm×1.1 cm偏强回声，生化、血常规检查提示轻度贫血，其余未见明显异常。

西医诊断：子宫复旧不良。

中医诊断：产后恶露不绝。

证型：血瘀型。

治则治法：活血化瘀，引血归经。

方药：当归 15g，川芎 12g，桃仁 10g，益母草 30g，生蒲黄 15g（包煎），五灵脂 15g（包煎），炮姜 5g，炙甘草 6g。

6 剂，水煎服，日 1 剂。

二诊：2017 年 2 月 14 日。

患者服用 6 剂后，阴道流血明显减少，自觉全身乏力，舌边有瘀点，脉涩而弦。

证型：血瘀型。

治则治法：活血化瘀，引血归经。

方药：当归 15g，川芎 12g，桃仁 10g，益母草 30g，黄芪 18g，生蒲黄 15g（包煎），五灵脂 15g（包煎），党参 15g，炙甘草 6g。

5 剂，水煎服，日 1 剂。

三诊：2017 年 2 月 19 日

患者自诉症状消失。复查子宫 B 超，未见明显异常。

2. 案二

患者张某，女，26 岁，已婚。

初诊：2016 年 11 月 15 日。

主诉：小产后，阴道出血淋漓不尽 1 月余。

现病史：意外小产后，阴道流血淋漓不断一月，有块较少，色暗，腰酸乏力，时有小腹痛，气短懒言，面色㿠白，饮食差。舌淡白有瘀点，苔薄白，脉弱。彩超示子宫内膜有 2 cm×3.2 cm 不均质回声。西医建议刮宫治疗，患者惧怕疼痛，前来就诊。给予中药治疗。

西医诊断：子宫复旧不良。

中医诊断：产后恶露不绝。

证型：气虚血瘀。

治法：补气活血，祛瘀生新。

方药：党参 20g，黄芪 20g，益母草 30g，当归 10g，桃仁 10g，炙甘草 6g，白术 15g，升麻 10g，川芎 10g，炮姜 10g，马齿苋 30g。

7 剂，水煎服，日 2 次，早晚分服。

二诊：2016 年 11 月 22 日。

患者诉服第 1 剂药后，阴道流血增多，排出一肉样物后，阴道流血即止，但仍感全身乏力，心悸，小腹隐痛。

证型：气虚血瘀。

治法：补气活血，祛瘀生新。

方药：党参 20g，黄芪 20g，益母草 30g，当归 10g，桃仁 10g，炙甘草 6g，白术 15g，川芎 10g，炮姜 10g，大血藤 15g，泽兰 15g，续断 15g。

7 剂，水煎服，日 2 次，早晚分服。

三诊：2016 年 11 月 29 日。

患者服药物后恶露逐渐减少，基本干净，彩超复查，瘀块消失。

3. 案三

任某，女，26 岁，已婚。

初诊：2003 年 11 月 15 日。

主诉：剖宫产术后 3 月恶露持续未净。

现病史:2003 年 8 月因“胎儿宫内窘迫”行剖宫产术，手术过程顺利，术中并无异常不适，术后 3 个月后仍旧恶露持续未净，其色鲜红，质黏稠，口燥咽干，舌质红且苔少，脉细数无力。患者行多次 B 超检查示宫腔探及 3 cm×2 cm 偏强回声。

中医诊断：产后恶露不绝。

证型：血热型。

治则治法：养阴清热，凉血止血。

方药：生地黄 20g，熟地黄 20g，黄芩 10g，黄柏 6g，白芍 10g，炒山药 10g，续断 10g，甘草 6g，炒蒲黄 10g（包煎），五灵脂 10g（包煎），益母草 15g，女贞子 10g，墨旱莲 10g，马齿苋 30g。

6 剂，水煎服，日 2 次，早晚分服。

二诊：2003 年 11 月 21 日。

6 剂后阴道出血基本上停止。

上方去马齿苋、墨旱莲，加炙红藤 20g，牡丹皮 10g。再以 5 剂，患者好转，复查 B 超示子宫内膜回声均质，未见明显异常回声。

四、小结

产后恶露不绝指产后血性恶露持续2周以上仍淋漓不净者，相当于现代医学的“晚期产后出血”。产后恶露不绝是产后一种常见病、多发病，现代医学认为产后恶露不止易引起产后感染、产褥期腹痛、盆腔炎、子宫内膜炎、子宫腔粘连，甚则引发继发性不孕等疾病。该病若迁延日久则会直接使产妇的身心健康和生活质量受到影响，且可影响婴幼儿的生长和发育。有不少临床报道显示，中医药在治疗产后恶露不绝方面具独特优势。邢教授临床经验丰富，认为产后恶露不绝为本虚标实之证，其中标实为血瘀，本虚为脾肾虚。治病求本，谨守病机，对证论治，以人为本，顾护周全，衷中参西，融会贯通，均列为辨治纲要，总的治疗原则为虚则补之，热则清之，瘀则化之，随症辨证，正确施治，并以补肾健脾，益气固冲，化瘀生新，分期论治为特色，临床获效颇佳。邢教授认为产后妇女患本病得到及时治疗，多能治愈，瘀血可祛；若迁延日久，阴血亏竭，可致贫血，或产后感染，子宫内膜脱落不完整，会引起痛经。临证用药，虚者勿补太过，以防留瘀；瘀者勿破太甚，以免动血伤血；热者不宜勿苦寒，以免伤正。妇人产后可因失血过多致阴虚发热，在用药上应避免燥类药、苦寒药，以防燥药耗气动血，苦寒药损伤脾胃，变生他病。在临床诊疗时，应同时结合现代诊断仪器，如B超、人绒毛膜促性腺激素检测等，综合评估患者情况。若胞衣久不下而恶露淋漓者，药物治疗效果不显，应考虑清宫术，以免继发感染。

（周 洁）

第十八节　产后身痛

对于产后身痛，西医尚无对应诊断，西医认为产后身痛是一类自限性疾病，在产褥期间导致骨盆、腰背、关节处疼痛，并于产后一段时间可自行恢复。产后身痛目前尚无有效的根治方法，在专业领域也缺乏深入研究。对于产后身痛的病因病机尚无公认的学说，多数学者认为其发生可能与激素水平变化、免疫功能、血钙及骨钙缺失、血液循环障碍等因素相关。产后身痛为妇女产褥期内最常见的疾病之一，以春冬严寒季节分娩者多见，具有缓慢进展、突然发病和阵发性加剧的特点。临床表现轻重不一，以肢体或关节症状为主，大部分患者经及时治疗后多可痊愈或好转，若不及时调治则病情缠绵、反复发作，天气转寒或劳累等后加重，严重困扰妇女的健康与情绪，影响妇女的生活与工作，不利于家庭与社会和谐。

因产后身痛病的病因病理机制不明，西医对于产后身痛并无针对性治疗药物，仅以对症止痛为主。

糖皮质激素：此类药物具有免疫抑制及广谱抗炎作用。疾病初期，糖皮质激素可缓解炎性反应并可减轻水肿，为治疗产后身痛的常用药。此类药物虽可明显控制病情，但长期使用易出现代谢异常等多种不良反应，甚者导致关节病情恶化，且停药后极易复发，病情易反弹，并易造成机体内分泌功能紊乱，甚至产生更严重的危害。

非甾体抗炎药：此类药物通过抑制前列腺素的合成而迅速产生抗炎止痛作用。对本病而言，仅对缓解疼痛有较好的效果，但不能从根本上治疗本病或改变病程。

一、邢维萱教授对产后身痛病因病机的认识

产后身痛是指产褥期内出现肢体或关节酸楚、疼痛、麻木、重着，日久不愈，延续至产褥期以后者，产后身痛又称“产后遍身疼痛”“产后关节痛”“产后痹证”“产后痛风”，俗称“产后风”。

产后身痛的病因较复杂，历代医家强调本病发病根本为产后血虚。邢教授认为，产后身痛系本虚标实之证，其本在于气血亏虚，不能濡养经脉关节，不荣则痛；其标为风、寒、湿、瘀，阻滞脉络，导致气血运行不畅，不通则痛。本病的发生是以气血亏虚为本，风寒湿邪瘀结为标，本虚标实，虚实夹杂。邢教授认为产后气血亏虚为本病的主要内因，邪气乘虚侵袭为发病的外因。本病病机关键点为气血不足、营卫失和、筋骨失养，这也是产后身痛发生与转归的关键因素，病理性质以虚为本，兼有风、寒、湿邪痹阻筋脉。因此，邢教授结合多年临床经验，将本病发病机制可分为以下三种情况：

1. 气血亏虚是产后身痛发病的本质

邢教授认为气和血相互依存滋生，气为血之帅，血为气之母，血依赖气机运动，进而周流全身，“营养五脏，洒陈六腑”，维持经络、脏腑的生理机能。《素问·调经论》认为“血气不和，百病乃变化而生”，邢教授认为孕期气血下注胞宫以养胎，因产时、产后多出血，由于失血、耗力，气随血脱，气血两虚，气虚则表卫不固，血虚则筋脉失养，不荣则痛，而致肢体酸楚、麻木、疼痛，故气血亏虚为产后身痛发病的本质。《傅青主女科》提及“产后百节开张，血脉流散，气弱则经络间血多阻滞，累日不散，则筋牵脉引，骨节不利，故腰背不能转侧，手足不能动履”，故气血亏虚是产后身痛发病的本质因素。

2. 瘀血阻络为产后身痛发病的关键

邢教授认为产妇因分娩损伤脉络，血不循常道，离经而成瘀血；或因产后虚弱，感受寒邪，寒凝为瘀，产时亡血伤津，阴虚血热，感受热邪，炼液伤津，血液浓缩，发展为瘀，或情志不畅，气滞血瘀，或气虚无力推动血行脉道，血液停聚为瘀，均可导致瘀血内停，阻碍气血运行，使得脏

腑经络不能调达，脉络、关节失去濡养，不通则痛。《叶天士女科》指出“产后遍身疼痛，因气血走动，升降失常，留滞于肢节间，筋脉引急，或手足拘挛不能屈伸，故遍身肢节走痛……若瘀血不尽，流于遍身，则肢节作痛”，故瘀血在本病发展中起关键致病作用。

3. 风寒湿邪外侵是产后身痛发病的外在条件

邢教授认为产后元气亏损，血室正开，腠理疏松，即“产后百节空虚”，若起居不慎，感受风寒湿邪，阻碍气血运行，营卫失调，稽留关节、肢体，四肢百骸失养，则出现肢体不利，关节麻木。风为阳邪，善行数变，其性轻扬，游走不定，风邪偏盛，则痛无定处；寒性收敛，为阴邪，痛势较重，痛有定处；湿亦为阴邪，其性濡渍黏腻，麻木重着，病程缠绵不易愈，且易从热化，出现关节肿胀、发热。《黄帝内经》云“风寒湿三气杂至，而为痹”，邢教授认为产后气血亏虚，营卫失和，肺卫失固，腠理开和不利，易受风寒湿邪侵袭，致正气亏虚。“邪之所凑，其气必虚”，经络闭阻，不通则痛，故风寒湿邪外侵是产后身痛发病的外在条件。

二、邢维萱教授诊治产后身痛经验

1. 辨证论治

邢教授认为产后身痛为妇人产后气损血耗所致，而兼外感风、寒、湿、瘀，在治疗上多从养血益气补肾、活血通络入手，养血之中，佐以理气通络之品以标本通治，祛邪之时，当配养血补虚之药以助祛邪而不伤正。中医治疗产后身痛多以养血补气药为主，常配伍祛风止痛药、祛风湿药、活血通络药等。邢教授认为临证治疗此病当以扶正祛邪、标本兼顾、勿过发散为原则，故选用益气养血、补肾填精、活血通络、祛风止痛之品。临证以养血益气补肾，活血通络，祛风散寒除湿止痛为产后身痛治疗大法。

（1）气血亏虚型

临床表现：产后遍身关节疼痛，肢体酸楚、麻木，头晕心悸。舌淡，苔薄白，脉细无力。

证候分析：因产后失血过多，百骸空虚，血虚筋脉失养，则遍身关节疼痛，肢体酸楚、麻木，血虚不能上濡于面，则头晕；血虚心失所养，则心悸；舌淡，苔薄白，脉细无力均为血虚之象。

治则治法：补血益气，温经通络。

常用经验方药：党参30g，熟地黄20g，黄芪30g，白芍15g，桂枝10g，当归15g，桑寄生15g，络石藤12g，鸡血藤30g，秦艽10g，杜仲12g，丹参10g，川芎10g，防己10g，阿胶珠10g（烊化），炙甘草6g。

邢教授此方用黄芪桂枝五物汤合四物汤补血益气，并配活血通络之品组方而成。黄芪桂枝五物汤具有益气温经、和营通痹的作用，传统用于营卫虚弱之血痹。方中黄芪大补脾肺之气，固表实卫，外可扶正御邪，内可和营止汗，为治肌肤麻木之要药，为君药。桂枝发散风寒，温经通痹，助黄芪温阳强卫。黄芪得桂枝，则固表而不留邪；桂枝得黄芪，则邪散而不伤正，且使温通之力大增。芍药养血和血，益阴敛营，与桂枝相配，调和营卫，共为臣药。党参性味甘平，善健运中气、鼓舞清阳；黄芪味甘微温，善于补益脾气、升举中阳，两者伍用增升举中阳之效。熟地黄入肝肾经，长于补血滋阴，为补血要药；当归甘温，亦为补血良药；阿胶珠味甘性平，为补血之佳品；又有桑寄生，甘平质润，补益肝肾，复加杜仲，性味平和，补益肝肾，增其效；各药配伍能增强养血益气的作用。川芎辛香温通、功善活血行气，丹参味苦微寒、功善活血通脉，两药同用既活血通脉，又行气止痛；鸡血藤甘补温通、活血补血，与补血药及活血通经药合用，既可增强活血养血功效，又能舒筋活络，正对产后身痛筋脉不利、风湿痹痛之症；防己性味辛、苦寒，具有祛风止痛的功效，可以用于治疗风寒湿痹；秦艽性味辛平，有祛风湿，清湿热，止痹痛之效；络石藤味苦微寒，善走静脉，通达肢节，可祛风湿。诸药合用共奏补血益气、温经通络之效。

（2）肾虚证

临床表现：产后腰膝、足跟疼痛，艰于俯仰，头晕耳鸣，夜尿多。舌淡暗，苔薄，脉沉细弦。

证候分析：腰为肾之外府，膝属肾，足跟为肾经所过，素体肾虚，因产伤肾气，耗伤精血，肾之精血亏虚，失于濡养，故腰膝、足跟疼痛；头晕耳鸣，夜尿多，舌淡暗，苔薄，脉沉细弦均为肾虚之征。

治则治法：补肾填精，强腰壮骨。

常用经验方药：杜仲 15g，桑寄生 15g，续断 15g，防风 10g，独活 10g，山茱萸 15g，秦艽 15g，生姜 6g，肉桂 10g，炙甘草 6g。

邢教授方中杜仲、桑寄生、续断补肾强腰，壮筋骨；防风、独活祛风湿止痛；山茱萸补益肝肾；秦艽祛风湿，疏筋络；生姜、肉桂温经散寒；炙甘草调和诸药。全方可奏补肾填精、强腰止痛之效。

（3）外感证

临床表现：产后遍身疼痛，项背不舒，关节不利，或痛处游走不定，或冷痛剧烈，恶风畏寒，或关节肿胀、重着，或肢体麻木。舌淡，苔薄白，脉浮紧。

证候分析：产后失血耗气，腠理不密，百骸空虚，摄生不慎，风、寒、湿邪乘虚内侵，稽留于肌肤、经络、关节之间，阻痹气血运行则遍身疼痛，项背不舒，关节不利；风邪偏盛者，则其痛处游走无定；寒邪偏盛者，则冷痛剧烈，恶风畏寒；湿邪偏盛者，则关节肿胀重着；邪阻经脉，血行不畅，肢体失养，则肢体麻木；舌淡，苔薄白，脉浮紧，为外感邪气之征。

治则治法：养血祛风，散寒除湿。

常用经验方药：独活 15g，桑寄生 20g，杜仲 20g，牛膝 15g，秦艽 12g，茯苓 15g，桂枝 12g，防风 15g，川芎 10g，熟地黄 15g，芍药 10g，当归 10g，甘草 5g。

邢教授此方以独活寄生汤加减而成，该方由唐代著名医家孙思邈所创，为临床治疗风寒湿痹的名方，具有益肝肾、补气血、祛风湿、止痹痛之功效，多用于治疗痹证正虚邪实者，《三因极一病证方论》论其最治节风，也可治疗腰背痛，《医方考》中阐述了在肾气不足的基础上腰膝等关节受肝脾之气侵袭而发生疼痛、活动不利、麻痹冰冷、虚弱无力等症状。邢教授此方具有祛风湿、止痹痛之效，全方由独活、桑寄生、杜仲、牛膝等药物组成。其中独活除风寒之痹痛，为君药，作用于下焦大肠膀胱等处，祛湿之效最佳。邢教授认为桂枝温里散寒，对受寒的经脉有温通之效，因气血运行有遇寒则凝、遇温则散的特点，故桂枝疗效显著；防风、秦艽舒筋络、祛风湿、流利关节，《本草正义》中论述了防风是祛风之药中疗效显著者，可以治疗外感风邪、肢体关节疼痛、风邪深入且病情严重者；三药同为臣药，共助君药祛风止痛之效。桑寄生、牛膝、杜仲强筋健骨，使骨髓充盈，骨骼坚固，肌肉致密而风湿之邪不可长驱直入，《神农本草经》中记载杜仲有提高肝肾功能，增强记忆力，补气健脾和治疗腰背疼痛的作用，李时珍说牛膝入肝肾二经，因炮制方法不同则功效有所不同，酒制则引药上行，增强补肝肾的作用，生用可去除宫腔内残余血液。当归、芍药、熟地黄、川芎养血活血，《本草征要》提到秦艽的功效在于养血，使产后亏虚的气血得以补充，内风不能生，外风也不能内侵，且有退热散风、舒筋活络之效；茯苓健脾，为佐药，使气血生化有源。甘草为使药，长于温补，有调和诸药之力。

2. 注重兼证，调畅情志

邢教授认为产后身痛的发生涉及多方面，临床除治疗本病外，还注重治疗兼证，兼证若不及时治疗，可加重产后身痛症状，反之产后身痛不得治，则使兼证更重，二者相互影响。邢教授认为，产妇因其特殊生理，多见气血虚弱，不能荣养心神，加之现代人生活压力大，产后劳累，易出现情志失常，肝郁气滞，影响脏腑功能，导致本病发生。临床上主张身心同治，耐心倾听患者诉说病情，给予心理安慰的同时，用药加以柴胡、郁金等宽胸行气、除烦之品。中药与心理安慰同行，可取得较好疗效。

产后身痛病程长、疾病迁延难愈，症状反复发作，根据不同时期临床症状不同，邢教授常随症加减：若失眠者，加远志 10g，酸枣仁 30g，宁心安神；食欲欠佳者，加陈皮 12g，苍术 15g，除湿健脾、助食欲；产后自汗、盗汗，加用玉屏风散以及地骨皮 10g，以固表敛汗；若产后小便不通者，加车前子 10g，通草 6g，利水通淋；若便秘者加火麻仁 10g，熟地黄 15g，润肠通便；若乳汁不通、乳胀者，加路路通 10g，荔枝核 15g，王不留行 10g，理气通乳，另嘱食用黄豆猪脚汤之类下乳汤品。

3. 产后身痛中医外治疗法

产后身痛病程缠绵、日久难愈，又鉴于产后特殊生理特点和心理特点，单纯内治，效力尚显单薄，无法尽快缓解症状。邢教授遵循中医辨证论治和整体观念两大精髓，充分发挥外治法对病变局部快速起效的优势，根据病情的严重程度和患者耐受性，将中医辨证论治内治法和以手法为主的外治法相结合，内外结合、多措并举，才能使疼痛、酸楚、麻木等不适感觉迅速得到改善。

（1）熏蒸热敷

熏蒸热敷通过加热中药，对病变局部温热渗透，加速患部气血运行，缓解患处疼痛、麻木，对改善肌肉、关节的功能活动有较强的作用。

常用方药：艾叶 30g，苏木 10g，川草乌 10g，伸筋草 15g，透骨草 30g，红花 15g，川椒 10g，细辛 10g，乳香 10g，没药 10g。

操作方法：上药浓煎一剂 200mL 倒入熏蒸床，药液与水的比例为 1∶3，将药汁放入浴箱加热，待温度达到 95℃时，舱内温度为 38℃，嘱患者进入舱内，蒸汽对准疼痛部位，进行熏蒸，每次 30 分钟，每天 1 次，持续熏蒸 5 天为一个疗程，共治疗 2 个疗程。

注意事项：熏蒸热敷的温度一定要适宜，一是避免温度过高，患者发汗太多加重伤津，二是避免皮肤烫伤。熏蒸前后患者应注意防寒保暖，避免再次受凉受风。

（2）艾灸

艾灸可平衡阴阳、疏通气血，缓解产后身痛多种症状。邢教授临床应用艾灸治疗产后身痛疗效显著，可明显缓解患者局部酸楚，改善患者失眠等不适。

选穴：主要选用脾俞、肾俞、膈俞、肝俞、三阴交、足三里、关元等腧穴。根据疼痛部位的不同，在局部选取相应腧穴，以加强疗效。如手足关节疼痛者加用内庭、太冲、中渚、合谷、后溪、申脉等；肘膝关节疼痛者加用曲池、手三里、犊鼻、血海、梁丘、委中等；颈肩关节疼痛者加用大杼、风池、风府等；腰髋关节疼痛者加用腰阳关、命门等。

操作方法：根据患者病情，选取卧位或坐位，采用雷火灸法治疗，将 1 /4 根艾条点燃后，插入灸架的顶孔内，对准体表穴位施灸，并用灸架两端的系带固定于体表，施救完毕后将剩余艾条插入灭火管中。每天 1 次，15 天为 1 个疗程。

注意事项：整个艾灸过程中最忌讳喝冷水、吃冷饭，要注意防寒保暖，避免再次受凉受风；艾灸前最好喝一杯温水，高于体温的最好；艾灸后最好补充一杯热水，60℃左右为宜；一个穴位艾灸完毕，要轻轻地拍打或按揉穴位及周边位置，这叫封穴，封穴完毕以后要用衣物遮盖住艾灸部位。

三、临证案例

1. 案一

郑某，女，37 岁。

初诊：2017 年 6 月 5 日。

主诉：产后身痛 7 年，加重半年。

现病史：顺产一胎 7 岁，10 余年前人流 1 次。追问病史，患者诉足月顺产，无产时、产后大出血，恶露自净。但贪空调凉风，产后三四月即开始出现头颈、肩背、手臂等多处不适，时有麻木重着感，伴乏力汗出。未予重视，后上述症状自行缓解，冬日偶有发作。近半年患者自觉全身多处疼痛酸楚，关节疼痛，尤其腰背部、双膝明显，畏风怕冷，乏力神疲，自觉喉中有痰。既往有乳腺增生病史。夜寐可，胃纳一般，二便调。月经周期尚规律，30 日一行，量中等，色偏暗，夹小血块，第 1 日小腹隐痛不舒，6 日净。LMP 2017 年 6 月 1 日。舌质红，苔薄，脉细沉。辅助检查抗“O”、血沉、类风湿因子、X 线片均正常。

中医诊断：产后身痛。

证型：气血两虚，风寒阻络。

治则治法：益气养血，祛风通络，温经散寒 。

方药：炙黄芪 15g，酒当归 15g，炒白芍 15g，炒白术 15g，桑寄生 15g，大枣 15g，茯苓 10g，独活 10g，秦艽 10g，威灵仙 10g，香附 10g，陈皮 10g，菟丝子 10g，炒杜仲 10g，炙甘草 10g，大血藤 30g，鸡血藤 30g，淫羊藿 30g，桂枝 6g。

7 剂，水煎，日 1 剂，中晚饭后半小时各温服 200mL。

二诊：2017 年 6 月 12 日。

药后全身疼痛酸楚较前缓解，但仍关节酸痛，遇风受冷则加重，神疲乏力。舌略胖，苔薄白，脉细沉。

证型：气血两虚，风寒阻络。

治则治法：益气养血，祛风通络，温经散寒。

方药：炙黄芪15g，酒当归15g，炒白芍15g，炒白术30g，桑寄生15g，细辛3g，茯苓10g，独活10g，秦艽10g，威灵仙10g，干姜10g，陈皮10g，蜜炙麻黄5g，炒杜仲10g，炙甘草10g，大血藤30g，鸡血藤30g，淫羊藿30g，桂枝6g。

14剂，水煎，日1剂，中晚饭后半小时各温服200mL。

三诊：2017年6月26日。

诉身痛重着症状明显缓解，畏风乏力减轻，现月经将至，乳胀不舒，腰酸。舌同前，脉略弦。

证型：气血两虚，风寒阻络。

治则治法：益气养血，祛风通络，温经散寒。

方药：炙黄芪15g，酒当归15g，炒白芍15g，续断15g，路路通15g，炒蒲黄15g（包煎），香附10g，炒牛膝10g，炒杜仲10g，王不留行10g，益母草10g，泽兰10g，桃仁10g，丝瓜络10g，大血藤30g，鸡血藤30g，淫羊藿30g，炒川芎6g，红花6g，乌药5g。

7剂，水煎服，日2次，早晚分服。

患者服上方7剂后诸症基本消失，自行抄方7剂后诸症皆无。6个月后电话随访疼痛未复发。

2.案二

张某，女，31岁，教师。

初诊：2019年9月28日。

主诉：产后身痛1月余。

现病史：2019年2月于我院顺产一女婴，1个月前因外出受凉后随即出现全身关节疼痛、麻木，尤以双上肢关节为甚，偶有盗汗，因顾虑哺乳未服药物。1周前关节疼痛、麻木逐渐加重，肩、肘关节疼痛剧烈，近日经针灸推拿治疗，效果不佳，经他人介绍，遂来我院门诊就诊。现症见四肢关节疼痛、麻木，肩、肘关节疼痛剧烈，恶风怕冷，汗多，易乏力，面色淡白，睡眠欠佳，二便、饮食可，舌淡苔白，脉细无力。实验室检查血常规、血沉、类风湿因子均无异常，2019年8月他院检查影像学MRI无异常。

中医诊断：产后身痛。

证型：血虚。

治则治法：补血益气，通络止痛。

方药：黄芪 35g，桂枝 9g，白芍 12g，党参 15g，炒白术 18g，熟地黄 15g，赤芍 15g，鸡血藤 30g，当归 15g，陈皮 6g，桑寄生 15g，菟丝子 30g，羌活 6g，荆芥 6g（后下），防风 8g，炙甘草 6g，大枣 5 枚。

14 剂，每天 1 剂，水煎，分 2 次服。

嘱患者注意保暖，避风寒，并告知患者此病预后良好，嘱情绪放松。

二诊：2019 年 9 月 12 日。

患者自诉连服 14 剂后上述症状基本消失。

证型：血虚。

治则治法：补血益气，通络止痛。

方药：黄芪 35g，桂枝 9g，白芍 12g，党参 15g，炒白术 18g，熟地黄 15g，赤芍 15g，鸡血藤 30g，当归 15g，陈皮 6g，桑寄生 15g，菟丝子 30g，羌活 6g，荆芥 6g（后下），防风 8g，炙甘草 6g，大枣 5 枚。

7 剂，每天 1 剂，水煎，分 2 次服。

3. 案三

陈某，女，34 岁，护士。

初诊：1978 年 1 月 18 日。

现病史：患者产后 41 天，受风寒后肩关节酸楚疼痛，活动受限，乏力，大便干结，舌苔薄，脉细数。辅助检查抗“O”、血沉、类风湿因子、X 线片均正常。

中医诊断：产后身痛。

证型：外感。

治则治法：祛风散寒，平肝化湿，通络止痛，佐以清热。

方药：独活 9g，羌活 9g，川芎 4.5g，当归 9g，桑枝 12g，丝瓜络 9g，姜黄 9g，络石藤 9g，桂枝 9g，茺蔚子 9g，海风藤 9g，丹参 9g，龙齿 12g（先煎），防己 9g，威灵仙 9g，白蒺藜 9g。

14 剂，每天 1 剂，水煎，分 2 次服。

再配以艾灸，气海、关元、三阴交、足三里。这些穴位均为保健要穴，可补气固肾、养血健脾。

每天1次，每次30分钟，15天为1个疗程。

二诊：1978年2月1日。

肩臂酸痛较前减轻，仍有肌肉麻木，苔薄边有齿痕，脉细数。

证型：外感。

治则治法：祛风散寒，平肝化湿，通络止痛，佐以清热。

方药：独活9g，羌活9g，川芎4.5g，当归9g，桑枝12g，丝瓜络9g，姜黄9g，络石藤9g，桂枝9g，茺蔚子9g，海风藤9g，丹参9g，龙齿12g（先煎），防己9g，威灵仙9g，白蒺藜9g，橘叶9g，橘络9g，桂枝9g，秦艽4.5g，五加皮6g，木瓜6g，黄芪9g，炒白术15g。

14剂，水煎服，日2次，早晚分服。

三诊：1978年2月16日。

患者诸症均较前缓解，易疲劳，脉细数，苔薄质淡。

证型：外感。

治则治法：祛风散寒，平肝化湿，通络止痛，佐以清热。

方药：当归9g，桑枝12g，海风藤12g，五加皮12g，羌活9g，独活9g，黄芪9g，秦艽9g，橘叶9g，橘核9g，威灵仙9g，白芥子9g，橘核9g，仙半夏9g，党参9g，补骨脂9g。

14剂，水煎服，日2次，早晚分服。

患者服上方14剂后诸症基本消失。6个月后微信随访疼痛未复发。

4. 案四

王某，女性，29岁，无业。

初诊：2017年3月13日。

主诉：产后关节疼痛2月余。

现病史：患者于我院2016年12月29日孕36周行剖宫产，产后即出现关节疼痛难忍，主要为腰背及膝疼痛，盗汗明显可湿透衣物，怕冷、乏力明显，乳汁量少，孕期及产后情绪抑郁，无发热寒战。刻下症见腰背及膝疼痛难忍，头晕耳鸣，夜尿多，乏力，怕冷，盗汗，精神抑郁，乳汁量少，时有小腹伤口处隐痛，纳可，大便每日1次，质黏不成形，入睡困难。舌质淡暗，苔薄，脉沉细弦。

既往史：2014年不食晚饭加运动，1年内体质量由100 kg减至62.5

kg。孕期呕吐、乏力明显。8岁初潮，经期5天，周期29天，量中，不痛经，产后1月月经复潮。LMP 2017年3月12日，至今行经第二天，经量少，色暗红。已婚，孕1产1，现避孕。

中医诊断：产后身痛。

证型：肾虚。

治则治法：补肾填精，强腰壮肾。

方药：当归10g，川芎15g，炒白术15g，独活10g，肉桂10g，防风10g，杜仲15g，桑寄生15g，续断15g，月季花10g，浮小麦30g，桂枝15g，白芍15g，甘草10g，生姜15g，大枣10g。

7剂，每日1剂，水煎服，日2次，早晚分服。

二诊：2017年3月20日。

LMP 2017年3月12日，4日净，量少色暗。乏力、情绪及关节疼痛明显好转，畏寒、盗汗好转，未再湿透衣物，乳汁变多，仍有腰、膝、后背疼痛、胸部刺痛，小腹伤口处隐痛，劳累及站立后疼痛加重，纳可，大便每日3次（夜间11点、3点、5点），不成形，入睡困难。舌暗红，苔白，脉弦细。

证型：肾虚。

治则治法：补肾填精，强腰壮肾。

方药：当归10g，川芎15g，炒白术20g，独活10g，肉桂10g，防风10g，杜仲15g，桑寄生15g，续断15g，月季花10g，浮小麦30g，桂枝15g，白芍15g，甘草10g，生姜15g，大枣10g，柴胡10g，百合15g，葛根10g。

7剂，每日1剂，水煎服，日2次，早晚分服。

三诊：2017年3月27日。

畏寒、乏力、气短、情绪、盗汗明显改善，乳汁量增加，膝痛好转，仍有腰、后背疼痛，胸部刺痛，偶有小腹伤口处麻木，纳眠可，大便每日1次，不成形。盆腔超声示子宫双附件未见异常。

证型：肾虚。

治则治法：补肾填精，强腰壮肾。

方药：柴胡15g，党参20g，茯苓15g，炒白术20g，甘草10g，桂枝15g，白芍15g，葛根10g，百合15g，浮小麦30g，月季花10g。

14剂，每日1剂，水煎服，日2次，早晚分服。

四诊：2017年4月10日。

患者服上方14剂后诸症基本消失，自行抄方7剂后诸症皆无。6个月后微信随访月经规律，疼痛未复发。

四、小结

产后身痛是育龄期女性在产褥期的一种常见病和多发病，临床症状多见肢体、关节酸痛、麻木、重着甚则肿胀，严重者可出现关节活动障碍，亦称产后遍身疼痛、产后关节痛、产后痹证、产后痛风。随着现代社会妇女地位的提高、社会角色的多样化、社会竞争压力的增大，产后身痛的发病率逐年呈增高趋势。目前现代医学对于此病的发病机制及临床诊疗尚无明确的统一标准，实验室检查多无异常。查阅国内外相关文献发现，此病与免疫、内分泌、遗传等因素可能有一定的相关性。西医临床治疗仍以非甾体抗炎药、糖皮质激素及抗风湿药等药物治疗为主，临床疗效甚微的同时往往带来胃肠道反应、肝肾功能损害等不良反应。随着中医学现代化和规范化的发展，中医在治疗产后身痛，改善肢体疼痛、重着、麻木、肿胀变形甚至肢体活动障碍等方面疗效确切，基本无不良反应。山西省名中医邢维萱教授认为产后身痛是产后常见病之一，其病因病机较复杂，易失治误治，迁延难愈，从而发展为痹病。邢教授治疗产后病具有丰富经验，在长期临床实践中形成了独特的遣方思路及诊治体系。对于产后身痛的治疗，把握“勿拘于产后，亦勿忘于产后”的原则，注重疾病的转归与患者身体状况的变化，强调辨证施治，采用补益气血、滋补肝肾辅以化瘀驱邪的方法治疗本病，并注意病程中兼证的治疗，用药灵活，组方多变，补而不滞、祛邪而不伤正，达到机体气血阴阳调和、筋脉舒畅、诸痛皆消的目的。同时倡导身心同治，保持患者心情舒畅，并随证加用宽胸解郁之药，可取得较好临床效果。

（周　洁）

第十九节 带下过多

带下在西医学中被称为白带或阴道分泌物，西医学认为白带是由阴道黏膜渗出液、宫颈管及子宫内膜腺体分泌液等混合而成。带下过多是指带下量过多，色、质、气味异常，或伴全身、局部症状者，各种女性生殖系统炎症及妇科肿瘤均可导致带下过多。女性生殖系统炎症是妇科常见疾病，包括外阴炎、前庭大腺炎、阴道炎、宫颈炎、盆腔炎性疾病等。炎症可以局限于生殖系统一个部位或多个部位同时受累，病情可轻可重，轻者常无症状，重者可引起败血症甚至感染性休克。女性生殖系统炎症不仅危害患者，还可以危害胎儿、新生儿，因此，对生殖系统炎症应积极防治。妇科肿瘤引起带下过多需辨别肿瘤良恶性质，再行施治，以免贻误病情。

西医对带下过多的治疗主要为一般治疗、药物治疗和手术治疗。

一般治疗：保持局部清洁、干燥，勤换洗贴身衣物，用过的毛巾等生活用品用开水烫洗，节制房事或行保护措施等，伴侣也应注意局部卫生，防止疾病传播。

药物治疗：针对不同致病菌导致的炎症，选用敏感的抗生素。局部治疗指将抗菌药物稀释后坐浴，或抗生素软膏局部涂抹，或抗生素栓剂置于阴道内。对未婚妇女及不宜采用局部治疗者，可选用口服药物。必要时对性伴侣进行检查和治疗。

手术治疗：对于抗生素控制不满意的输卵管卵巢脓肿或盆腔脓肿，可行手术治疗。良、恶性妇科肿瘤根据性质、分期亦可行手术治疗。

一、邢维萱教授对带下过多病因病机的认识

邢维萱教授总结多年临床经验，认为带下的产生是脏腑、经络、津液协调作用于胞宫的生理现象。带下由津液所化，受肾气封藏，经脾气转输运化，肝气疏泄，任脉主司，带脉约束，布露于子宫，润泽于阴中，并受阴阳气血消长的影响而有周期性变化。根据中医文献和近年来众多医家对带下病的关注、研究的不断深入，中医对本病的病因病机做了诸多探索，各家意见不尽相同，临床辨证分型纷繁复杂，对于其病因病机有冲任带脉受损、肝肾亏损、脾胃虚弱、痰湿下注、湿热郁结等认识。邢教授根据多年临床经验，认为带下过多是湿邪所伤，任脉不固、带脉失约而致，其脾肾肝功能失常是发生的内在条件，感受湿热、湿毒之邪是重要的外在病因。

1. 湿邪为患是带下过多的关键病因

带下病的病因有多种，邢维萱教授尤为推崇傅青主之说。《傅青主女科》曰“夫带下俱是湿症”，邢教授指出带下病因复杂，但与湿邪致病关系最大，提出带下“病因虽多，以湿为主”的理论，湿的轻重多少，直接关系到病情的深浅程度，湿重带多，湿轻带少。《素问・太阴阳明论》有云“伤于湿者，下先受之”，邢教授指出邪为阴邪，其性重浊黏滞，湿性趋下，易袭阴位，生活不洁或房事不洁，以及经期、产后、人流术后等虚损，均可受湿热邪毒侵扰，即外湿伤及任带二脉，任脉不固，带脉失约。内湿与脾、肾、肝的功能失调密切相关，脾、肾、肝三脏功能失调，水湿运行不利，势必导致湿邪产生，肾主水，脾主湿，水湿同源，治水即可治湿，肾气的强弱与否，关系到水湿代谢的正常与否；肾阳虚衰则脾阳不足，脾失健运，水谷津液不能升清输布，冲任不固，带脉失约，水湿滞于胞宫，可导致带下绵绵不绝；肾阴不足，则肝失涵养，或肝郁化火，乘克脾土，湿热下注，出现带下过多。

2. 任脉不固，带脉失约是带下过多的核心病机

邢维萱教授临证时强调，带下病临床分型虽多，但其病机核心在于任脉不固，带脉失约。《诸病源候论》曰：“任之为病，女子则为带下。”任

脉行于身前，为阴脉之海，总任诸阴，带脉围腰腹一周，如束带然，其功能为约束直行经脉。《傅青主女科》曰："夫带下俱是湿症，而以带下名者，因带脉不能约束而有此病，故以名之。"邢教授认为任脉之阴精受带脉约束而能固摄，若带脉受病，约束失常，则阴液失摄而下行为带，正如《四圣心源》所云"带下者，阴精之不藏也……五脏之阴精，皆统于任脉，任中阳秘，带脉横束，环腰如带，为之收引，故精敛而不泄。任脉寒冱，带脉不引，精华流溢，是谓带下"。女子带下之物，不论色质，皆为阴液之类。

二、邢维萱教授诊治带下过多的经验

1. 辨证论治

邢教授认为，带下过多俱是湿证，故治疗以祛湿止带为基本原则。临证时应辨证论治，根据其不同证型选择清热解毒止带或清热利湿止带、健脾除湿止带、温肾固涩止带、滋肾益阴、除湿止带等方法对症治疗。

（1）脾虚湿盛证

临床表现：带下量多，色白，质地稀薄，如涕如唾，无臭味，伴面色萎黄或白，神疲乏力，少气懒言，倦怠嗜睡，纳少便溏。舌体胖质淡，边有齿痕，苔薄白或白腻，脉细缓。

证候分析：脾气虚弱，运化失司，湿邪下注，损伤任带，使任脉不固，带脉失约，而为带下量多；脾虚中阳不振，则面色萎黄或白，神疲乏力，少气懒言，倦怠嗜睡；脾虚失运，则纳少便溏；舌淡胖，苔白或白腻，脉细缓，均为脾虚湿阻之征。

治则治法：健脾益气，升阳除湿。

常用经验方药：党参 15g，白术 15g，白芍 12g，山药 15g，苍术 9g，陈皮 9g，柴胡 9g，荆芥穗 9g，车前子 15g（包煎），芡实 6g，牡蛎 15g（先煎），甘草 6g。

邢教授指出此方以完带汤为基础加减，以健脾益气，升阳除湿，并配以收敛固涩之品而组成，该方体现了《傅青主女科》"带下俱是湿症，而以带下名者，因带脉不能约束而有此病，故以名之。盖带脉通于任督，任督病而带脉始病……加以脾气之虚，肝气之郁，湿气之侵，热气之逼，安得不成带下之病哉”的思想，所主病证乃由脾虚肝郁、带脉失约、湿浊下注所致。带下过多，色白，如涕如唾，不能禁止，甚则气味臭秽者，所谓白带也。方中党参、白术、山药、甘草益气健脾；苍术、陈皮燥湿健脾，行气和胃；白芍柔肝，柴胡、荆芥穗疏肝解郁，祛风胜湿；车前子利水渗湿；芡实、牡蛎固经止带。全方脾胃肝经同治，共奏健脾益气，升阳除湿止带之效。若脾虚及肾，兼腰痛者，酌加续断 15g，杜仲 15g，菟丝子 15g，温补肾阳，固任止带；若寒湿凝滞腹痛者，酌加香附 9g，艾叶 9g，温经理气止痛；若带下日久，滑脱不止者，酌加龙骨 30g，海螵蛸 30g，金樱子 30g 等，以固涩止带。

（2）肾阳虚证

临床表现：带下量多，色淡，质清稀如水，绵绵不断，面色晦暗，畏寒肢冷，腰背冷痛，小腹冷感，夜尿频，小便清长，大便溏薄。舌质淡，苔白润，脉沉迟。

证候分析：肾阳不足，命门火衰，封藏失职，阴液滑脱而下，故带下量多，色淡质清，绵绵不断；阳气不能外达，故畏寒肢冷；肾阳虚外府失荣，故腰背冷痛；肾阳虚胞宫失于温煦，故小腹冷感；肾阳虚上不温脾阳，下不暖膀胱，故大便溏薄，小便清长；舌淡，苔白润，脉沉迟，均为肾阳虚之征。

治则治法：温肾助阳，健脾益气，涩精止带。

常用经验方药：党参 15g，白术 15g，山药 15g，鹿茸 10g，肉苁蓉 9g，菟丝子 15g，肉桂 6g，苍术 9g，陈皮 9g，车前子 15g（包煎），芡实 6g，小茴香 6g，牡蛎 15g，甘草 6g。

邢教授指出此方仍以完带汤为基础加减，配以温肾助阳、收敛固涩之品而组成，充分体现“带下俱是湿症”的特点。认为凡带下过多者皆与“湿”有关，故在治疗时不忘健脾祛湿为第一治则，在此基础上再酌加温肾助阳药物治疗带下过多。方中鹿茸、肉苁蓉补肾阳，益精血；菟丝子补肝肾，固冲任；肉桂、小茴香补火助阳，温养命门；党参、白术、山药、甘草益气健脾；苍术、陈皮燥湿健脾，行气和胃；车前子利水渗湿；芡实、牡蛎收涩固精；甘草调和诸药。全方共奏健脾升阳、温肾培元、固涩止带之功。若腹泻便溏者，去肉苁蓉，酌加补骨脂 15g，肉豆蔻 10g。

（3）湿热下注证

临床表现：带下量多，色黄或呈脓性，气味臭秽，外阴瘙痒或阴中灼热，伴全身困重乏力，胸闷纳呆，小腹作痛，口苦口腻，小便黄少，大便黏滞难解。舌质红，舌苔黄腻，脉滑数。

证候分析：湿热蕴结于下，损伤任带二脉，故带下量多，色黄或呈脓性，气味臭秽；湿热熏蒸，则胸闷，口苦口腻；湿热内阻中焦，脾失运化，清阳不升，则纳呆，身体困重乏力；湿热蕴结，瘀阻胞脉，则小腹作痛；湿热下注膀胱，可见小便黄少；湿邪黏滞，阻滞肠腑，可见大便黏滞难解；舌红，苔黄腻，脉滑数，为湿热之征。

治则治法：清热利湿止带。

常用经验方药：党参 15g，白术 15g，山药 15g，蒲公英 30g，金银花 15g，牡丹皮 9g，茵陈 9g，川牛膝 15g，栀子 9g，车前子 15g（包煎），泽泻 15g，黄柏 9g，甘草 6g。

邢教授指出此方仍以健脾益气、升阳除湿为基础，并配以清热利湿解毒之品而组成，依然重视“带下俱是湿症”的观点。认为凡带下过多者皆与“湿”有关，不仅在治疗时重视脾胃之湿，更着重关注外感湿热之邪，同时不忘女性的情志异常导致的肝气郁结，日久犯脾，湿郁化热之原因。方中党参、白术、山药、甘草益气健脾；车前子、泽泻利水渗湿止带；牡丹皮、蒲公英、金银花清热，凉血活血；黄柏、栀子、茵陈泻火解毒，燥湿止带；川牛膝利水通淋，引诸药下行，使热清湿除带自止。

2. 循期用药、加减用药辅助治疗带下过多

邢教授在临床治疗中认为带下过多，多是由于脾虚湿盛相关，但在临床治疗时常常结合西医女性分泌物检查，进行综合辨证分析治疗。邢教授认为临床上多见的带下过多为湿热在体内蕴结，加上外受毒邪所致。湿热是内因，而毒邪是外因，内因、外因相互作用使病情缠绵。日久湿热之邪必然要伤阴，出现阴伤、湿热阻滞的虚实夹杂的证候。邢教授治病特别注意不同的证候和不同的体质，给予不同的药物治疗。临床上常根据白带的量、色、气味及全身状况予以辨证施治。邢教授在上述 3 个证型的基础上，又根据患者湿邪演化特点，再分湿热下注及湿毒蕴结进行辨治。

（1）湿热下注

主要表现为阴痒，带下量多，如豆渣样，常伴有心烦，失眠，脘腹胀满，舌红苔黄腻，脉弦滑。这是由于患者湿热内生，下注肝胆之经脉，湿热生虫，虫蚀阴中，故出现带下过多和阴痒等症状。治疗宜清热利湿，杀虫止痒。常用经验方药：石菖蒲 10g，黄柏 10g，茯苓 20g，白术 10g，车前子 10g（包煎），鹤虱 10g，苦参 10g，白鲜皮 20g，贯众 10g。

（2）湿毒蕴结

主要症状为带下量多，色黄白，如豆渣样，有臭味，或带下夹有血丝，阴部瘙痒，甚至红肿，溃烂，尿频、尿急、尿痛，大便不爽，舌苔白腻，脉滑。这是由于湿热之邪蕴结日久，致使生虫成毒。湿毒蕴结伤及阴部出现诸多症状。治疗宜清热除湿、解毒止痒。常用经验方药：茯苓 20g，猪苓 10g，泽泻 10g，车前子 10g（包煎），茵陈 10g，白鲜皮 20g，鹤虱 10g，重楼 30g，野菊花 10g，白花蛇舌草 30g。方中以茯苓、猪苓、泽泻、车前子、茵陈等清热除湿，白鲜皮、鹤虱杀虫止痒，重楼、野菊花、白花蛇舌草清热解毒。如患者患有尿频、尿急、尿痛等症状可加入木通 10g，滑石 20g。

3. 中医外治法

邢教授通过多年临床经验指出，除口服中药外，配合中医外治效果甚佳。总结经验，常用的经验外治疗法：

（1）蛇床子、苦参各 20g，煎汤外洗会阴，每日 2 次，10 天为 1 疗程。

（2）木芙蓉 100g，加水前至 100mL，用棉签蘸药液擦洗阴道，每日 1 次，7 ～ 10 天为 1 个疗程。

（3）黄连、青黛、牙硝各 10g，共研细末，加入甘油，以棉签涂于外阴及阴道，早晚各 1 次。

（4）临床可用经辨证论治后各型中药汤药药渣，加热后外敷于下腹部对症治疗。

邢教授认为除积极对症治疗之外，应加强患者的自我卫生防护，积极治疗原发病如糖尿病等，及时停用抗生素、雌激素等。勤换内裤，用过的内裤、毛巾等均应用开水烫洗。对孕妇应进行局部治疗。治疗期间要避免性交，必要时对配偶同时治疗。

三、临证案例

1. 案一

刘某，女，已婚，25 岁。

初诊：2016 年 3 月 16 日。

主诉：带下量多 2 月余。

现病史：患者近 2 个月左右，带下量多，色淡，质清稀如水，绵绵不断，面色晦暗，畏寒肢冷，倦怠乏力，腰背冷痛，小腹冷感，夜尿频，纳呆食少，小便清长，大便溏薄。舌质淡，苔白润，脉沉迟。月经 16 岁初潮，经期 4 ～ 5 天，周期 30 天，量中，有血块，痛经，孕 0 产 0。LMP 2016 年 3 月 6 日，现月经干净第 5 天，白带多，色白，无阴痒，质地稀薄，大便尚调，易疲劳。B 超示子宫大小正常，未见异常回声。双侧附件未见包块。盆腔少量积液。妇科检查系外阴已婚式，皮肤有抓痕；阴道畅，阴道黏膜无充血，见较多稀薄泡沫样分泌物，有鱼腥臭异味；宫颈轻度糜烂；宫体前位，常大，质中，活动度尚可，无压痛；双侧附件未及异常。白带检查示清洁度Ⅱ度，上皮细胞（++），白细胞（±），线索细胞（+），胺试验（-），pH 4。超声检查示子宫左侧出现异常回声，输卵管增粗，有的呈腊肠样，管腔内呈低回声。TCT 检查示未见上皮内病变细胞或恶性病变。

西医诊断：细菌性阴道病。

中医诊断：带下过多。

证型：脾肾阳虚。

治则治法：补肾助阳，健脾利湿止带。

方药：党参 15g，白术 15g，山药 15g，鹿茸 10g，肉苁蓉 9g，菟丝子 15g，肉桂 6g，苍术 9g，陈皮 9g，车前子 15g（包煎），芡实 6g，小茴香 6g，牡蛎 15g（先煎），甘草 6g。

14 剂，水煎服，日 2 次，早晚分服。

外治法：蛇床子、苦参各 20g，10 剂，水煎滤过，每日熏洗患处 2 次，10 天为 1 个疗程。

可用口服汤药药渣，加热后外敷于下腹部治疗。

邢教授分析，患者带下量多，色淡，质清稀如水，绵绵不断；面色晦暗，倦怠乏力，纳呆食少，畏寒肢冷，腰背冷痛，小腹冷感，夜尿频，小便清长，考虑脾肾阳虚，结合女性分泌物检查结果，治以补肾健脾助阳，利湿止带。方取完带汤加温肾助阳、收敛固涩之品而组成，充分体现“带下俱是湿症”的特点。

邢教授仍嘱患者生活规律，勤换内裤，用过的内裤、毛巾等均应用开水烫洗。

二诊：2016 年 4 月 13 日。

LMP 4 月 2 日，现月经干净第 7 天，白带较前减少，仍为水样，尿频、小腹冷痛感、倦怠乏力明显好转，大便稍偏干，口渴欲饮，但觉夜休欠佳，多梦。舌淡红，苔薄黄，脉弦弱。

证型：脾肾阳虚，夹有湿热。

治则治法：健脾补肾，清热利湿。

方药：党参 15g，白术 15g，山药 15g，菟丝子 30g，川续断 15g，丹参 9g，肉桂 6g，陈皮 9g，车前子 15g（包煎），芡实 6g，小茴香 6g，牡蛎 15g（先煎），甘草 6g，酸枣仁 6g，柏子仁 8g。

14 剂，水煎服，日 2 次，早晚分服。

邢教授分析，患者尿频好转，但是带下水样，辨证同时结合周期，以滋肾生肝为主，加入菟丝子 30g，川续断 15g，丹参 9g，补益肝肾，活血化瘀；酸枣仁 6g，柏子仁 8g 除烦安神。

外用法：蛇床子、苦参各 20g，10 剂，水煎滤过，每日熏洗患处 2 次，10 天为 1 个疗程。

可用口服汤药药渣，加热后外敷于下腹部治疗。

邢教授仍嘱患者生活规律，勤换内裤，用过的内裤、毛巾等均应用开水烫洗。

三诊：2016 年 4 月 26 日。

LMP 4 月 2 日，现月经干净第 20 天，白带正常，透明拉丝样状，失眠多梦稍有好转。舌尖红，苔微黄，脉滑。

证型：脾肾阳虚，夹有湿热。

治则治法：健脾补肾，清热利湿。

方药：熟地黄 10g，菟丝子 10g，山茱萸 9g，益母草 15g，丹参 10g，赤芍 10g，五灵脂 10g（包煎），川牛膝 10g，制香附 10g，首乌藤 10g，酸枣仁 10g。

14 剂，水煎服，日 2 次，早晚分服。

一个月后电话随访，诸症好转，未复发。

本案患者带下量多，色淡，质清稀如水，绵绵不断，面色晦暗，倦怠乏力，纳呆食少，畏寒肢冷，腰背冷痛，小腹冷感，夜尿频，小便清长，考虑脾肾阳虚，结合女性分泌物检查结果，故治以补肾健脾助阳，利湿止带。方取完带汤加温肾助阳、收敛固涩之品而组成，充分体现“带下俱是湿症”的特点。本证病机为肾阳不足，命门火衰，封藏失职，阴液滑脱而下，故带下量多，色淡质清，绵绵不断；阳气不能外达，故畏寒肢冷；肾阳虚外府失荣，故腰背冷痛；肾阳虚胞宫失于温煦，故小腹冷感；肾阳虚上不温脾阳，下不暖膀胱，故大便溏薄，小便清长；脾气虚弱，运化失司，湿邪下注，损伤任带，使任脉不固，带脉失约，而为带下量多；脾虚中阳不振，则神疲乏力，少气懒言；脾虚失运，则纳少便溏；舌质淡，苔白润，脉沉迟为脾肾两虚之征。

2. 案二

范某某，女，35 岁，已婚。

初诊：2016 年 8 月 31 日。

现病史：患者带下量多 2 个月左右来诊。症见带下量多，呈脓性，黏稠状，有异味，烦躁，易怒，胁肋痛，胃疼，胃胀气，嗳气连连，少气懒言，失眠多梦，腰骶部酸疼，会阴下坠感，排便后加重，尿刺痛，舌红，苔薄，脉细数。月经初潮 16 岁，经期 7 天，周期 25 天，月经量多，日用卫生巾大约 5 片，色淡红，血块（+），痛经，腰骶酸胀。孕 2 产 1，无上环。LMP 2016 年 8 月 18 日。现月经干净第 7 天，白带多，有腥味，质地黏稠，无阴痒，大便尚可，易烦躁。妇科检查示外阴已婚式；阴道畅，见较多脓性、黏稠状分泌物，有异味；宫颈光滑；宫体中位，常大，质中，活动度可，无压痛；左侧附件有轻度压痛，右侧未及异常。超声检查示子宫未见明显异常。白带检查示清洁度Ⅱ度，上皮细胞（++），白细胞（++），线索细胞（+），胺试验（-），pH 4.5。TCT 检查示未见上皮内病变细胞或恶性病变。

西医诊断：细菌性阴道病。

中医诊断：带下过多。

证型：阴虚肝郁，脾虚夹湿。

治则治法：滋阴养血，疏肝解郁，健脾止带。

方药：炙龟甲10g（先煎），炙鳖甲10g（先煎），生地黄10g，山药10g，山茱萸10g，牡丹皮10g，茯苓15g，麦冬10g，首乌藤10g，莲子心10g，炒赤芍15g，炒白芍15g，酒当归15g，黄柏10g，牛膝10g，炒香附10g。

14剂，水煎服，日2次，早晚分服。

外治法：蛇床子、苦参各20g，10剂，煎汤外洗，每日2次。10天为1个疗程。

可将口服汤药药渣加热后外敷于下腹部治疗。

邢教授认为内湿的出现与脾、肾、肝的功能失调密切相关。脾、肾、肝三脏功能失调，水湿运行不利，势必导致湿邪产生。脾阳不足，脾失健运，水谷津液不能升清输布，冲任不固，带脉失约，水湿滞于胞宫，可导致带下绵绵不绝；肾阴不足，则肝失涵养，或肝郁化火，乘克脾土，湿热下注，出现带下过多；肝主疏泄，如功能减退则肝气郁结，故烦躁；肝升泄太过，阳气升腾而上，则易怒；血虚肝郁则胁肋疼；肝郁化火，肝火内炽，则横逆伐脾土，故胃疼胀气，嗳气连连；脾气虚不能正常运化水谷精微及水湿，以致湿聚内停，则少气懒言；肝肾同源，肝肾阴阳息息相关，相互制约，协调平衡，肝阴不足，导致肾阴亏虚，则尿刺痛；肝主疏泄，肾主封藏，二者相互制约，相反相成，若功能失调，则带下量多。

二诊：2016年9月24日。

LMP 2016年9月11日，现月经干净第7天，带下量一般，不多，色淡红，腹痛好转，带下黏，无异味，尿刺痛，失眠多梦。舌红，苔薄，脉数。

证型：肝郁脾虚夹湿。

治则治法：疏肝解郁，健脾利湿。

方药：生地黄10g，白芍10g，当归身10g，阿胶6g（烊化），牡丹皮9g，黄柏10g，川牛膝10g，香附9g，女贞子10g，川续断10g，泽泻10g，车前子9g（包煎），山药10g，山茱萸10g，莲子心9g。

14剂，水煎服，日2次，早晚分服。

外治法：蛇床子20g，苦参20g。10剂，煎汤外洗，每日2次，10天为 1 个疗程。

可将口服汤药药渣加热后外敷于下腹部治疗。

三诊：2016 年 10 月 8 日。

LMP2016 年 10 月 8 日，现月经来潮第 1 天，经量少，质黏，色暗红，双侧乳房轻微胀痛，痛经（+），无会阴下坠感，无腰骶部酸痛，经前带下量正常，已无异味，无尿刺痛，无失眠多梦。舌淡红，苔薄黄，脉弦滑。

证型：肝郁脾虚夹湿。

治则治法：健脾除湿，疏肝理气，活血止痛。

方药：益母草 10g，延胡索 10g，艾叶 10g，泽兰叶 15g，五灵脂 10g（包煎），制香附 10g，五味子 10g，川牛膝 10g，赤白芍 10g，山药 10g，茯苓 10g，川芎 10g，牡丹皮 10g，丹参 10g。

3 剂，水煎服，日 2 次，经期早晚分服。

停用外洗中药。

一个月后电话随访，白带恢复正常，月经规律，无痛经，小便无异常，眠可。

3. 案三

张某某，女，32 岁。

初诊：2014 年 11 月 12 日。

主诉：继发不孕 2 年，反复外阴瘙痒伴带下量多 4 月。

现病史：患者 3 年前孕 90+ 天胚胎停止发育行清宫术，近 2 年来未避孕，但未再孕。4 月前因外阴痒伴带下量多当地医院就诊，诊断为念珠菌性阴道炎，治疗后仍反复发作。平素带下色黄，外阴灼热瘙痒，心烦易怒，面色不华。LMP 2014 年 11 月 9 日，量少，3 天净，伴下腹胀痛。自清宫术后月经渐少，3、4 天净，每次经行仅使用 4 片卫生巾，经期尚准。查血性激素正常范围，输卵管造影双侧通畅，夫妻染色体正常，丈夫精液分析正常范围。妇科检查示外阴无异常，阴道畅，见较多白色分泌物，宫颈轻糜，子宫前位，正常大，无压痛，双附件无异常。白带检查示清洁度Ⅱ，霉菌（+），上皮细胞（++），白细胞（++），线索细胞（–），pH 4.5。TCT 检查未见上皮内病变细胞或恶性病变。

西医诊断：外阴假丝酵母菌阴道炎。

中医诊断：带下过多。

证型：肝经湿热。

治则治法：清热燥湿泻火。

方药：生黄芪15g，制苍、白术各10g，黄柏6g，金银花15g，忍冬藤18g，土茯苓24g，苦参10g，白芷5g，牡丹皮10g，丹参15g，赤芍10g，炒椒目5g，蛇床子6g，覆盆子15g，芡实15g，泽泻10g，柴胡6g，石菖蒲9g，当归12g，川芎10g，椿皮15g，海螵蛸15g，白鲜皮15g，地肤子15g，生甘草6g。

14剂，水煎服，日2次，早晚分服。

外治法 ：蛇床子、苦参各20g。10剂，煎汤外洗，每日2次，10天为1个疗程。

可将口服汤药药渣加热后外敷于下腹部治疗。

此方依然重视“带下俱是症”的观点。邢教授认为凡带下过多者皆与“湿”有关，不仅在治疗时重视脾胃之湿，更着重关注外感湿热之邪，同时不忘女性的情志异常导致的肝气郁结，日久犯脾，湿郁化热之原因。该患者热灼津液，血虚化燥，肌肤失养而发为阴痒；津亏血枯而见月经量少；肝肾阴血不足，气血不养，不能受孕，属本虚标实之证。首诊湿热之象明显，先治其标，故以燥湿清热为主。

二诊：2014年12月31日。

LMP 2014年12月8日。现带下量减，仍感阴痒，偶有腰酸。宫颈分泌物查支原体、衣原体阴性。

证型：肝肾亏虚，湿热蕴结。

治则治法：补肝肾，清湿热。

方药：生黄芪15g，制苍、白术各10g，黄柏6g，芡实10g，忍冬藤18g，土茯苓24g，苦参10g，当归12g，川芎10g，赤芍10g，白鲜皮15g，地肤子15g，车前子10g（包煎），淫羊藿15g，巴戟天12g，白芷5g，炒椒目5g，蛇床子6g，覆盆子15g，生甘草5g。

14剂，水煎服，日2次，早晚分服

外治法：蛇床子、苦参各20g。10剂，煎汤外洗，每日2次，10天为1个疗程。

可将口服汤药药渣，加热后外敷于下腹部治疗。

三诊：2015 年 3 月 11 日。

LMP 2015 年 2 月 6 日。外阴瘙痒已除，带下明显减少，色白，无味，诸症好转，尿 HCG 阳性，顺利妊娠。

4. 案四

陈某某，女，37 岁。

初诊：2015 年 7 月 9 日。

主诉：间断白带量多 6 月余，加重 1 月。

现病史：间断白带量多 6 月余，经后期为甚，曾自服妇科千金胶囊好转。最近因工作劳累生气郁闷，近 1 月余带下症状加重，遂来中医门诊就诊。自述白带量多，色黄，有异味，伴有外阴瘙痒，近一周瘙痒严重，自觉外阴肿疼，伴有腹痛，腰酸。LMP 2015 年 6 月 20 日，月经 25 ～ 30 天一至，月经前乳房胀，孕 2 产 1，饮食尚可，大便稀，不成型，每天 2 次。睡眠尚可。舌红胖大有齿痕，苔黄，脉滑数。

西医诊断：阴道炎。

中医诊断：带下过多。

证型：脾虚肾亏肝郁，湿热下注。

治则治法：健脾补肾疏肝，除湿清热止带。

方药：苍术 10g，车前子 20g（包煎），白术 15g，地肤子 15g，山药 15g，党参 15g，连翘 15g，薏苡仁 30g，菟丝子 15g，白芍 15g，茯苓 20g，白鲜皮 15g，炒杜仲 15g，白花蛇舌草 20g，香附 9g。

6 剂，水煎服，日 2 次，早晚分服。

外治法：苦参 30g，土茯苓 20g，白花蛇舌草 30g，白鲜皮 30g，黄柏 30g，地肤子 30g，蛇床子 15g，土茯苓 20g，百部 20g。3 剂，水煎外洗，每日 2 次。

可将口服汤药药渣，加热后外敷于下腹部治疗。

邢教授分析，患者间断带下病半年有余，水湿聚于下焦，下注胞宫，湿邪损伤任带二脉，任脉不固，带脉失约，造成带下病；因劳累脾虚加重，气郁则伤肝，疏泄和运化功能失调，湿邪加重，白带量多；湿邪郁久化热，故带下色黄；脾虚日久累及于肾，则出现腰酸痛；舌胖大，有齿痕，苔黄，脉滑数，均为脾虚有热之症；脾虚湿困则大便稀，任带之脉损伤，造成气血运行受阻，气机不畅，故有腹痛。方中苍术、白术、山药、党参、茯苓健脾；地肤子、白鲜皮、白花蛇舌草清热化湿，连翘清热消肿散结。以炒杜仲、菟丝子补肾固本，白芍柔肝疏肝，香附疏肝理气，车前子、薏苡仁利水渗湿，诸药合用扶正祛邪，健脾补肾疏肝化湿止带。同时使用外洗药，快速取得效果，解除痛苦。

二诊：2015 年 7 月 16 日。

带下量明显减少，已无腹痛，自述外阴肿痛好转，偶尔瘙痒，双乳胀痛。舌红，苔薄黄，脉弦滑。

证型：脾虚肾亏肝郁，湿热下注。

治则治法：健脾补肾疏肝，除湿清热止带。

方药：香附 15g，苍术 10g，车前子 20g（包煎），白术 15g，地肤子 15g，山药 15g，党参 15g，薏苡仁 30g，菟丝子 15g，白芍 15g，茯苓 20g，白鲜皮 15g，杜仲 15g，白花蛇舌草 20g。

10 剂，水煎服，日 2 次，早晚分服

外洗继原方 5 剂，2 天 1 剂。

三诊：2015 年 7 月 27 日

带下量正常，已无异味，下身不痒，月经于 7 月 20 日至，7 月 25 日干净。舌淡红，苔薄黄，脉滑。

证型：脾虚肾亏肝郁，湿热下注。

治则治法：健脾补肾疏肝，除湿清热止带。

方药：苍术 10g，车前子 20g（包煎），白术 15g，地肤子 15g，山药 15g，党参 15g，薏苡仁 30g，菟丝子 15g，白芍 15g，茯苓 20g，杜仲 15g。

10 剂，水煎服，日 2 次，早晚分服。

停用外洗中药。

9 月 21 日电话回访，带下病未复发。

四、小结

带下过多是妇科临床常见病及多发病，古人在临证中就提出“十女九带”的认识，现今带下病仍是妇科门诊常见病、多发病之一。药理学研究发现健脾祛湿药如山药、白术等具有抗炎、抑制菌群的作用，同时可以调节人体自身免疫功能；清热祛湿药如黄柏等药物中的生物碱具有抗炎、抗菌、抗肿瘤等药理作用，同时对破损部位具有明显的修复作用，在消炎的同时亦能促进血管新生，改变创面循环，促进肉芽生长，加速伤口愈合。总结 50 余年的临床经验，邢教授发现自己门诊患者的带下过多发病率很高，且分布于各年龄段。经过多年的探索，邢教授认为本病病机以湿邪为患导致任脉不固，带脉失约为主，拟定了健脾补肾、祛湿止带为基本原则，以清热祛湿、健脾除湿、温肾固涩、滋肾益阴除湿止带为主的治则治法。临床常以苍术、白术、茯苓、甘草、白芍、山药等为主方，再根据患者证型进行调整用药。邢教授治疗本病除坚持使用中药辨证论治外，还配合中药外治法，常用黄柏、蒲公英、苦参、黄芩、蛇床子、地肤子等煎汤外洗。中药外治法因其局部作用，直达病所，在治疗带下疾病中有着确切的疗效。

邢教授治疗带下过多患者时，有目的地针对病人特点，以中医辨证论治为主，根据患者的不同情况，必要时也中药配伍西药阴道用药针对性治疗，形成了特色鲜明的用药特点，并取得确切满意的疗效。

（蒋　芸）

第二十节 绝经前后诸症

绝经前后诸症又称绝经综合征，是指女性绝经前后出现的性激素波动或减少所致的躯体以及精神心理症状表现。中国女性绝经综合征的发生率为 70% ～ 80%，随着女性人口年龄的增长、社会环境的改变，绝经综合征发生率也呈上升势。绝经综合征患者可出现潮热汗出、睡眠障碍等一系列症状表现，还常伴有焦虑抑郁倾向，影响家庭关系和谐，若久治不愈，远期还会出现骨质疏松症、尿道萎缩、阿尔茨海默病以及心脑血管疾病。现代研究结果显示，绝经前后诸症的发病机制主要是卵巢储备功能下降、神经内分泌发生改变、血管舒缩因子活性改变、机体免疫力的下降。

西医对绝经前后诸症的治疗包括一般治疗、激素替代治疗。

一般治疗：建议低盐、低脂、低糖、低热量饮食，减少碳水化合物摄入量；适当的体育锻炼增加骨骼强度，减少骨质流失，同时要注意补充钙剂；体重控制；医护人员要对患者的心理问题进行纾解，提高患者治疗依从性；定期体检，有问题早发现、早治疗。

激素替代治疗：通过口服、阴道给药、皮肤给药等不同途径，给予雌激素，孕激素制剂，或雌、孕、雄激素复方药物制剂的治疗，因人而异制定治疗方案及使用周期，可有效地缓解绝经综合征、防治绝经后骨质疏松等，但要严格掌握适应证和禁忌证。

一、邢维萱教授对绝经前后诸症病因病机的认识

根据中医文献和近年来众多医家对绝经前后诸症的研究，各家意见不尽相同，临床辨证分型纷繁复杂，如肾阳虚、肾阴虚、肾阴阳两虚、痰

湿、肝郁、血瘀等。邢教授依据多年的临证经验，总结认为本病脏腑辨证主要责之于肾，病证主要分为肾阴虚、肾阳虚、肾阴阳两虚。

1. 肾阴不足为绝经前后诸症发病病机核心

邢教授教授根据多年临证经验总结得出，对女性而言，绝经前后的生理特点与绝经前后诸症的发病有密不可分的联系。邢教授认为，妇人年届七七经水渐断之年，肾气日衰，肾水渐亏，天癸欲竭，精血渐趋不足，冲任二脉日益失充，胞宫渐枯则见月经稀少乃至绝经。因妇女一生数伤于血，易处于“阴常不足，阳常有余”状态，加之经断前后肾气虚衰，天癸先竭，故肾虚为致病之本，且临床以肾阴虚多见。肾气不足，阴阳平和失衡，脏腑气血失调，五脏俱受其累。天癸属于阴精，天癸渐竭，肾阴便见不足。素体阴虚，或数伤于血，多产房劳者，在此期则可见肾阴亏虚，阳失潜藏之证。若肾水不能上济心火，可致心肾不交；又肾阴不足以涵养肝木，或情志不畅，郁结化热，灼烁真阴，可致肝肾阴虚，肝阳上亢。如《素问·上古天真论》云“女子七岁，肾气盛，齿更发长；二七而天癸至，任脉通，太冲脉盛，月事以时下，故有子……六七三阳脉衰于上，面皆焦，发始白；七七任脉虚，太冲脉衰少，天癸竭，地道不通，故形坏而无子也”，明确指出肾为先天之本，主宰天癸的潮与止，以及人的生长、发育和衰老过程。肾为五脏阴阳之主，元阴元阳之所。如《景岳全书·传忠录·命门余义》曰“五脏之阴气，非此不能滋；五脏之阳气，非此不能发”，肾虚常可影响到肝、心、脾而出现肝肾阴虚、脾肾阳虚、心肾不交等一系列脏腑失调病症。

2. 肾阳不足、肾阴阳亏虚是绝经前后诸症常见病机

邢教授认为从中年进入老年，生殖功能逐渐衰退，肾气日衰，天癸将竭，精血日趋不足，冲任二脉逐渐亏虚，肾阴阳易失平衡，导致脏腑功能失调，阴阳失衡。邢教授认为人身气血津液之所以畅行不息，全赖一身阳气的温煦推动，一旦肾阳虚衰，失其温煦之功，温煦外达之力不足，阳虚则闭阻经络，阳气不达则出现风寒闭阻之症，经脉气血运行不畅，甚或凝结阻滞不通。故肾阳虚型绝经前后诸症之病机为肾虚为本，寒阻为标，标本同存，互为因果。

邢教授认为患者在前两个阶段病程中若未得及时调护治疗，气血阴精失调未得到纠正，或过多服用寒凉泻火之药，过贪生冷之品，戕伐阳气，加之年龄渐增，病程日久，脏腑精气衰退加剧，阴损及阳，穷必及肾，则可致肾阴阳两虚。肾内寓肾阴与肾阳，阴虚日久，必定阴损及阳，或患者素体阳虚，阳损日久必定伤及阴精，从而真阴真阳不足，不能温煦、濡养脏腑或激发、推动机体的正常生理活动而至诸证丛生。

二、邢维萱教授诊治绝经前后诸症经验

1. 补肾养精，温肾扶阳为绝经前后诸症治疗大法

邢教授认为，本病为肾阴虚、肾阳虚、肾阴阳两虚所致，故将绝经前后诸症分为肾阴虚型、肾阳虚型、肾阴阳两虚型三大证型。临证提出补肾养精，温肾扶阳为绝经前后诸症的治疗大法。

（1）肾阴虚型

临床表现：头目晕眩耳鸣，头面部阵发性烘热，汗出，五心烦热，腰膝酸疼，或月经先期或先后不定，经色鲜红，量或多或少，或皮肤干燥、瘙痒，口干，大便干结，尿少色黄。舌红，少苔，脉细数。

证候分析：肾藏精，主生殖，为天癸之源，冲任之本，气血之根，主人体的生长发育与生殖。女子“七七”之年，肾阴不足，天癸渐竭，若素体阴虚复加忧思劳累，营血阴精暗耗，肾阴日益亏损，肾水不足，不能涵养肝木，易致肝肾阴虚，肝阳上亢，故见头目晕眩耳鸣；肾水不能上济于心，心火独亢，热扰神明，故而五心烦热、头面烘热汗出；肾阴不足，肾精不能化生气血，冲任不充，血脉不盈则致月经先期或先后不定、经色鲜红、量或多或少、皮肤干燥瘙痒；阴虚内热，虚火上炎，故口燥咽干；肾主骨生髓，腰为肾之府，肾虚筋骨失养致腰膝酸疼；虚火灼伤津液，致便干溲黄；舌红，少苔，脉细数为肾阴虚之征。

治则治法：滋养肾阴，佐以潜阳。

常用经验方药：熟地黄 30g，山茱萸 6g，山药 6g，枸杞子 6g，牛膝 9g，鹿角胶 9g（烊化），龟甲胶 9g（烊化），菟丝子 12g，茯苓 5g，炙甘草 3g，制首乌 15g，五味子 12g。

邢教授此方以左归丸加减以滋补肾阴。熟地黄大补阴血，滋培肾水，

填骨髓，益真阴，专补肾中元气，兼疗藏血之经，能补五脏之真阴。枸杞子味重而纯，故能补阴，阴中有阳，故能补气，所以滋阴而不致阴衰，助阳能使阳旺此物微助阳而无动性，故用之以助熟地黄最妙。牛膝补髓填精，益阴活血，引诸药下降。山茱萸阴中阳也，入肝肾，能固阴补精，暖腰膝，壮阴气。鹿角胶大补虚羸，益血气，填精髓，善助阴中之阳，为补阴要药。山药健脾补虚，涩精固肾，治诸虚百损。制首乌补益精血，且不寒、不燥、不腻。五味子益气生津，补肾宁心。龟甲胶属纯阴，退阴虚劳热。菟丝子入肝脾肾三经，补髓填精，助阳固泄。茯苓健脾温阳，补后天之阳以养先天。炙甘草调和诸药。熟地黄、山茱萸、山药、枸杞子补肾填精，大补真阴；龟甲胶、鹿角胶，为血肉有情之品，峻补精髓，龟甲胶偏于补阴，鹿角胶偏于补阳，在补阴之中配伍补阳药，取“阳中求阴”之意，阴得阳升而源泉不竭。可见此方以柔润濡养之品温补真阴精血，不用泻品，以防伐阳太过，抑败真火，而且又都有不同程度地佐以温品，以达到育阴以涵阳而助其生生之气的生理要求。枸杞子、菟丝子、鹿角胶共助阴中之阳，在补阴剂中配补阳药，这正是育阴以涵阳法的独到之处。

（2）肾阳虚型

临床表现：面色晦暗，精神萎靡，形寒肢冷，纳呆腹胀，大便溏薄，或经行量多，或崩中暴下，色淡或暗，有块，面浮肢肿，夜尿多或尿频失禁，或带下清稀。舌淡或胖嫩，边有齿印，苔薄白，脉沉细无力。

证候分析：肾虚封藏失职，冲任不固，不能制约经血则月经量多，经色淡暗，或崩中漏下；肾阳虚惫，命门火衰，阳气不能外达，经脉失于温煦，故面色晦暗，精神萎靡，形寒肢冷，肾阳虚，失于温煦，不能蒸腾，膀胱气化无力，则夜尿频数；脾阳虚，运化失司，任脉不固，带脉失约故纳呆腹胀，大便溏薄，带下清稀；水湿内停，泛滥肌肤则面浮肢肿；舌淡或胖嫩，边有齿痕，苔薄白，脉沉细无力为肾阳虚衰之象。

治则治法：温肾扶阳。

常用经验方药：熟地黄 24g，山茱萸 12g，山药 12g，枸杞子 12g，菟丝子 12g，杜仲 12g，鹿角胶 10g（烊化），当归 9g，附片 6g，肉桂 6g，仙茅 12g，巴戟天 12g。

邢教授此方以右归丸加减以补肾壮阳。右归丸为“阴中求阳”的代表方剂，能够温补肾阳，填精补血，用于肾阳不足，命门火衰证。方中肉桂、附片与鹿角胶合用，具有温补肾阳、填精补髓之功；仙茅、巴戟天补肾壮阳；熟地黄、山茱萸、山药，合菟丝子、枸杞子、杜仲，滋阴益肾，养肝补脾，当归补血养肝。诸药合用，共奏温阳补肾、填精补血之功。

（3）肾阴阳亏虚型

临床表现：头昏目眩，耳鸣，腰酸乏力，四肢欠温，时或怕冷，时或烘热，情绪波动大，心烦失眠，下肢浮肿，尿频，自汗，盗汗。舌淡，苔薄白，脉沉弦细。

证候分析：肾阴阳两虚期间又分肾阴虚为主者、肾阳虚为主者。以阴虚为主者，肾阴不足，阴水不足以养木，肝失滋养，易致肝肾阴虚或肝阳上亢，故患者情绪波动较大；肾阴不足，水不能上济于心，致心肾不交，水火不济，热扰神明，故患者出现心烦失眠症状。以阳虚为主者，肾阳虚衰，不能温土，故致脾阳虚，而气化功能需要脾肾阳气温煦而动，脾肾阳虚，气化功能失常，易致全身津液代谢失常，水湿内停，膀胱失合，故患者出现眼睑浮肿、下肢轻度水肿、尿频等症状。

治则治法：温阳壮水，益养冲任。

常用经验方药：仙茅 9g，淫羊藿 12g，知母 15g，黄柏 12g，女贞子 30g，墨旱莲 30g，菟丝子 30g，当归 12g，紫河车 12g（研末吞服），合欢皮 12g，熟地黄 12g，甘草 12g。

邢教授此方以加味二仙汤合二至丸通过温肾助阳、滋阴降火的方法实现治疗的目的，方中的墨旱莲、女贞子、熟地黄、紫河车、当归有补肾育阴的效果，而知母和黄柏则在滋肾的同时具有坚阴的效果；仙茅、淫羊藿和菟丝子等药在温补肾阳、补精填髓方面疗效显著；合欢皮解郁安神；炙甘草调和诸药。整个方剂诸药联合应用，共同发挥温补肾阳、滋补肾阴的治疗效果。

2. 循期用药、加减用药治疗绝经前后诸症

邢教授治疗绝经前后诸症时，坚持中医辨证论治，在辨证基础上顺应冲任气血阴阳消长过程，诊疗中因绝经前后诸症患者烘热汗出、烦躁易怒、失眠健忘、头晕耳鸣、月经紊乱等肾虚症状明显，邢教授利用现代诊疗技术，在辨证基础上结合 B 超情况，给予补肾、阴阳双补、平衡阴

阳之品。以仙茅15g，淫羊藿15g，巴戟天15g，当归12g，黄柏12g，知母12g，紫河车9g（研末吞服）等品为主，偏阴虚者加枸杞子15g，麦冬15g，生地黄15g，熟地黄15g，女贞子15g等；偏阳虚者加鹿角霜15g(先煎)，肉苁蓉15g，补骨脂15g等。

绝经前后诸症病程长、治疗周期长，根据不同时期临床症状不同，邢教授常随症加减：失眠多梦者加合欢皮30g，首乌藤15g，远志12g，珍珠母15g（先煎），生龙骨30g（先煎）等；心烦者加淡豆豉15g，栀子15g，百合15g，莲子心9g等；急躁易怒者加牡丹皮15g，栀子15g，夏枯草15g等；心情抑郁加郁金15g，玫瑰花30g等；眼睛干涩者加石斛15g，菊花15g，枸杞子15g等；腰痛者加杜仲30g，桑寄生30g等；头晕头痛者加天麻6g，夏枯草15g，石决明15g等；便秘者加全瓜蒌30g，火麻仁30g；皮肤瘙痒者加蝉蜕9g，防风12g，玉竹15g，白鲜皮30g等；面浮肢肿者加茯苓15g，泽泻15g，冬瓜皮15g，车前子9g（包煎）等。

三、临证案例

1.案一

李某，女，52岁，已婚。

初诊：2018年8月20日。

主诉：急躁易怒、烘热汗出4年余，加重5个月。

现病史：患者2014年7月份始月经紊乱，10～60天一行，经期3～6天，时量多量少，近年来急躁易怒、烘热汗出，曾间断口服中药进行调理，但收效欠佳。近5个月症状加重，现症见急躁易怒，心烦失眠，手足心热，烘热汗出，口干口苦，饮食尚可，大小便正常。舌红，苔薄，脉细数。

西医诊断：绝经综合征。

中医诊断：绝经前后诸症。

证型：肾阴虚。

治则治法：滋养肾阴，佐以潜阳。

方药：熟地黄30g，山茱萸6g，山药6g，枸杞子6g，牛膝9g，鹿角胶9g（烊化），龟甲胶9g（烊化），菟丝子12g，茯苓5g，炙甘草3g，制首乌 15g，五味子 12g。

10 剂，水煎服，日 2 次，早晚分服。

二诊：2018 年 9 月 10 日。

患者服药后 2018 年 9 月 5 日月经来潮，无乳胀、下腹胀痛等，时有潮热汗出，眠差。舌淡暗，苔薄白，脉弦细。

证型：肝肾阴虚。

治则治法：滋补肝肾。

方药：菟丝子 20g，肉苁蓉 15g，熟地黄 15g，白芍 15g，百合 20g，珍珠母 20g，丹参 15g，合欢花 10g，党参 30g，麦冬 15g，茯神 10g，女贞子 15g。

10 剂，水煎服，日 2 次，早晚分服。

三诊：2018 年 9 月 23 日。

患者诉急躁易怒、烘热汗出较前明显改善，但近期因家中琐事诸多，情志不舒，乳胀明显，入睡难，多梦，大便质稀烂，口干多饮，阴道干涩感明显。舌淡红，苔薄白，脉弦。

证型：肝脾不和。

治则治法：疏肝理脾。

方药：柴胡 12g，炒苍术 20g，香附 15g，白术 15g，泽兰 15g，茯苓 20g，薏苡仁 20g，菟丝子 15g，杜仲 15g，鹿角霜 9g（先煎），紫河车 6g（研末吞服），龙胆草 6g，黄连 6g，黄芩 9g，车前子 12g（包煎），炙甘草 6g。

10 剂，水煎服，日 2 次，早晚分服。

四诊：2018 年 10 月 5 日。

患者诉近几日偶有急躁易怒、烘热汗出，口干多饮较前明显好转，无乳胀，二便调，舌淡红，苔薄白，脉弦。

嘱患者调畅情志，减轻心理压力，适当锻炼，多与身边的人沟通，调整心态，注意饮食，可斟加食用百合、银耳等滋润之品。

2. 案二

李某，女，49 岁，已婚。

初诊：2017 年 10 月 31 日。

主诉：停经 1 月余，潮热、汗出 1 年。

现病史：患者平素月经规律，周期 30 天，经期 4 ～ 5 天，量色可，有血块，无痛经。PMP 2017 年 9 月 2 日，LMP 2017 年 9 月 28 日，近 1 年月经周期推后，量时多时少，潮热、出汗明显，性格急躁，纳可，眠可，大便偏稀，小便可。舌质红，苔薄白，脉沉缓。内分泌检查示 P 0.03 ng/mL，T 0.26 ng/mL，E_2 67 pg/mL，PRL 8.86 ng/mL，LH 29.71 mIU/mL，FSH 42.41 mIU/mL。

西医诊断：绝经综合征。

中医诊断：绝经前后诸症。

证型：肾阴虚。

治则治法：滋养肾阴，佐以潜阳。

方药：熟地黄 30g，山茱萸 6g，山药 6g，枸杞子 6g，牛膝 9g，鹿角胶 9g（烊化），龟甲胶 9g（烊化），菟丝子 12g，茯苓 5g，炙甘草 3g，制首乌 15g，五味子 12g。

10 剂，水煎服，日 2 次，早晚分服。

二诊：2017 年 11 月 15 日。

服药后潮热、出汗症状减轻，睡眠改善，现口渴，大便干。舌暗淡，苔薄白，脉沉细。

证型：肝肾阴虚。

治则治法：滋补肝肾。

方药：熟地黄 30g，山茱萸 6g，山药 6g，枸杞子 6g，牛膝 9g，鹿角胶 9g（烊化），龟甲胶 9g（烊化），菟丝子 12g，茯苓 5g，炙甘草 3g，制首乌 15g，五味子 12g，麦冬 20g，玉竹 15g，石斛 15g，决明子 30g，酒苁蓉 20g。

7 剂，水煎服，日 1 剂，早晚分服。

三诊：2017 年 11 月 25 日。

患者服药后口渴、大便干症状有所改善，现又伴经前乳胀，行经不畅，入睡难，多梦，大便溏薄。舌红，苔薄黄，脉弦。

证型：肝脾不和。

治则治法：柔肝调脾。

方药：熟地黄 30g，山茱萸 6g，山药 6g，枸杞子 6g，牛膝 9g，菟丝子 12g，茯苓 5g，炙甘草 3g，制首乌 15g，五味子 12g，柴胡 12g，香附

12g，炒白术 30g，炒陈皮 30g。

10 剂，水煎服，日 2 次，早晚分服。

四诊：2017 年 12 月 7 日。

患者服药后潮热、汗出较前明显好转，无明显口渴，二便调。舌红，苔薄白，脉弦。

嘱患者禁生冷辛辣之品，慎食肥甘厚味，加强体育锻炼。

3. 案三

陈某，女，50 岁，已婚。

初诊：2008 年 11 月 12 日。

主诉：心烦失眠、多梦 3 年，加重半年。

现病史：患者自诉近 3 年心烦失眠、多梦、烦躁易怒、头晕耳鸣，近半年来上述症状加重，且夜尿频数，初起 5 ～ 6 次 / 夜，夜尿逐渐增至 10 次 / 夜，伴腰膝酸软、畏寒肢冷、眼睑浮肿。舌淡，苔少，脉沉细数。

西医诊断：绝经综合征。

中医诊断：绝经前后诸症。

证型：肾阳虚。

治则治法：补肾壮阳，兼固摄缩尿。

方药：熟地黄 12g，山药 12g，仙茅 12g，淫羊藿 12g，巴戟天 12g，五味子 12g，桑螵蛸 12g，当归 12g，肉苁蓉 12g，桂枝 9g，独活 9g，桑寄生 12g，锁阳 9g，防风 9g，细辛 3g，甘草 6g。

7 剂，水煎服，日 2 次，早晚分服。

二诊：2008 年 12 月 15 日。

服药后腰膝酸软、畏寒肢冷、眼睑浮肿症状减轻，夜尿频，每晚 5 ～ 6 次，仍伴有心烦失眠、烦躁易怒，大便干。舌暗红，苔薄白，脉沉弦。

证型：心肝阴虚火旺。

治则治法：滋补心肝。

方药：熟地黄 12g，山药 12g，五味子 12g，桑螵蛸 12g，当归 12g，桂枝 9g，独活 9g，桑寄生 12g，防风 9g，细辛 3g，甘草 6g，川楝子 15g，连翘 10g，栀子 12g，茯神 15g，远志 15g。

7剂，水煎服，日2次，早晚分服。

三诊：2009年1月10日。

患者服药后上诉症状均有所缓解，效不更方，上方继续服用至月余，诸症均减，夜尿减少为每晚2～3次，睡眠较好，腰膝酸软、畏寒肢冷、头晕耳鸣、心烦失眠、烦躁易怒等症基本消失。

4.案四

李某，女，52岁，已婚。

初诊：2012年11月12日

主诉：心烦失眠、潮热盗汗、腰膝酸软1年。

现病史：患者近1年前出现心烦失眠、潮热出汗、汗出恶风、腰膝酸软、畏寒肢冷症状，伴下肢轻度水肿，偶有面部和颈部皮肤阵阵发红，夜间加重，眠差，情绪波动较大，大便秘结，无心慌、胸闷、腹痛、腹胀等不适。舌红，苔少，脉沉细。

西医诊断：围绝经期综合征。

中医诊断：绝经前后诸症。

证型：肾阴阳虚。

治则治法：温阳壮水，益养冲任。

方药：仙茅9g，淫羊藿9g，当归9g，巴戟天9g，黄柏4g，知母4g，熟地黄20g，龟甲15g（先煎），白术15g，当归15g，生地黄15g，白芍12g，麦冬12g，天冬12g。

7剂，水煎服，日2次，早晚分服。

二诊：2012年12月15日。

服药后腰膝酸软、畏寒肢冷症状减轻，患者仍伴有心烦失眠、烦躁易怒。舌暗红，苔薄白，脉沉弦。

证型：心肝阴虚火旺。

治则治法：滋补心肝。

方药：当归9g，巴戟天9g，黄柏4g，知母4g，熟地黄20g，龟甲15g（先煎），白术15g，当归15g，生地黄15g，白芍12g，麦冬12g，天冬12g，川楝子15g，连翘10g，栀子12g，茯神15g，远志15g。

7剂，水煎服，日2次，早晚分服。

三诊：2013年1月10日。

服药后腰膝酸软、畏寒肢冷症状基本消失，心烦失眠、烦躁易怒症状得以缓解，大便干。舌暗红，苔黄，脉沉弦。

证型：阴虚燥热。

治则治法：滋阴通便。

方药：仙茅9g，淫羊藿9g，当归9g，黄柏4g，知母4g，熟地黄20g，龟甲15g（先煎），白术15g，当归15g，生地黄15g，白芍12g，麦冬12g，天冬12g，厚朴12g，麻子仁9g，炒枳实12g。

7剂，水煎服，日2次，早晚分服。

患者服药后上诉症状均有所缓解，效不更方，上方继续服用至月余，诸症均减，睡眠较好，心烦失眠、潮热盗汗、腰膝酸软等症基本消失。

四、小结

绝经前后诸症是临床上较为常见的一种疾病，月经紊乱、心烦易怒、潮汗、烦躁、抑郁等症状是该疾病的主要临床表现，该病会明显降低患者的生活质量。通过调查研究可以发现，目前我国40～65岁的女性大约为2.2亿人，该年龄段的女性是绝经前后诸症的主要人群。邢教授提出绝经前后诸症主要与肾气渐衰，天癸渐竭，冲任二脉虚损，精血不足，脏腑功能紊乱，肾阴阳失和有关。总结50余年的临床经验，邢教授认为本病病机以肾阴虚为主，亦见肾阳虚及肾阴阳两虚，故拟定了补肾养精、滋阴壮阳的治则治法。邢教授治疗本病除坚持中医的辨证论治，还始终贯彻整体观念，把患者看成一个统一的有机整体。

以上4位患者辨证均属肾阴虚、肾阳虚、肾阴阳两虚。妇女经水渐断之年，肾气日衰，肾水渐亏，天癸欲竭，精血渐趋不足，冲任二脉日益失充，胞宫渐枯则见月经稀少，精血亏少，血海空虚，冲任不足发为本病。故邢教授治疗绝经前后诸症时在辨证基础上顺应女性生理上的气血阴阳消长过程给予补肾养精、温肾扶阳剂以充血之源，调整女性生理功能。临证处方中常以熟地黄、当归、枸杞子、牛膝、紫河车、山茱萸、巴戟天、桑寄生、菟丝子、杜仲等补肾之品，使肾气充足，滋补肾阴肾阳，从而疾病痊愈。西医药理研究证明，补肾药具有类激素样作用，通过调节脑内 β-内咖肽、5 羟色胺等递质影响促性腺激素释放激素（GnRH）的分泌而对生殖功能起调节作用；补肾药还能增强下丘脑—垂体—内分泌腺体功能，促进有关激素的生成，促进机体功能的逐步恢复。

邢教授治疗绝经前后诸症患者时，有目的地针对病人特点，以中医辨证论治为主，根据患者的不同情况，必要时予中西医结合治疗，形成了特色鲜明的用药特点，并取得确切满意的疗效。

（韩竹林）